Michaela Huber

Trauma und die Folgen

Trauma und Traumabehandlung

Teil 1

Ausführliche Informationen zu weiteren Büchern des Autors sowie zu jedem unserer lieferbaren und geplanten Bücher finden Sie im Internet unter www.junfermann.de – mit ausführlichem Infotainment-Angebot zum JUNFERMANN-Programm ... mit Newsletter und Original-Seiten-Blick ...

Besuchen Sie auch unsere e-Publishing-Plattform www.active-books.de – mittlerweile mehr als 300 Titel im Angebot, mit zahlreichen kostenlosen e-Books zum Kennenlernen dieser innovativen Publikationsmöglichkeit.

Übrigens: Unsere e-Books können Sie leicht auf Ihre Festplatte herunterladen!

Michaela Huber

Trauma und die Folgen

Trauma und Traumabehandlung
Teil 1

Junfermann Verlag • Paderborn
2007

2. Auflage 2005
3. Auflage 2007
Covergestaltung: Heike Carstensen

Satz: La Corde Noire – Peter Marwitz, Kiel

Bibliographische Information der Deutschen Bibliothek

Die Deutsche Bibliothek verzeichnet diese Publikation in der Deutschen Nationalbibliographie; detaillierte bibliographische Daten sind im Internet über http://dnb.ddb.de abrufbar.

ISBN 978-3-87387-510-4

Inhalt

Danksagungen

Die meisten LeserInnen können diesen Abschnitt getrost überblättern – hier werden nur die Menschen erwähnt, die mir geholfen haben. Mein herzlicher Dank geht an:

- alle KlientInnen, die mir Vertrauen geschenkt und sich mir in der Psychotherapie geöffnet haben, mit denen ich das Glück hatte, einen (letztlich gemeinsamen) Prozess der Entwicklung und des Lernens zu durchlaufen – leider kann ich sie hier nicht namentlich aufführen, aber viele werden wissen, dass wir uns von Angesicht zu Angesicht und von Herz zu Herz begegnet sind – danke;
- meine „MitstreiterInnen der ersten Stunde", mit denen ich immer noch in Kontakt bin, worüber ich mich sehr freue: Arne Hofmann, Anne Jürgens, Luise Reddemann;
- Onno van der Hart, der mir mit Rat und Tat, sprich unzähligen Fachdiskussionen und hilfreichen Hinweisen (und zentnerweise fotokopierten Fachartikeln!) zur Seite stand;
- Suzette Boon, Ellert Nijenhuis, Martin Sack, Thorsten Becker, Anthony Ryle und Frank Putnam für die freundliche und großzügige Bereitschaft, mir ihr Material für die Veröffentlichung zu überlassen und ihre jeweiligen Kommentare dazu;
- Lutz Besser für die wertschätzende Kollegialität und die Einladung zu gemeinsamen Workshops;
- Emmylou Schappertt für zahllose Grafiken, die sie nach meinen krakeligen Entwürfen angefertigt hat, und ihre Geduld mit mir und meinem PC;
- Verlagsleiter Gottfried Probst von Junfermann für die herzliche Aufnahme, und Heike Carstensen für die gute Zusammenarbeit;
- Renate Vorwald, die selbst so viel „ist" und mir auch noch das Büro führt – für ausgezeichnete Arbeit und viele anregende Gespräche;
- Sylvia Schramm, mit der ich die Praxisräume teile, für aufmunternde Kärtchen und Blumen;
- die ehemaligen und derzeitigen MitarbeiterInnen im Zentrum für Psychotraumatologie in Kassel, für viel freiwillig und ehrenamtlich geleistete Arbeit und den Spaß, den wir trotzdem immer hatten, vor allem: Gundi Bölt, Jutta Eisenecker, Regine Land, Daniela Wolf, Stefan Mennemeier, Uwe Lehmkuhl, Sylvia Schramm, Ruth Fischenich, Susanna Nolden, Werner Kohtz und alle anderen;

- Hannes Schrebe und sein Team (Luise, Nadja, Andrea, Regina, Sabine, Gabriele, Michaela ...) vom Schulungszentrum in Kassel, in dem ein Teil meiner Ausbildungskurse durchgeführt wird, für Spitzen-Service und dafür, dass sie nicht nur die TeilnehmerInnen hervorragend begleiten, sondern auch mich und meine Arbeit perfekt unterstützen;
- die Mitglieder der deutschen ISSD (International Society for the Study of Dissociation), deren Vorsitzende ich seit Gründung der deutschen Sektion 1994 sein darf; vor allem – neben einigen oben Genannten – Ursula Gast, Bettina Overkamp, Thorsten Becker, Agnes Balten, Veronika Engl, Ulla Fröhling (danke auch für die vielen Jahre der Freundschaft!), Martina Tiedt-Schütte, Christine Rost, Lucien Burckhardt, Franz Ebner, Frauke Rodewald, Peter Liebermann und Gabriele Kluwe-Schleberger;
- meine Luxemburger KollegInnen vom Jugendrotkreuz für zahlreiche gut organisierte Fortbildungen und viel befreiendes gemeinsames Lachen – wie schön, dass wir Freunde geworden sind: Brigitte Weyers und Andreas Hück;
- die großartigen KollegInnen aus dem Norden, zu denen eine Herzensverbindung entstanden ist: vom dänischen Psychologenverband in Kopenhagen (thank you, Birthe!), Astrid Jürgensen und Gisela Krille sowie Angelika Vogler von „Lotta e.V." in Kiel; die Flensburger Notruf-Frauen Andrea (plus Anke und Lotta und Joschi!) sowie Bettina; Elisabeth Braun und ihre KollegInnen sowie Elisabeth Köberl und Elke Nordmann aus Hamburg, um nur einige zu nennen;
- die fachlich kompetenten und mir menschlich nahen KollegInnen aus dem Westen: Susanna Cartellieri, Susanne Mantel, Ingrid Mühlens-Schwänzl und Jutta Kaminski aus der Clemens-August-Klinik; Christa Wirtz-Stützer, Inge Sodermanns und Hans Schumacher aus der Traumatherapie-Gemeinschaftspraxis sowie Gabi Fischer und Christiane Martin aus Köln, Petra Hafele aus Remscheid, Gertrud Kotowicz aus Wuppertal und Marion Seidel aus Bad Mergentheim;
- Astrid Klein, Dorothea Pichotka, Uli und Irmgard Frommberger, Gaby Breitenbach und Harald Requart , Marie-Luise Stöger aus Süddeutschland sowie Hanne Hummel und Raimund Dörr aus Schaffhausen, mit denen ich genauso gerne fachsimple wie gutes Essen genieße;
- Annelie Wagner aus Saarburg für viel Herzerwärmendes;
- Monika Gerstendörfer vom Verein „Lobby für Menschenrechte" sowie Roslies Wille-Nopens von der IGC aus Celle für geteilten Zorn und gemeinsames Lachen;
- aus Berlin: Dagmar und Ralf-Uwe Eckers, die ebenso Freunde geworden sind wie Angela May und Ina Greger;
- meine „rein privaten" FreundInnen für unzählige Freundlichkeiten: Rosemarie und Petra Schmidt-Futterer, Angelika und Jörg Fahlbusch, Annette Schmidt, Christina und Bernd Lowin, Ulrike Schröter, Helgard Feldbinder, Wiltrud Sadlowski;
- Sigi und Heinz Emme, für ihren unermüdlichen Einsatz in Haus und Garten;

- meine mitfühlenden holländischen Wirtsleute von der Pension Stormvogel in Bergen aan Zee: Leontine van Emmerink und Rick Klinkhammer – in ihrem Haus ist der Großteil dieses Manuskriptes entstanden;
- die MitarbeiterInnen des „Esquinzo Beach" auf Fuerteventura, besonders Lotte Nettmann, und die „Mit-Gästin" Ilse Bosse für die Gespräche und ihre freundliche Unterstützung während meiner „End-Klausur" mit diesem Buch;
- Ronald Abt, der Achtsamkeit körpertherapeutisch lebt und so ganz nebenbei auch ein wunderbarer spiritueller Lehrer ist; sowie die „zupackende" Feldenkrais-Pädagogin Marion Abt;
- meine Mutter, die es geschafft hat, dem Tod noch einmal „von der Schippe zu springen" und die dabei ihren Humor wiedergefunden hat – in Liebe;
- meine Verwandten, die mir helfen, meine Mutter zu unterstützen: Christel Trautmann, Brigitte und Karl-Heinz Riegel sowie die Nachbarn, Eheleute Luft;
- Jenny, den inzwischen siebzehnjährigen Terriermix, für eine große Hundeliebe und tausende von Stunden schöne Ablenkung; sie ist zwar kein Mensch, aber das kann ja noch kommen (im nächsten Leben tauschen wir die Rollen!);
- und natürlich Irma Knipper, für alles und alles.

Göttingen und Kassel, im Frühjahr 2003
Michaela Huber

Vorwort von Onno van der Hart

Die besondere Qual der Trauma-Überlebenden besteht darin, dass sie entweder zu viel oder zu wenig von ihrem Trauma erleben.

Wenn sie zu wenig davon erleben, dann versuchen sie, ihr alltägliches Funktionsniveau wiederzugewinnen und zu halten: Essen, Schlafen, Arbeiten, Kinder versorgen – Tätigkeiten, die unmöglich auszuführen wären, wenn sie sich gleichzeitig mit den Erinnerungen an das überwältigende Ereignis des Traumas herumschlagen müssten, das vielleicht in einem Überfall, einer Vergewaltigung oder infolge chronischer Folgen von Vernachlässigung und Misshandlung in der Kindheit bestand. Sie versuchen dann, alle Erinnerungen an ihr Trauma zu vermeiden, seine Bedeutung für ihr Leben herunter zu spielen oder leugnen sogar, dass das Trauma je stattgefunden hat. Auf diese Weise können Überlebende schwerer Misshandlungen in der Kindheit an der Überzeugung festhalten, sie hätten eine schöne Kindheit gehabt.

Erleben sie jedoch zu viel von ihrem Trauma, dann ist es häufig, als wären sie wieder zurück in ihrem ursprünglichen Schrecken, so als fände das Ereignis gerade jetzt statt: Sie erleben auf sensomotorische und emotionale Weise ihr Trauma noch einmal, und dieses Erleben kann sich so wirklich anfühlen, als existiere ihr normales Alltagsleben gar nicht.

Außer bei Terroranschlägen wie dem 11. September 2001, Kriegstraumata in weit entfernten Ländern, Katastrophen oder medial groß aufbereiteten Ereignissen wie die Ermordung eines Kindes durch einen Fremden vermeidet unsere Gesellschaft es eher, die Bedeutung von Traumatisierungen wahrzunehmen. Holocaust-Überlebende, Kriegsveteranen, Opfer von Vergewaltigung, Inzest oder anderen akuten oder chronischen Gewaltformen haben erlebt, dass die Gesellschaft ihre Geschichte nicht hören wollte – und viele Überlebende haben niemals eine gesellschaftliche Anerkennung ihrer Qualen erfahren. Zwar betonen politische Stellen stets aufs Neue, dass Kindesmisshandlung – die wahrscheinlich verbreitetste und am wenigsten erkannte Form der Traumatisierung – ein ernstes gesellschaftliches

Problem sei. Doch gleichzeitig werden kaum oder gar nicht Konsequenzen aus diesem allgemeinen Wissen gezogen, keine wirklich angemessenen Dienstleistungen zum Schutz der Kinder vor Misshandlungen und kaum Hilfen für misshandelte Kinder und beraterische sowie therapeutische Einrichtungen für Überlebende bereitgestellt; falls es überhaupt entsprechende Einrichtungen gibt, müssen diese jedes Jahr aufs Neue um ihr finanzielles Überleben kämpfen.

Und es gibt außerordentlich wenig spezialisierte Behandlungsprogramme für Erwachsene, die als Kind misshandelt wurden. Wer als Erwachsener um Hilfe nachsucht, wird wahrscheinlich häufig eine unangemessene Behandlung, wenn nicht gar eine eindeutige Fehlbehandlung erfahren. Denn die gesellschaftliche Missachtung von Traumatisierungen, besonders von Kindesmisshandlung und Vernachlässigung, spiegelt sich nicht nur im Gesundheitswesen, sondern in allen Bereichen der Gesellschaft. Mit einigen positiven Ausnahmen stürzen sich die Medien zum Beispiel gern auf solche Themen wie angeblich falsche Beschuldigungen von Misshandlungen und „falsche Erinnerungen", statt sich mit der – sicher sehr viel größeren – gesellschaftlichen Bedeutung von Vernachlässigung sowie körperlicher, seelischer und sexueller Gewalt gegen Kinder und Frauen auseinander zu setzen. Krebs und Aids erhalten ebenfalls, zum Beispiel in der Presse und den elektronischen Medien, sehr viel mehr Aufmerksamkeit. Dabei stellen die gesellschaftlichen Kosten dieser Erkrankungen tatsächlich nur einen Bruchteil dessen dar, was an Folgen von Kindesmisshandlung auf die Gesellschaft zukommt. Langzeitstudien haben erwiesen, dass Opfer schwerer Kindesmisshandlung als Erwachsene sehr viel häufiger Herz-Kreislauferkrankungen, Krebs, chronische Lungenerkrankungen, Knochenbrüche und Leberschäden erleiden; außerdem entwickeln sie häufig eine Posttraumatische Belastungsstörung und andere komplexe traumabedingte Störungen, die – wenn sie unentdeckt und unbehandelt bleiben – häufig schwere und komplexe Folgeschäden nach sich ziehen.

Häufige Folgen umfassen neben neurobiologischen Anomalien: Depressionen, Ängste, Störungen der Affekt- und Impulskontrolle, dissoziative Störungen, sexuelle Probleme, ein geringes Selbstwertgefühl, Selbstverletzungen, Alkohol-, Medikamenten- und Drogenabhängigkeit, Suizidgefährdung und vollendete Suizide. Prospektive Studien haben herausgefunden, dass Vernachlässigung sowie körperliche und sexuelle Kindesmisshandlung die kognitive Entwicklung verzögern sowie delinquentes Verhalten, Kriminalität und anderes gewalttätiges Verhalten, Prostitution und erneute Traumatisierung im Erwachsenenalter bewirken können.

In diesem verstörenden und alarmierenden Kontext ist als gute Nachricht festzuhalten, dass Traumaexperten – auch in deutschsprachigen Ländern – in den letzten beiden Jahrzehnten einen enormen Fortschritt gemacht haben im Hinblick auf unser Verständnis der kindlichen und erwachsenen Traumatisierung und der erforderlichen Behandlungsmethoden. So haben zum Beispiel neue neurobiologische Forschungstechniken unser Verständnis dafür vergrößert, welche Hirnregionen wie von Traumatisierungen betroffen sind, und in deutschen Verlagen erscheinen bedeutende klinische und Lehrbücher über dissoziative Störungen.

In ihrem außerordentlich gut dokumentierten Buch „Trauma und die Folgen" präsentiert die international anerkannte Psychologin Michaela Huber einen exzellenten Einblick in den Stand der Wissenschaft und die klinischen Erkenntnisse der vielen Facetten des Traumas. Dabei hat sie ihre Talente als sehr erfahrene Therapeutin, Supervisorin, Ausbilderin und als bekannte Autorin miteinander verknüpft und einen äußerst lesbaren Text geschaffen, der erklärt, was bei traumatisierenden Ereignissen wirklich geschieht, wie die erzwungenen Fragmentierungen während und nach dem Ereignis dem menschlichen Gehirn zusetzen, wie Opfern das Überleben gelingt, wie ihre Beziehungen und Bindungen durch die Bedeutung des Traumas beeinflusst werden, wie Traumatisierung sich in einer Reihe von Symptomen und psychischen Störungen niederschlagen können und welche Funktionen solche traumabedingten Schlüsselsymptome wie Selbstverletzung haben können. Darüber hinaus ist sie nicht vor der äußerst schwierigen und undankbaren Aufgabe zurückgeschreckt, sich als Überbringerin schlechter Nachrichten zu erweisen, das heißt, eine der schrecklichsten Formen von Misshandlungen zu beschreiben, nämlich organisierte sadistische Gewalt, die häufig als rituelle Gewalt bezeichnet wird. Medien und viele Angehörige von Berufsgruppen im Sozial- und Gesundheitswesen tun dieses scheußliche Phänomen gern als „zu phantastisch, um wahr zu sein" ab; das würden viele von uns auch gern machen, die wir Überlebende solcher chronischen Misshandlungen behandeln und mit dem extremen Leid konfrontiert sind, die aus solcherart erlittener Gewalt herrührt.

In „Trauma und die Folgen" kann Michaela Huber ihre außergewöhnlichen Qualitäten so umsetzen, dass ihr Text sowohl äußerst instruktiv ist für KollegInnen im Sozial- und Gesundheitswesen als auch sehr informativ und gut lesbar für eine allgemeine Öffentlichkeit, einschließlich der Menschen, die selbst traumatisiert worden sind. Ihre Sorgfalt im Umgang mit den Traumaüberlebenden zeigt sich unter anderem darin, dass sie Texte, die möglicherweise zu belastend für sie sein könnten, kursiv drucken ließ. Auch wenn sie klare und nachvollziehbare Informationen über die diagnostischen Kriterien verschiedener traumabedingter Störungsformen gibt, gelingt es ihr, in einer Kombination von Faktendarstellung und persönlicher Bewertung den Lesern gute Hinweise zu geben. Ihre zahlreichen sehr informativen Fallbeispiele sind gekennzeichnet von ihrem tiefen Respekt für Traumaüberlebende. Indem sie ihnen sowohl in ihrem Leid wie in ihrer menschlichen Würde – die so sehr von den Menschen attackiert wurde, die ihnen Gewalt antaten – begegnet, hat Michaela Huber ein mutiges und von Achtsamkeit und Respekt getragenes Buch geschrieben.

Tatsächlich brauchen LeserInnen selbst einen gewissen Mut, um sich für die Wirklichkeit menschengemachter Traumata in ihren vielen Ausdrucksformen zu öffnen, die Michaela Huber so eindrucksvoll beschreibt. Vielleicht wird man nach der Lektüre trauriger, aber auch weiser sein. Und man erhält ein starkes empirisch fundiertes und klinisch überprüftes

Wissen als solide Grundlage für weiteres Lernen über die Heilungsmöglichkeiten von seelisch erschütternden Ereignissen. So bin ich sicher, dass auch der zweite Band, „Wege der Traumabehandlung“, der bald erscheinen wird, eine großartiges Lehrbuch in dem genannten Sinne sein wird.

Ich wünsche diesem so wichtigen Buch viele LeserInnen und für uns alle noch mehr so engagierte und kompetente KollegInnen wie Michaela Huber. Möge dieses Buch in diesem Sinne dazu beitragen.

Onno van der Hart

Onno van der Hart ist Professor für Psychopathologie chronischer Traumatisierungen an der Abteilung für Klinische Psychologie der Universität Utrecht, Niederlande.

Vorwort von Luise Reddemann

Das Thema schwere Traumatisierungen und deren Folgen ist in Deutschland später als in anderen Ländern ins Bewusstsein der Fachleute gerückt. Während insbesondere in den USA und den Niederlanden bereits eine Fülle von Erkenntnissen und klinischem Wissen zusammen getragen war, wussten wir hier in Deutschland Anfang der 1990er Jahre so gut wie nichts über dissoziative Störungen.

Damals gab es eine kleine kollegiale Intervisionsgruppe zu diesem Thema in Bielefeld, an der auch Michaela Huber und ich teilnahmen. Das Verständnis der Störungsbilder und den Umgang damit mussten wir uns mühsam zusammensuchen, denn auf Deutsch gab es nichts Brauchbares. Zwangsläufig haben wir viel durch Versuch und Irrtum gelernt.

Heute wissen erheblich mehr Therapeutinnen und Therapeuten als früher um Traumatisierungen und deren Folgen. Dennoch ist festzustellen, dass viele im Hinblick auf genaue Diagnostik und Therapie unsicher sind. Die genaue Kenntnis der Störungsbilder und eine präzise diagnostische und prognostische Einschätzung sind aber, wie bei jeder Psychotherapie, von großem Wert. Darüber hinaus kann eine nicht trauma-adaptierte Therapie bei einem traumatisierten Menschen viel Unheil anrichten, dessen Leiden verlängern und die Therapie verzögern.

Manche beklagen, dass die Beschäftigung mit Traumata und deren Folgen eine Mode geworden sei. Es mag sein, dass dies gelegentlich der Fall ist. Bei genauer Betrachtung sieht es aber eher so aus, dass, je mehr sich unser Wissen verbreitert und je mehr auf diesem Gebiet geforscht wird, sich um so mehr herausstellt, dass sehr viele seelische und psychosomatische Störungsbilder mit Traumatisierungen zusammenhängen. Mehr noch zeigen neuere Untersuchungen von Felitti aus Los Angeles, dass auch Herz-Kreislauferkrankungen im späteren Leben mit Kindheitsbelastungen in Zusammenhang stehen.

Für viele mag das eine erschreckende Erkenntnis sein. Es ist schwer zu akzeptieren, dass Kindheit Folgen hat. Bedenkt man, dass vor ein bis zwei Generationen noch die Auffassung vorherrschte, dass ein kleines Kind keinen Schmerz verspürt und dass ihm infolgedessen

Belastungen nichts anhaben könnten, so ist hier tatsächlich ein eindrucksvoller Wandel geschehen.

Glücklicherweise heilen viele Menschen von ihren Traumatisierungen spontan. Dennoch müssen wir zur Kenntnis nehmen, dass vor allem die frühen Traumatisierungen zu schweren Beeinträchtigungen führen können.

Michaela Huber ist eine der Pionierinnen auf dem Gebiet der Traumaforschung und Therapie und hat mit ihrem Buch „Multiple Persönlichkeiten" bereits einen Meilenstein gesetzt. Es verwundert daher nicht, dass sie in ihrem neuen Buch besonderen Wert auf das Verständnis der schweren Traumatisierungen legt. Dies ist zu begrüßen.

Ein großes Verdienst dieses neuen Buches sehe ich darin, dass Michaela Huber eine ganze Reihe von Fragebögen zur Verfügung stellt, die in vergleichbaren Büchern so bisher nicht eingearbeitet worden sind. Da schließt dieses Buch eine Lücke. Damit und mit den genauen und einfühlsamen Beschreibungen der Symptome und Probleme von Patienten mit Traumafolgestörungen ist es auch für auf dem Gebiet noch nicht allzu erfahrenen Therapeutinnen möglich, sich einen guten Überblick zu verschaffen und diagnostische Klarheit zu gewinnen, und auch auf dem Gebiet bereits erfahrene Therapeutinnen und Therapeuten werden zu neuen Sichtweisen angeregt.

Luise Reddemann

Einleitung

„Die Bombe krepiert in der Bar um dreizehn zwanzig.
Jetzt ist erst dreizehn sechzehn.
Einige schaffen es noch, das Lokal zu betreten.
Andere es zu verlassen.

Der Terrorist ist bereits auf die andere Straßenseite gegangen.
Diese Entfernung schützt ihn vor allem Übel,
und die Sicht ist genau wie im Kino:

Die Frau in der gelben Jacke geht rein.
Der Mann mit der dunklen Brille kommt raus.
Die Jungen in Jeans unterhalten sich noch.
Dreizehn siebzehn und vier Sekunden.
Der Kleinere, der hat Glück und besteigt den Roller,
der Größere geht hinein.

Dreizehn siebzehn und vierzig Sekunden.
Ein Mädchen mit grünem Band im Haar kommt näher.
Nur dass der Bus sie plötzlich verdeckt.
Dreizehn achtzehn.
Das Mädchen ist weg.
Ob sie so dumm war, reinzugehen, oder auch nicht,
das wird sich später zeigen, wenn die Leichen herausgetragen werden.

Dreizehn neunzehn.
Niemand geht rein.
Dafür kommt ein Dicker mit Glatze noch raus.
Doch so, als suchte er etwas in seinen Taschen und geht
zehn Sekunden vor dreizehn zwanzig
zurück, seinen elenden Handschuh zu holen.

Es ist dreizehn zwanzig.
Wie sie sich schleppt, die Zeit.
Wohl jetzt.
Noch nicht.
Ja, jetzt.
Die Bombe
krepiert."

– *Wiszlawa Szymborska*

So zufällig wird in Wiszlawa Szymborskas Gedicht „Der Terrorist, er sieht zu“ entschieden, wer lebt und wer sterben muss. Die polnische Lyrikerin, die als junger Mensch erlebte, wie die Nazis in ihrem Land wüteten, bringt damit ihre Fassungslosigkeit zum Ausdruck: darüber, dass Menschen andere zum Opfer machen; dass die Opfer in einem Moment noch nichts ahnen, völlig unschuldig sind, während sie im nächsten Moment etwas erleben, das sie entweder sofort tötet oder fürs Leben zeichnen wird. Und alles so zufällig – wenn man nicht an Schicksal glauben will, und Szymborska glaubt nicht an vorbestimmtes Schicksal. Wir erleben die herannahende, menschengemachte Katastrophe aus der Sicht des zuschauenden Täters. So wie wir im Fernsehen in Spielfilmen zuschauen können, wie Menschen in eine tödliche Falle gehen; oder in den Nachrichten und Dokumentarsendungen Zeuge werden, wie Kriege und Terroranschläge vorbereitet werden.

Wenn man sich von diesem Gedicht ergreifen lässt, kämpft man vielleicht mit den Tränen und möchte unwillkürlich ausrufen – ob man nun gläubig ist oder nicht: Mein Gott, wie schrecklich!

Müssen wie einfach so zusehen? Szymborska lässt den Lesern keine mentale Möglichkeit einzugreifen; sie beschreibt das herannahende Verhängnis bis zum Moment des unausweichlichen Ausbruchs: Die Bombe ist gezündet, sie wird auf jeden Fall krepieren. Nur ein Wunder könnte geschehen, und es geschieht nicht.

Müssen wir zusehen, ohnmächtig und hilflos? Ja. Wir können oft nicht verhindern, nicht aufhalten, was an Schrecken um uns herum geschieht. Müssen wir darüber resignieren? Ich meine: Nein.

Wir können unermessliches Leid oft nicht verhindern. Doch was wir tun können, ist, uns um die Opfer und Überlebenden zu kümmern, ihnen beizustehen. Und vielleicht aufmerksam dafür zu sein, ob wir ein andermal etwas Ähnliches verhindern könnten....

Lange habe ich mir überlegt, wie ich Sie sozusagen in dieses Buch „hineinholen“ könnte, Sie interessieren, vielleicht sogar faszinieren, für das Thema und den Inhalt – für den menschlichen Umgang mit unfassbaren Schrecken, die man gerade eben so überlebt hat. Dann fand ich Szymborkas Gedicht.

Für wen ist dieses Buch?

Trauma und die Folgen“ – das Thema ist ja kein leichtes, und so haben Sie wahrscheinlich auch nur deshalb nach diesem Buch gegriffen, weil Sie irgendetwas mit dem Thema verbindet.

Viele Menschen interessieren sich seit den Terroranschlägen vom 11. September 2001, manche schon seit dem Zugunglück in Eschede, wieder andere seit dem Erfurter Amoklauf dafür, was es bedeutet, extremen Stresssituationen ausgesetzt zu sein. Übrigens haben diese drei Ereignisse auch eine Fülle neuer Forschungen zum Thema Trauma allgemein und den Themen Terroranschläge, Katastrophen sowie Amokläufe angeregt – was typisch ist für dieses Feld: Wenn die Medien über schreckliche Ereignisse berichten oder so viele Menschen davon betroffen sind, dass die Angehörigen Interessengruppen bilden und staatliche Stellen sich zum Handeln gezwungen sehen, werden mehr Forschungsgelder auch für psychologische Diagnostik, Therapien und Forschung bereitgestellt.

Vielleicht haben Sie sogar selbst Schreckliches erlebt und wollen nun mehr darüber wissen, ob es anderen Menschen ähnlich geht und ob es neue Forschungs- und Therapieansätze gibt. Oder jemand, den oder die sie kennen, ist betroffen und Sie versuchen zu verstehen, was mit ihm/ihr los ist. Oder Sie sind im weiten Feld der Psychotraumatologie beruflich tätig – als Ergotherapeutin oder Pflegekraft, ÄrztIn oder PsychologIn, BeraterIn oder PfarrerIn, PhysiotherapeutIn oder LogotherapeutIn, WissenschaftlerIn oder oder....

Im letzteren Fall werden Sie wissen, wie mühsam es ist, konkrete Therapien und Forschungen zum Thema „Folgen von chronischer Gewalt" finanziert zu bekommen, und zwar sowohl im Bereich ambulante wie stationäre Behandlung. Der Großteil unserer Klientel ist ja nicht Opfer von Terroranschlägen oder Amokläufen oder Zugkatastrophen geworden – sondern von Gewalt in „ganz normalen Familien". Gewalt, die früh begann, lange dauerte und das gesamte weitere Leben der Betroffenen überschattet, sie im Extremfall zu „Drehtür-Psychiatrie-PatientInnen" und in ambulanten Psychotherapie-Praxen zu gefürchteten „Therapeuten-Killern" machten, da offenbar wenig von dem, was traditionelle Psychotherapie und Psychiatrie anbieten können, ihnen hilft. Gewalt, welche die weiblichen Betroffenen anfällig macht, wieder zum Opfer zu werden, und männliche, sich zum Täter zu wandeln. Jedenfalls, wenn niemand eingreift, niemand hilft.

Diese Klientel hat keine Lobby – und besonders sie wird im Mittelpunkt dieses Buches und des Folgebandes stehen.

In den letzten zehn Jahren haben viele KollegInnen, die meine Bücher über die Bedeutung von Freundschaft im Leben von Frauen[1] oder über multiple Persönlichkeiten[2] gelesen hatten, mich noch als Redakteurin bei „Psychologie heute" (1978 bis 1983) kannten oder meine Fortbildungskurse in Traumabehandlung[3] besuchten – in jedem Fall wussten, dass ich sowohl Traumatherapeutin wie Ausbilderin und Supervisorin bin und auch noch

1 M. Huber und I. Rehling (1987): Dein ist mein halbes Herz – was Freundinnen einander bedeuten. Frankfurt: Fischer

2 M. Huber (1995): Multiple Persönlichkeiten – Überlebende extremer Gewalt. Ein Handbuch, Frankfurt: Fischer

3 Interessenten an Fortbildungskursen zu Diagnostik und Behandlung posttraumatischer dissoziativer Störungen können sich wenden an: Schulungszentrum H. Schrebe, Ludwig-Mond-Str. 45 B, 34121 Kassel, Tel. 0049–561–9202270, Fax 0049–561–9202356.

einigermaßen schreiben kann, mich gebeten, einmal ein verständliches Lehrbuch der Psychotraumatologie zusammenzustellen.

Ein Buch sollte es sein, das Betroffenen, Angehörigen und Professionellen gleichermaßen einen Einblick in diese komplexe Disziplin vermitteln könnte und das vor allem aus der Praxis heraus entstanden ist und nicht nur trockene Theorie verbreitet. Nachdem ich es immer wieder versprochen hatte, aber doch so sehr von der Alltagsarbeit in Beschlag genommen war, habe ich mich schließlich seit zwei Jahren an das Sammeln und Schreiben gemacht. Und als ich erst einmal wieder die Finger auf die Tasten gelegt hatte, schrieb ich und schrieb und schrieb und musste schließlich über tausend Seiten wieder auf das Wesentliche kürzen.

Jahrelang hatte ich nicht zu Papier gebracht, was ich aus diesem Arbeitsfeld berichtenswert fand, das mich nun insgesamt mehr als ein Vierteljahrhundert beschäftigt und – ja, auch fasziniert, immer noch. So wünsche ich mir natürlich, dass etwas von dieser Faszination und der Liebe für das Fach und die Menschen mindestens zwischen den Zeilen herauszulesen ist.

„Alles wirkliche Leben ist Begegnung“ hat Martin Buber einmal gesagt. Es gibt wohl keine intensivere Begegnung als die in der Therapie mit Menschen, die nach Erfahrungen, welche ihnen buchstäblich den Boden unter den Füßen weggezogen haben, wieder versuchen, ins Leben zurückzufinden. Oder, wie es bei vielen früh und langjährig traumatisierten Frauen und einigen Männern der Fall ist, mit denen ich meistens arbeite: Die überhaupt zum ersten Mal entdecken, wie äußere Sicherheit sich anfühlen, wie Lebensfreude schmecken kann. Sie dabei zu begleiten, sich zu der Persönlichkeit zu entwickeln, die erst einmal gewaltsam blockiert oder zersplittert wurde, und die dann gereift und mit der Fähigkeit, nach innen beschützend und nach außen wehrhaft zu sein, ihr eigenes Potenzial entfalten kann – das ist eine große Freude. So herausfordernd und oft anstrengend diese Arbeit ist, sie verändert beide Beteiligten, und wenn es gelingt, bereichert sie und ist jeder Mühe wert.

Mühe kostet es natürlich, denn unterwegs gilt es für die KlientIn, so viel von den alten Schrecken hinter sich zu lassen wie nur irgend möglich. Bevor man das Entsetzliche wirklich hinter sich lassen kann, muss man es jedoch anschauen und integrieren, ohne nur hineinzurutschen ins Wiedererleben, wie ja schon so oft zuvor. Und da sind beide gefordert: Die Betroffenen selbst, die hart arbeiten und konzentriert „dranbleiben“ müssen und deren Kreativität und Disziplin stets aufs Neue herausgefordert wird – und die TherapeutInnen, die mit der Not der Betroffenen konfrontiert werden und nicht nur selbst gut geerdet sein, sondern auch einen großen „Handwerkskoffer“ voller Ideen und guter Arbeitstechniken mitbringen müssen. Letztlich braucht es auf Seiten der TherapeutInnen vor allem Substanzielles in drei Bereichen:

- Ein empfindendes Herz – wenn wir uns nicht anrühren lassen können, dann können wir auch nicht hilfreich sein;
- eine belastbare Persönlichkeit und ein unterstützendes äußeres Umfeld;
- nicht nur theoretische, sondern auch praktisch eingeübte Fertigkeiten im Umgang mit extremen Gefühlen, den Täteranteilen und dramatischen Körperzuständen bei der KlientIn (und deren Widerhall in der eigenen Person).

Meine Erfahrung ist, dass viele KollegInnen aus den oben genannten Bereichen, nicht nur ÄrztInnen und PsychologInnen (auch wenn diese noch einmal auf besondere Weise gefordert sind), das Potenzial oder schon sehr viel mehr dazu mitbringen. Meine Aufgabe ist es zunehmend geworden, KollegInnen dabei zu begleiten, die notwendigen Fähigkeiten zu entfalten und dabei auch in ihrer eigenen Persönlichkeit weiter zu reifen. Einige tausend KollegInnen habe ich allein im Laufe der letzten zehn Jahre kennen gelernt und begleiten dürfen, durch Vorträge und Ausbildungsseminare, Supervisionen und manche auch in Therapien.

Als Einlösung meines Versprechens, die Essenz der Erfahrungen plus der einschlägig relevanten Forschungsergebnisse aufzuschreiben, ist ein „Zweiteiler" herausgekommen: Der hier vorliegende ist der erste von zwei Bänden „Trauma und Traumabehandlung"; Teil 2 wird sich speziell mit dem Thema der Traumatherapie beschäftigen.

Ein Trauma geschieht

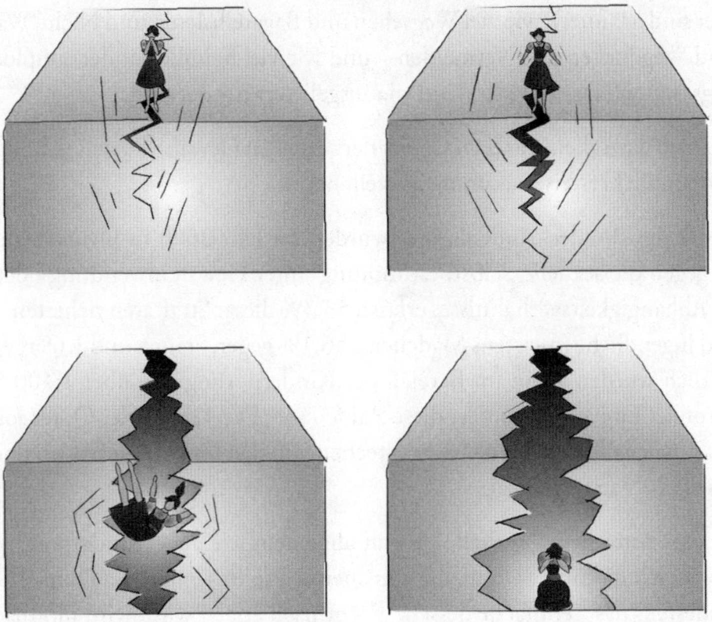

Sexuelle Gewalt

Als ich 1976 – gemeinsam mit der Sozialpädagogin Heidrun Zöllner – in Bielefeld eine erste therapeutische Gruppe zum Thema „tablettenabhängige Frauen“ anbot, kam ich frisch von der Uni mit einer klinischen Schwerpunktausbildung in Verhaltenstherapie. Mit Erschütterung stellte ich damals fest, dass samt und sonders alle Frauen dieser Gruppe – sie waren zwischen 18 und über 60 Jahren alt – schwere Traumatisierungen erlitten hatten, die meisten auch sexuelle Gewalt. Nun war ich selbst als Kind nicht auf Rosen gebettet gewesen, aber sexuelle Gewalt hatte ich nicht am eigenen Leib erfahren müssen. Als Berufsanfängerin fühlte ich mich daher nicht nur äußerst herausgefordert – ich war auch schlicht empört, wie es eine noch recht naive 24-Jährige nur sein kann. Von da an kam ich mir vor wie Margaret Mead bei den Pygmäen. Ich fragte mich dauernd: Was ist das denn für eine Gesellschaft? In unserem Fall: eine Gesellschaft, die es sich leistet, Generation für Generation männliche Täter und weibliche Opfer hervorzubringen (Ausnahmen bestätigen die Regel)? Was hat diese Gesellschaft für merkwürdige Riten, und vor allem: Wie lassen sie sich ändern, um die Spirale der Gewalt zu durchbrechen?

Mehr als ein Vierteljahrhundert und abertausende von durchgeführten Therapiestunden später fühle ich mich immer noch herausgefordert – und immer noch empört. Auch wenn meine Naivität inzwischen einer eher nüchternen Sicht auf zwischenmenschliche Gewalt und einer pragmatischen Einstellung zu therapeutischen Hilfsmöglichkeiten gewichen ist: Niemals werde ich mich damit abfinden – und ich hoffe, Sie auch nicht –, wie viel Brutalität Männer anderen Männern sowie Frauen und Kindern antun können (etwa 90 Prozent aller Gewalttäter sind Männer), wie viel Wegsehen und Bagatellisieren und Nicht-Wahrhaben-Wollen und Wegducken und Vermeiden – und wie viel heimliche oder „implodierende“ Zerstörungskraft in Frauen steckt. Und wie ausgeliefert Kinder sind.

Ein paar Zahlen dazu allein aus dem Gebiet der sexuellen Gewalt, die meine Kollegin Veronika Engl freundlicherweise zusammengestellt hat:

Laut Statistik des Bundeskriminalamtes wurden im Jahr 2000 in Deutschland 15.192 Straftaten gegen die sexuelle Selbstbestimmung unter Gewaltanwendung oder Ausnutzung eines Abhängigkeitsverhältnisses erfasst. 53,3% dieser Straftaten richteten sich gegen Kinder und Jugendliche (meistens Mädchen), 56,1% gegen Frauen und 1,6% gegen Männer. Zusätzlich wurden allein im Bereich der Kinderpornografie über 1.400 Straftaten erfasst. Veronika Engl kommentiert diese Zahlen so: „Das Leiden der Opfer solcher Verbrechen ist unvorstellbar groß, nicht zu sprechen von den immensen Folgen und Kosten, die die Gesellschaft zu tragen hat.“

Und in beiden Bereichen – sexuelle Gewalt allgemein wie auch Kinderpornografie, die man ja besser „Kinderfolterdokumentation“ nennen sollte –, sind die Dunkelziffern sehr hoch. Mindestens das Zehnfache dessen, was offiziell erfasst wird, wird inoffiziell begangen, aber die Opfer wagen es nicht, den Täter anzuzeigen. Das gilt im Übrigen auch für andere Formen von Misshandlungen.

Stattdessen geschieht, was Judith Herman in ihrem Buch „Die Narben der Gewalt" so formuliert hat: „Erst wenn die Wahrheit anerkannt ist, kann die Genesung des Opfers beginnen. Doch sehr viel häufiger wird das Schweigen aufrechterhalten, und die Geschichte des traumatischen Ereignisses taucht nicht als Erzählung auf, sondern als Symptom."

Da nur etwa jeder tausendste Täter jemals verurteilt wird, kann man sagen: In unserer Gesellschaft bleiben Misshandlungen juristisch verboten, aber faktisch straffrei. Der amerikanische Psychoanalytiker und Traumaexperte Harvey Schwartz schreibt dazu in seinem Buch „Dialogues with forgotten Voices": „Wenn es in einer Gesellschaft möglich ist, dass massive Misshandlungen von Kindern praktisch ungehindert stattfinden können, dann werden in dieser Gesellschaft durchgängig solche kulturellen Kerndynamiken gefördert wie Ausbeutung, Entmenschlichung-Objektifizierung, Opferung, tödlicher Wettbewerb, Frauenfeindlichkeit und Erotisierung der Unterwerfung von Frauen sowie positive Bewertung von Dominanz und Kollusion [ungute Symbiose] als Formen menschlicher Beziehungen." (Schwartz, 2000; Übersetzung MH)

Noch weiter gehen die Göttinger PsychotraumatologInnen Annette Streeck-Fischer, Ulrich Sachsse und Ibrahim Özkan in der Einleitung ihres lesenswerten Sammelbandes: „Gesellschaften, die Krieg führen und fortführen, folgen möglicherweise traumatisch bedingten Wiederholungszwängen. Unverarbeitete Kriegstraumata fließen vielleicht in korrupte Wert- und Normenvorstellungen einer Gesellschaft ein." (Streeck-Fischer et al, 2001)

Die nach dem nationalen Trauma der Terroranschläge vom 11. September 2001 von den USA betriebene „Hau-drauf"-Politik inklusive der Spaltung, die sie damit bei den alliierten Europäern auslösten, und die Folgen – u.a. eine Radikalisierung der Politik solcher Länder, die als „Achse des Bösen" ausgegrenzt wurden – mögen dafür international ein gutes Beispiel sein. In Deutschland waren es sicher im letzten Jahrhundert besonders die Nazi-Gräuel und die beiden Weltkriege, deren Traumata sich individuell auswirkten, aber kaum politisch, und noch weniger persönlich aufgearbeitet wurden (Heinl, 1994; Rosenthal, 1997 und 2001; Schmidbauer, 1998).

Folgen von traumatisierenden Erlebnissen

Der Schwerpunkt dieses Buches und des Nachfolgebandes über Traumabehandlung werden also nicht Naturkatastrophen und Unglücke sein – auch wenn es zu den entsprechenden Forschungen Querverweise gibt. Sondern die zwischenmenschliche Gewalt soll uns hier beschäftigen, besonders die langjährige Gewalt, die in der Regel in den Familien ihren

Ausgang nimmt und zu dem führen kann, was wir „komplexe Traumatisierung“ nennen. Mit den oben angedeuteten gesellschaftlichen Auswirkungen, die eine sich stets weiter drehende Spirale der Gewalt auslösen können, wenn diese nicht durchbrochen wird. Neben polischen Interventionen sind auf individueller Ebene Möglichkeiten wie die traumazentrierte Psychotherapie entwickelt worden, um eine Unterbrechung der Gewaltspirale zu ermöglichen.

Wenn wir die Opfer (und wo immer möglich und so früh wie möglich auch die Täter) behandeln und ihnen helfen, sich dem Trauma zu stellen, und wenn wir lernen, Gewalttaten effektiver zu sanktionieren, haben wir eine reelle Chance, diese Spirale aufzulösen, die sonst immer mehr Menschen mit in den Abgrund der von Generation zu Generation weiter gegebenen Traumatisierungen reißt.

Erstaunlicherweise reagieren Menschen auf Naturkatastrophen und Unglücke zwar oft nicht mit so nachhaltigen Folgen, aber doch auch mit ähnlichen Reaktionen wie auf konkrete zwischenmenschliche Gewalt. Diese Erkenntnis verdanken wir PionierInnen wie Judith Herman oder Rachel Yehuda, Bessel van der Kolk, Onno van der Hart, Leonore Terr und anderen AutorInnen wie Figley, Burgess und Holmstrom, Lifton oder Horowitz und ihren Kollegen und Schülern und inzwischen hunderten anderer KollegInnen, deren wichtigste Arbeiten Sie im Literaturverzeichnis finden.

Eine vergewaltigte Frau reagiert unter Umständen sehr ähnlich wie ein Kriegsflüchtling, fand Herman heraus; ein geschlagenes Kind ähnlich wie ein Feuerwehrmann nach besonders hartem Einsatz; die Überlebende eines Tornados ähnlich wie ein Mann nach einem Raubüberfall. Sie alle können unter Umständen eine langfristige und heftige Reaktion bekommen, die man „Posttraumatische Belastungsstörung“, PTB nennt – meist aber nach dem amerikanischen Begriff „**P**ost-**T**raumatic **S**tress **D**isorder PTSD abgekürzt, was auch semantisch korrekter ist, denn es handelt sich nicht um eine Belastungs-, sondern um eine Stressverarbeitungs-Störung.

Von allen Menschen müssen zwischen 30 und ca. 60 Prozent in ihrem Leben eine unerträgliche, weil körperlich oder seelisch todesnahe Situation überstehen. Zwei Drittel von ihnen schafft es glücklicherweise, das Ereignis ohne langfristige Schäden zu überleben. Doch einem Drittel immerhin geht es danach schlecht. Nicht nur unmittelbar danach – das geht allen Leuten so, die ein Trauma erlebt haben. Sondern auch noch mehr als drei Monate danach – der „Cut-off-Wert“, nachdem eine posttraumatische Akutreaktion in eine chronische PTSD übergeht. Auch Menschen, die nie zuvor seelisch beeinträchtigt waren, können schon nach einem einmaligen Trauma eine solche langfristige Beeinträchtigung erleben. Dann leiden sie so sehr unter den Folgen, dass sie ohne besondere Anstrengungen bzw. eine Traumatherapie nicht in der Lage sind, dieses Ereignis zu überwinden.

Allerdings wird sich für viele das Trauma bis zur Unkenntlichkeit verändern, bis sie gar nicht mehr wissen, warum es ihnen so schlecht geht. Sie kränkeln dann nur dauernd oder sind depressiv oder greifen zu Alkohol oder Beruhigungs- oder Schlafmitteln etc. – erst die nach 1945 geborene Generation „erlaubt" es sich, für das eigene seelische Leid überhaupt eine Psychotherapie in Betracht zu ziehen.

Was sind diese Umstände, unter denen dieses eine Drittel der Menschen nach extremem Stress solche posttraumatischen Stressverarbeitungs-Störungen entwickelt? Wie sieht eine solche Störung aus? Wie fühlt sie sich an? Was macht sie mit Menschen? Davon soll dieser Band handeln.

Denn immer noch ist in der Allgemeinbevölkerung weitgehend unbekannt, dass extreme Ereignisse dauerhafte Schäden machen können, die nicht einmal der betroffene Mensch selbst mit diesem Ereignis in Verbindung bringt. Wer weiß schon, dass Menschen nach extrem belastenden Ereignissen mit chronischen oder solchen Depressionen reagieren können, die episodisch wiederkehren? Dass Kinder, die vernachlässigt oder misshandelt werden, nicht nur eine Bindungsstörung entwickeln, sondern auch hirnorganische Schäden erleiden können, die ihre weitere Entwicklung beeinträchtigen? Dass langjährige Gewalt nicht nur chronisch emotional „labil" machen, sondern eine Persönlichkeit buchstäblich in Stücke sprengen kann, so dass eine zersplitterte Identität oder eine überdauernde Identitätsunsicherheit entsteht?

Und umgekehrt: Wer weiß schon, dass eine Depression oder eine Bindungsstörung, dass motorische und Lernbeeinträchtigungen, Essstörungen und der Drang, sich anderweitig selbst zu schädigen, dass Persönlichkeitsstörungen und Identitätsunsicherheiten und -spaltungen das Ergebnis von Traumatisierungen sein können und es sehr häufig tatsächlich sind?

Diagnostik von PTSD

Besonderes Augenmerk habe ich in diesem Band auf die Diagnostik der komplexen posttraumatischen Belastungsstörung gelegt. Denn neben der klassischen PTSD, die drei Hauptmerkmale hat – quälendes Wiedererleben von traumatischen Sequenzen, Übererregungs- und Vermeidungssymptome –, leiden chronisch traumatisierte Menschen oft unter einer komplexen Form von posttraumatischer Störung, die amerikanische Kollegen als „DESNOS" – „**D**isorder of **E**xtreme **S**tress **N**ot **O**therwise **S**pecified" – bezeichnet haben und die wahrscheinlich im neuen internationalen Diagnosehandbuch DSM V eine eigene Diagnose-Kategorie bekommen wird: als Komplexe Posttraumatische Belastungsstörung. Sie hat viel mehr bedeutsame Symptombereiche als die „einfache PTSD", nämlich Probleme mit der Regulation von Gefühlen, Selbstbeschädigung/Selbstverletzung, chronische Empfindungen von Sinn- und Hoffnungslosigkeit bis hin zu immer wiederkehrenden Suizidgedanken oder -impulsen. So mancher „Lebensmüde" ist ein Mensch, der viel Gewalt durchlitten hat und daran so leidet, dass das Gefühl, eine lebenswerte Zukunft zu haben, verschwunden ist. Und so manche Depressive ist eine Person, der man im übertragenen Sinne, aber vielleicht auch fast wörtlich zu nehmen, „das Rückgrat gebrochen hat".

Motor meiner Arbeit ist nach wie vor zu einem Gutteil der Zorn darüber, wie viel Gewalt es in unserer Gesellschaft gibt, wie wenig sie gesehen und wie wenig die Opfer und Überlebenden respektiert und in ihrer Aufarbeitung gefördert werden.

Beratungsstellen für Kinder und Frauen, die Opfer von (z.B. sexueller) Gewalt geworden sind, werden ständig finanziell bedroht, das Personal auf Traumastationen in Kliniken chronisch arbeitsmäßig überlastet und die Gewaltüberlebenden nicht selten als „psychisch krank" abgestempelt und stigmatisiert. Dies, so finde ich, dürfen BürgerInnen in einer lebendigen Demokratie so nicht hinnehmen. Wir brauchen den Respekt für die Opfer, Unterstützung für die Überlebenden, Finanzierung der Arbeit für die Profis, die sich der Opfer und so früh wie möglich auch der Täter annehmen.

Als Psychotherapeutin wie als Supervisorin und Ausbilderin in Traumabehandlung habe ich viele Menschen kennen gelernt, die am Rande der Verzweiflung waren: Gewaltüberlebende, die oft jahrelang nach traumatherpeutisch ausgebildeten und von der Krankenkasse zugelassenen PsychotherapeutInnen suchten, weil sie den Willen hatten, von ihrer PTSD zu genesen. Täter, die „es" nie mehr tun wollten und denen keine effektive Unterstützung gegeben wurde, sich ihrer Verantwortung als Täter und ihrer gewalttätigen Herkunft so zu stellen, dass die Rückfall-Wahrscheinlichkeit tatsächlich sinkt. Und ich habe Kolleginnen und Kollegen kennen gelernt, die bis zum Umfallen arbeiten, weil sie die Not der Menschen nicht loslässt und sie Schwierigkeiten haben, jemanden wegzuschicken. KollegInnen, die teilweise bereits unter sekundärer Traumatisierung litten: unter chronischer Erschöpfung, Mitgefühls-Müdigkeit (compassion fatigue) oder burn-out. Doch ich habe auch viele Menschen kennen gelernt, die jeden Tag aufs Neue sich selbst und anderen vermitteln können: Es ist der Mühe wert, sich der Traumatisierung zu stellen. Es lohnt sich, ein besseres Leben zu wollen. Es lohnt sich, als PsychotherapeutIn gut ausgebildet zu sein in Psychotraumatologie, weil man dann wirksam helfen kann, wo man früher nur „aushalten" und „dabei bleiben" konnte – was auch schon viel ist und keineswegs alle TherapeutInnen fertig bringen.

Es gibt heute effektive Behandlungsmöglichkeiten für posttraumatische Störungen, basierend auf den Erkenntnissen darüber, wie sich Traumatisierung im Gehirn „niederschlägt", welche Auswirkungen sie auf Gefühle, Gedanken, Einstellungen und Verhaltensweisen hat. Dabei hat sich ein „schulenübergreifendes" Vorgehen als das sinnvollste erwiesen. Wir brauchen heute Techniken zur Regulation von heftigen Gefühlen, die von verhaltenstherapeutischen KollegInnen entwickelt wurden, ebenso wie wir ein tiefes Verständnis für traumatische (Objekt-)Beziehungsstrukturen und heilsame Bindungserfahrungen benötigen. Wir sollten uns in den Möglichkeiten der kognitiven Steuerung brisanter Lebenserinnerungen ebenso auskennen wie auf der Ebene der Körperreaktionen und der Förderung gesunder Motorik. Wir müssen als PsychotherapeutInnen wissen, wie wir Betroffenen helfen können, sich von belastenden traumatischen Erinnerungen zu distanzieren – lange bevor diese durchgearbeitet werden können. Wir sollten ein Verständnis für die Entstehung ebenso wie die traumabedingte Störung der Identitätsentwicklung haben und lernen, von Symptomen, die unsere KlientInnen präsentieren, zu den Ursachen dieser Symptome vorzudringen, und ihnen dabei helfen, diese Ursachen zu verstehen und zu verwinden.

Paradigmenwechsel

Insgesamt findet in der Psychotherapie dank der modernen Psychotraumatologie ein **Paradigmenwechsel** statt. Ein Umdenken, wie es sie in der Geschichte der Traumaforschung und -therapie schon einige Male gegeben hat.

Seit dem Altertum sind einzelne Schilderungen von Traumatisierungen bekannt, besonders bei Soldaten als Folge von Kriegseinsätzen oder einzelnen Zivilisten oder auch Gruppen nach Katastrophen. Systematischer befassten sich Ende des 19. Jahrhunderts die Pioniere der modernen Psychotherapie in der Pariser Salpetrière mit der damals fast für alle psychischen Beeinträchtigungen diagnostizierten „Hysterie“ bei Frauen als Folge von Traumata, vor allem sexueller Gewalt. Besonders Jean-Marie Charcot und Pierre Janet, aber auch Sigmund Freud veröffentlichten Arbeiten hierzu. Während Charcot und Janet keine „Schule“ begründeten, gelang dies Sigmund Freud in Wien. Leider vollzog dieser bekanntermaßen im Jahre 1906 dann eine Kehrtwende seiner Ansichten in Bezug auf die vorher von ihm postulierte (sexuelle) Gewalterfahrung als Hintergrund für Neurosen.

Freuds Theorie vom „Ödipuskomplex“ blieb dann jahrzehntelang in der Psychoanalyse meinungsbildend: Frauen, die sich an sexuelle Gewalt in der Kindheit erinnerten, so wurde gemutmaßt, lebten lediglich mit diesen Erinnerungen ihren Wunsch aus, den Vater zu verführen, und litten unter einem „Penisneid“. Bis heute gibt es mehr als genug Psychoanalytiker, die dieser Theorie anhängen.

Zur Ehrenrettung Freuds für die Traumatheorie wird gelegentlich angeführt, dass er durch den Ersten Weltkrieg mit der Vielzahl von Soldaten, die mit „Kriegsneurosen“ zusammenbrachen („Kriegszitterer“; „Granaten-Schock-Syndrom“), zumindest bereit war, einen Teil der Realtraumata anzuerkennen, indem er mutmaßte, dass von außen einstürmende Erregungen (wir würden heute sagen: Stress) den „Reiz-Schutz des Ich“ durchbrächen. Womit er der Wahrheit schon recht nahe kam. Doch er wollte solche Themen dann doch lieber anderen Kollegen überlassen – und den vielen Menschen, meist Frauen, die in psychoanalytischen Behandlungen über real erlebte Gewalt berichteten und denen von ihren Analytikern, ganz zuerst von Sigmund Freud, nicht geglaubt wurde, hat das wenig geholfen.

Parallel und weniger bekannt: 1888 gebrauchte der deutsche Nervenarzt Oppenheimer den Begriff „traumatische Neurose“ (Oppenheimer, 1892, siehe auch Frommberger, 2000) und beschrieb sie als Folge von Verkehrs- und Arbeitsunfällen – was wiederum eine Gegenbewegung auslöste, weil die Fülle von Rentenanträgen überhand zu nehmen drohte: Nun hieß es, die Betroffenen hätten eine „Begehrensvorstellung“, wollten sich sozusagen eine Rente erschleichen. Auch eine Diskussion, die bis heute anhält.

Eine dritte Welle schwappte seit Mitte der 20er Jahre des 20. Jahrhunderts über Europa und die Welt: die biologische-psychiatrisch-pharmakologische. Alles, was nach einer zersplitterten Persönlichkeit aussah, wurde unter dem Begriff „Schizophrenie“ (Bleuler, 2001) zusammengefasst, als endogen psychisch krank bezeichnet und medikamentös behandelt. Bis heute herrscht in vielen Psychiatrien der Glaube vor, nicht nur organisch geisteskranke, sondern auch andere psychisch in Not geratene Menschen überwiegend mit Psychopharmaka behandeln zu sollen. Dies ging bis dahin, dass in weiten Teilen der Psychiatrie für solche Patienten, die schwerer beeinträchtigt waren, jede Form von Psychotherapie abgelehnt wurde.

Die Herrschaft der Nazionalsozialisten radikalisierte die Sichtweise, dass psychische Beeinträchtigungen im Grunde nicht heilbar seien. Für Störungen, die als „erbkrank“ oder „rassisch bedingt“ betrachtet wurden, gab es eine „Kur“: den Tod. Unter den zigtausend in der Nazizeit ermordeten „psychisch Kranken“ waren nicht nur etliche völlig gesunde politische Gegner, sondern sicher auch viele Menschen, die unter dem Druck der Gewalt zusammengebrochen waren. Leider wurden nach dem Krieg viele führende Wissenschaftler, welche die damaligen Euthanasie-Programme mit unterstützt und durchgeführt hatten, im Bereich der Psychiatrie weiterbeschäftigt; und etliche, die geradezu Folter-Forschung an Kindern und Erwachsenen betrieben hatten, waren später renommierte (Kinder-)Psychiater, leiteten Kliniken, bildeten dort in ihrem Gedankengut junge Ärzte aus; manche werden sogar bis heute als führende Köpfe der modernen Psychiatrie und Psychosomatik gefeiert (Ernst Klee hat dazu viel recherchiert, seine Filme und Bücher sind sehr empfehlenswert).

Vermutlich würden sich Laien sehr wundern, in wie vielen psychiatrischen Kliniken auch heute noch

- seelisch in Not geratenen PatientInnen psychotherapeutische Gespräche versagt werden;
- PatientInnen, die unbequeme Gefühlsäußerungen von sich geben oder sich selbst verletzen oder zugeben, dass sie sich mit Suizidgedanken tragen, ohne Umschweife auf die „geschlossene“ Abteilung verlegt werden; dort werden sie lediglich weggeschlossen; psychotherapeutische Gespräche finden in der Regel nicht statt;
- PatientInnen bei Wut- oder Verzweiflungsausbrüchen „niedergespritzt“ werden (manchmal stürzen sich mehrere Pfleger auf eine PatientIn, werfen sie buchstäblich nieder und injizieren ihr schwere Psychopharmaka);

- PatientInnen, die als schwer depressiv gelten, mit Elektroschocks behandelt werden – ja, die Elektrokrampftherapie (ECT) boomt geradezu;
- PatientInnen „fixiert“ werden – KollegInnen, die das Gefühl haben, ohnmächtig zuschauen zu müssen, erzählen es mir in Supervisionsstunden unter dem Siegel der Schweigepflicht. Mir liegen Berichte vor, nach denen auch im Jahre 2003 PatientInnen bis zu 36 Stunden allein gelassen werden – das ist zwar verboten, aber wo kein externer Zeuge ist, ist kein Richter. Die PatientInnen werden also an Händen und Füßen gefesselt und ans Bett gebunden, ohne Möglichkeit, die Klingel zu erreichen, ohne Wasser, ohne Hilfe – dass sie „unter sich machen“ müssen, wird ihre Not und ihre Scham noch verschlimmern.

Dies sind nur einige Beispiele, um zu zeigen: Die modernen Psychotherapien sind in einem Teil der psychiatrischen Kliniken noch keineswegs angekommen, und alte Methoden werden gern wieder aufgegriffen.

Wenn ich in psychiatrischen Kliniken Vorträge, Fortbildungen und Supervisionen gebe, kommt mir – auch vom Pflegepersonal – oft noch das „alte psychiatrische Denken“, wie es genannt wird, entgegen und macht mich manchmal ratlos, verzweifelt oder wütend, obwohl ich doch gern die KollegInnen gewinnen möchte. Es ist schwer, Einstellungen zu ändern, die sich in typischen Äußerungen zu erkennen geben wie: „Die Patientin gibt sich einmal so und einmal so – die spielt doch nur.“ (Die Äußerung kam auch nach Fortbildungen zu posttraumatischen Persönlichkeitsspaltungen und mehreren Supervisionen wieder.)

- „Die (häufig wird der Name weggelassen oder nur der Nachname genannt) hat schon wieder so eine blutige Sauerei hier angestellt – und dann ist sie triumphierend rumgelaufen und hat ihre Schnitte rumgezeigt.“ (Nach Selbstverletzung.)
- „Das sind doch alles Hysterikerinnen, die muss man bloß in den Senkel stellen, dann spuren sie wieder.“ (Über Patientinnen auf einer Traumastation.)
- „Jetzt sollen wir die alle mit Samthandschuhen anfassen – früher hatten wir keine Probleme, da waren sie ruhig.“
- „Lassen Sie sich bloß nicht von denen“ – gemeint sind die PatientInnen – „auf dem Kopf rumtanzen. Wenn Sie denen den kleinen Finger hinhalten, nehmen sie die ganze Hand.“

Genügt das? Ich könnte seitenlang weiterschreiben, weil ich solche Horror-Sprüche, die ich leider oft genug zu hören bekomme, gerne loswerden und am liebsten verändern würde. Doch es gilt auch hier anzuerkennen, dass es Angehörige des Gesundheitswesens gibt, auch im Bereich Psychiatrie und Psychotherapie, die erst einmal nicht oder auch: nicht mehr bereit sind, eine PatientIn als in Not geratenen Mitmenschen respektvoll zu behandeln. Stattdessen mag eine Einstellung bei ihnen Fuß gefasst haben, die man so übersetzen könnte: „Die Patienten sind meine Feinde. Sie gehören einer Art niederer Lebewesen an.

Ich darf ihnen nicht glauben, darf bloß nicht weich werden, denn sie wollen mich nur reinlegen. Die muss man bändigen und ruhig halten wie wilde Tiere, das ist das Beste."

Natürlich weiß jeder Angehörige des Gesundheitswesens, dass man so etwas im Jahr 2003 nicht laut sagen darf. Daher wollen selbst einige KollegInnen aus der Psychotraumatologie nicht wahrhaben, dass es noch mehr als genug andere KollegInnen mit dieser Einstellung gibt. Doch ich komme sehr viel herum, von daher kann ich es aus eigenem Augenschein bestätigen.

Tatsächlich sind das genau die Ansichten, die Täter in destruktiven Familien haben; und so kommt es für die PatientInnen häufig zu Reinszenierungen von früher erlebten Gewaltszenarien – eine Abwärtsspirale.

Es stimmt: Patientinnen, die weniger Medikamente bekommen und weniger Terror erfahren, sind unter Umständen „unbequemer"; und in der Phase der Traumakonfrontation kann es sogar sein, dass alte Symptome wieder auftreten, die schon „weg" waren. Außerdem haben viele Gewaltüberlebende tatsächlich gelernt, sich anzupassen und zu unterwerfen, um zu bekommen, was sie brauchen – es ist das typische Opferverhalten. Wer das nicht erkennt, kann so ein Verhalten leicht für „Lügen" halten.

Glücklicherweise gibt es inzwischen viele andere psychiatrische und psychosomatische Kliniken, die sorgfältig und traumatherapeutisch mit Menschen in Not umgehen. Selbstverständlich sind Medikamente zur Unterstützung in Notsituationen ebenfalls oft erforderlich. Doch ein respektvoller und achtsamer Umgang mit Menschen in Not ist unerlässlich, aber eben keineswegs selbstverständlich.

Übrigens: Mindestens zwei Drittel der Klinikpatienten in Psychiatrien und psychosomatischen Kliniken sowie in ambulanten Psychotherapien sind Mädchen und Frauen!

Falls Sie jemals in die Verlegenheit kommen, eine psychiatrische Klinik aufsuchen zu müssen, wünsche ich Ihnen, dass Ihre regional zuständige Klinik inzwischen einen achtsamen Umgang mit PatientInnen selbstverständlich findet. Vielleicht fragen Sie einmal nach oder machen sich, noch besser, vor Ort selbst ein Bild ...

Meine Aufgabe ist es als Ausbilderin und Supervisorin, jede einzelne KollegIn, die entwertend über PatientInnen spricht, zu gewinnen – oder zumindest die KollegIn der KollegIn, damit dieses „Wir hier oben – die da unten" aufhört und das Selbstverständliche Einzug hält. Damit die eine KollegIn der anderen – entwertenden – KollegIn widerspricht: Jeder Mensch kann psychisch in eine Krise geraten, meistens deswegen, weil in seinem oder ihrem Leben etwas geschehen ist, das nicht zu ertragen war. Vermutlich tun wir gut daran, uns alle immer wieder an den 11. September 2001 zu erinnern und daran, dass daraufhin rund 100.000 New Yorker dauerhafte psychische Beeinträchtigungen davongetragen haben (Possemeyer, 2002) – oder Szymborskas Gedicht zu lesen, um zu wissen: Wir sind nicht die besseren Menschen ...

Veronika Engl, die als Oberärztin in der Bielefelder Klinik für psychosomatische Medizin („Reddemann-Klinik") arbeitet, pflegt zu sagen: „Man kann die PatientInnen als 90 Prozent krank betrachten und sie entsprechend behandeln. Man kann sie aber auch als 90 Prozent gesund betrachten und schauen, dass wir ihre Gesundheit so weit fördern, dass sie mit den 10 Prozent fertig werden und sich darum kümmern können."

Entstehung der Psychotraumatologie

Angesichts der Hartnäckigkeit, mit der seelisch beeinträchtigte PatientInnen im Gesundheitswesen entwertet werden, ist es eigentlich verwunderlich, dass die Psychotraumatologie überhaupt entstehen konnte. So ganz einfach war es auch nicht, es war eine Entwicklung in mehreren Wellen: Entwicklung und Roll-back. Und so ist es bis heute.

Was war eigentlich der auslösende Funke für diese Entwicklung? Meist war es der Anblick der „Jungs" – der noch recht jungen Soldaten, die aus einem Krieg zurückkamen, körperlich zusammengeflickt werden konnten, aber erkennbar verstört blieben. Schaut man sich die Forschungsliteratur an, so lässt sich getrost mutmaßen: Hätte es nicht die Kriegsveteranen gegeben, die aus dem Ersten Weltkrieg, dem Zweiten, und vor allem dem Vietnamkrieg, dann wären vielleicht nicht so viele staatliche und private Forschungsgelder ausgegeben worden. Vielleicht wären wir dann nicht so weit wie heute, Spezifischeres zu wissen über das Traumagedächtnis, über Therapietechniken und Interventionsmöglichkeiten, als sie die herkömmliche „Rede-Kur" von Freud und nachfolgenden Therapieschulen zu bieten hatten.

Nach den ersten Diskussionen über „Kriegsneurosen" und „Kriegszitterer", über den „Granaten-Schock" (Shell-shock) durch den Ersten Weltkrieg, schuf Kardiner (1941) unter dem Eindruck der Zusammenbrüche von Soldaten im Zweiten Weltkrieg den Begriff der „Physioneurose", um den gleichzeitig körperlichen wie seelischen, chronischen Beeinträchtigungsprozess nach Trauma zu umschreiben. Damit begann im Grunde die moderne Psychotraumatologie. Diese beschäftigt sich damit, dass reale Extremstress-Erfahrungen sich auch im Gehirn und den Stoffwechsel-Mustern abbilden, dass zahlreiche psychosomatische Störungen und Erkrankungen daraufhin ebenso entstehen können wie Beeinträchtigungen bei Konzentration, Leistungsvermögen und Gefühlsregulation, und dass schließlich das Beziehungsgeschehen ebenso Schaden nehmen kann wie grundlegende Lebenseinstellungen der Betroffenen hinsichtlich des Sinns ihres Lebens und ihrer Spiritualität.

Untersucht wurde dies besonders bei Überlebenden von Realtraumata, welche nicht angezweifelt werden konnten: Kriege, Verfolgung, KZ-Haft und Folter zum Beispiel. In Bezug auf innerfamiliäre Traumata war es vor allem die Frauenbewegung, die auf das enorme Ausmaß an Misshandlungen, auch sexueller Gewalt, gegen Kinder und Frauen hingewiesen hat. Niemals unwidersprochen, häufig sogar heftig in Frage gestellt und attackiert.

Judith Herman, die selbst aus der Frauenbewegung stammt und heute Professorin in Harvard ist, hat in ihren Publikationen immer wieder darauf hingewiesen, wie oft die Angehörigen sämtlicher Berufsgruppen, die mit den Überlebenden sexueller Gewalt arbeiten – RechtsanwältInnen ebenso wie PsychotherapeutInnen, BeraterInnen ebenso wie WissenschaftlerInnen – mitsamt den Opfern als unglaubwürdig, hysterisch, übertreibend etc. dargestellt werden – nur weil sie Überlebende unterstützen, begleiten, über sie forschen etc. Ein Thema, das wieder auf die gesellschaftlichen Dimensionen und den Drang zur Verleugnung hinweist.

Nur der Vollständigkeit halber sei erwähnt, dass es natürlich auch Erinnerungs-Bestandteile geben kann, die Betroffene sich ausgedacht haben oder die eine Verzerrung der real erlebten Situation darstellen, genauso wie es Irrtümer in der Diagnostik geben kann (siehe u.a. Coons & Milstein, 1994; Draijer & Boon, 1999). Selbstverständlich wird in diesem Buch darauf hingewiesen, dass KlientIn und TherapeutIn sorgfältig sein müssen bei dem, was sie als reales Trauma bezeichnen und anerkennen. Letztlich kommt es darauf an, was die KlientIn als ihre innere Wahrheit integrieren wird. Wenn es ihr nach der Integration ihrer Wahrheit besser geht, ist dies entscheidend – TherapeutInnen sind keine Staatsanwälte, sie werden gut daran tun, der Klientin ihre Wahrheit zu lassen und selbst eine Haltung der „empathischen Abstinenz“ (Fischer & Riedesser, 1998) einzunehmen. Doch die oft viele Jahre dauernde Begleitung von Opfern und Überlebenden von Gewalt – oft genug von in Polizei- und Jugendamtsakten dokumentierter Gewalt – ergibt bei den meisten „Profis“ ein gutes Gespür dafür, welche KlientIn sich in ihren Erinnerungen irrt und welche über Jahre die Splitterstücke des Gewalterlebens – meist verbunden mit heftigen Gefühlen wie Todesangst oder Schmerzen – zusammenträgt und integrieren kann. Letztlich entscheidet die Symptomverbesserung: Nichts ist erfolgreicher als der Erfolg. Und in diesen beiden Bänden soll davon die Rede sein, was sich als tragfähig und erfolgreich herausgestellt hat.

Wer sich näher für die Geschichte der Psychotraumatologie interessiert, kann mehr dazu nachlesen bei Ellenberger (1985), Fiedler (1999), Frommberger (Überarbeitung 2003), Herman (Neuauflage 2003), Hofmann (1999), Hoffmann et al. (2003).

Heute können wir auf einen riesigen „body of knowledge“, auf ganze Bibiotheken voller Traumastudien verweisen, die in der Regel wissenschaftlicher Überprüfung bereits standgehalten haben. Demnach können nicht nur Kriegserfahrungen, Katastrophen, Unfälle und zwischenmenschliche Gewalt zur Ausprägung einer posttraumatischen Belastungsstörung führen. Sondern man kann auch aufgrund von Aids (Grube, 2000), Krebs (Alter et al., 1996; Cordova et al., 1995; Isermann et al., 2001; Kleining & Schumacher, 2001; Tjemsland et al., 1996; 1998 etc.) bzw. Herzinfarkt (Doerfler et al., 1994; Kutz et al, 1998) eine PTSD bekommen, oder weil man während einer OP aufgewacht ist (Osterman & van der Kolk, 1998; Schwendler et al., 1998), als Kind operiert bzw. durch häufige medizinische Eingriffe und Trennung von den Eltern traumatisiert wurde (Anand et al., 1988; Besser 2002) oder sogar schon im Mutterleib durch Fruchtwasser-Untersuchung übermäßigen Stress ertragen musste (Giannakoulopoulos et al., 1994). Auch der Prozess und die Folgen von Migration und der Tatsache, als ethnische Minderheit in einem fremden Land leben zu müssen, können traumatisierend sein (Özkan, 2002).

Diese Studien sind nur eine kleine Auswahl. Und sie zeigen: Reale Lebenserfahrungen, die besonders stressreich sind, können Symptome verursachen, die Psychotherapeuten leicht als „Neurose“ oder gar als eine Persönlichkeitsstörung missverstehen können.

Lange haben PsychotherapeutInnen sich auf die Innenwelt der PatientInnen konzentriert, haben Konflikte und deren Widerspiegelungen in Beziehungen wichtiger genommen als reale Hintergrunderfahrungen. Allmählich kehrt sich diese Anfang des letzten Jahrhunderts begonnene Entwicklung wieder um, und es verbreitet sich die simple Wahrheit: Es sind die konkreten Lebensbedingungen, die psychische Symptome verursachen; es sind unbewältigte Lebenserfahrungen im Sinne einer Traumageschichte, die psychisch krank machen.

„Auch die Psychoanalyse begreift zunehmend, dass Störungen der Objektbeziehungen nicht die Ursache, sondern die Folge von Traumata sind“ (Ehlert-Balzer, 1996).

Wer nur die Störungsformen sieht und versucht, an Symptomen zu kurieren, unterliegt leicht der Gefahr, bei den Überlebenden solcher übermäßig stressreichen Erfahrungen nicht mehr deren Hintergrund zu erkennen und anzuerkennen, sondern sie individuell zu pathologisieren, sie als „genuin psychisch krank“ zu behandeln. Und damit Ursache und Wirkung zu vertauschen.

Ein misshandeltes Mädchen, das als Jugendliche anfängt sich selbst zu verletzen, als „Borderlinerin“ zu pathologisieren, statt sie – wie es diagnostisch häufig richtig wäre – als komplex traumatisierte Frau mit akuten, aus der Not geborenen Gefühlsausbrüchen zu sehen und ihr eine adäquate traumaorientierte Behandlung anzubieten, halte ich inzwischen für einen Kunstfehler. Was nicht heißt, dass bestimmte emotionsregulierende Medikamente oder Behandlungsprogramme für die Regulation von heftigen Gefühlen, wie das DBT von Marsha Linehan (1998) – beides inzwischen häufig bei Borderline-Störungen angewandt – nicht sinnvoll wären. Doch ohne ein Verständnis für den traumatischen Hintergrund der schweren Persönlichkeitsstörungen können wir den betroffenen Frauen (Borderline ist zu vier Fünftel eine Frauendiagnose) nicht angemessen helfen.

Meiner Überzeugung nach, die von zahlreichen Studien gestützt wird, sind auch viele chronische Depressionen, überdauernde Angstsymptome und Süchte, ebenso wie psychosomatische Erkrankungen und Störungen der Impulskontrolle eine Folge von (häufig frühen und lang andauernden) Traumatisierungen.

Nichts gegen die Symptombehandlung, etwa mit Hilfe der Verhaltenstherapie. Doch wenn solche Störungen überdauern oder es zu einem Symptomwechsel kommt (etwa wenn eine Angststörung verschwindet, um als Essstörung wiederzukehren – oder umgekehrt), sollten wir daran denken, den möglichen traumatischen Hintergrund der Störung mit zu explorieren und wenn möglich zu behandeln.

Aber Achtung: Wenn wir nur „tief schürfen" und die Traumatisierungserfahrungen bereits zu einem frühen Zeitpunkt der Behandlung ausgiebig und im Detail erzählen lassen, destabilisieren wir häufig die Persönlichkeit mehr, als dass wir sie stützen. Häufig wird Traumatherapie von unerfahrenen KollegInnen so missverstanden, als müssten sie schnurstracks auf das Trauma hin explorieren und dieses sofort durcharbeiten. Wrong.

Moderne Traumabehandlung wird immer vorsichtig vorwärts gehen. Die Devise lautet hier zunächst: „Erzählen Sie mir nur grobe Zusammenhänge, keine Einzelheiten, weil diese Sie sonst möglicherweise in die Wiedererlebensqualität führen werden, was wir zunächst vermeiden wollen"! Den Druck, „es rauslassen zu müssen", können wir effektiver umlenken, statt durch ein „Erzählen Sie mal – und was fühlen Sie jetzt?" der KlientIn neue (letztlich alte, nämlich wiedererlebte) affektive Nöte zu bereiten. Band 2 wird sich ausführlich solcher Themen annehmen.

Seit den bahnbrechenden Arbeiten von Judith Herman in den 70er Jahren des vorigen Jahrhunderts gilt eine Dreiteilung der Traumabehandlung als Methode der Wahl: Stabilisieren – Traumakonfrontation – Integration (mit Trauerarbeit und Wiederanknüpfen).

Bei komplex traumatisierten Menschen müssen wir noch ein Stadium mehr einfügen. Es stimmt: Erst stabiler werden – die äußeren Lebensbedingungen sichern, sich Unterstützung in guten Freundschaften und einer tragfähigen Partnerschaft suchen; zur TherapeutIn Vertrauen fassen lernen und dann auch die eigene Persönlichkeit kennen- und koordinieren lernen. Zwischendurch aber und in einem weiteren Stadium gilt es zu lernen, das Traumamaterial (die belastenden Erinnerungen, Schmerzzustände, Alpträume etc.) in ausreichende Distanz zu bekommen. Danach erst ist es manchmal – keineswegs immer – möglich, die Traumageschichte durchzuarbeiten, wenn die Persönlichkeit stabil genug dazu ist. Dadurch schließlich wird die Integration der Erfahrungen in die eigene Identität und Biografie gefördert, zu der auch die Trauer über die schlimmen Erfahrungen und deren Auswirkungen gehört. Bei Traumatisierungen im Erwachsenenleben kann das schnell gehen, und dann gilt es, an die frühere Lebensfreude wieder anzuknüpfen.

Wer aber eine Kindheit voller Gewalt hinter sich hat, wird dann überhaupt zum ersten Mal lernen, was für ein Leben „da draußen" wartet, wenn man nicht mehr unter dem Bann der Traumageschichte steht. Oder wie es eine über viele Jahre ihrer Kindheit und Jugend gequälte Klientin einmal zu mir sagte: „Nun stehe ich an der offenen Käfigtür – und jetzt hab ich Angst, da rauszugehen!"

Auch die „Angst, da rauszugehen" überwinden zu lernen, kann also – wie alle anderen Stadien auch – bei lange Zeit traumatisierten Menschen eine ganze Weile dauern. Übrigens hat diese Klientin wie viele andere, die ich begleiten durfte, inzwischen ein Leben, das sie sich fast 30 Jahre nicht einmal im Traum hätte ausmalen können. Sie schreibt mir immer wieder einmal eine eMail oder eine Karte aus dem Urlaub, und meist lautet die Botschaft: „Tatsächlich – es geht mir (immer noch) gut. Klar habe ich Probleme, aber mit denen werde ich fertig!"

Was können Gewaltüberlebende tun?

Es würde mich sehr freuen, wenn dieses Buch über die Entstehung und die Folgen von Traumata ebenso wie der Nachfolgeband über Traumabehandlung möglichst viele Betroffene dazu anregt, sich eine adäquate Behandlung zu suchen. Hierzu mein Rat an Gewaltüberlebende: Wenn Sie Ihr Symptom loswerden wollen, das mit der Traumatisierung verbunden ist, prüfen Sie genau, ob Sie bereit sind, den *Schmerz durchzustehen*, der es bedeutet, die Gewalterfahrung zu integrieren. Denn viele kommen in Behandlung und sagen zur TherapeutIn sinngemäß: „Machen Sie das weg!!" Tatsächlich kann Traumatherapie aber nichts „wegmachen". Wir sind keine Psychochirurgen. Sondern wir können dabei behilflich sein, die durch die Traumatisierung verursachte Stressverarbeitungsstörung zu lindern, die Traumatisierung in die eigene Lebensgeschichte zu integrieren, sie zu „verschmerzen" und zu betrauern – und auf diese Weise die Symptome zu mildern und im besten Fall ganz zum Verschwinden zu bringen. Traumatherapie hat also ihren Preis; die „*Realisierung* des Traumas", wie Pierre Janet sagte, der als Erster viel zu diesem Thema geforscht hat.

Prüfen Sie also zunächst, ob „Sie es so genau wissen wollen", oder ob Sie nicht doch lieber mit Ihrem Symptom weiterleben wollen. Nicht alle Menschen sind von ihren äußeren Lebensbedingungen her dazu in der Lage und/oder mental so stark, dass sie ihre Wahrheit der vergangenen traumatischen Ereignisse integrieren können. Um dann ihre unglückliche Lebensgeschichte auch loszulassen und schließlich kein Opfer und keine Überlebende mehr zu sein – zwei Begriffe, die für viele Menschen geradezu identitätsstiftend sein können. Können Sie sich vorstellen, „nicht mehr Opfer" und „mehr als Überlebende" zu sein? Was wären Sie dann? Es ist gut, sich schon vorher darüber ein paar Gedanken zu machen, damit Sie ein Ziel vor Augen haben.

So lange Sie jedoch noch in traumatisierenden Lebensumständen sind, sollten Sie keine Traumakonfrontation unternehmen. Sie brauchen erst sichere Lebensbedingungen. Und Sie brauchen einen eisernen Willen: „Ich will da raus, will da durch." Es wird nicht leicht, aber es lohnt sich. Mein Tipp: Suchen Sie sich auch für den Ausstieg aus gewaltvollen Verstrickungen eine Begleitung, vielleicht zunächst in einer Beratungsstelle. Traumatherapie kann dann sinnvoll sein, wenn Sie äußerlich in Sicherheit sind.

Und mein Tipp für die KollegInnen: Prüfen Sie genau, ob Sie Arbeitsbedingungen haben oder sie sich schaffen können, und ob Sie selbst stabil genug sind, um Gewaltüberlebenden auch über einen längeren Zeitraum hinweg zur Seite stehen zu können. Können Sie eine sichere Bindung anbieten – und sind Sie gleichzeitig distanzierungsfähig genug, statt „Adoptivmutter" eine Art „Coach" für die Betroffenen zu sein? Denn ohne eine pragmatische Arbeitsbeziehung werden Sie – zumindest bei komplex traumatisierten KlientInnen – rasch ausbrennen. Setzen Sie sich mit Ihren eigenen Gewalterfahrungen auseinander. Kümmern Sie sich darum, dass Ihnen genügend KollegInnen für Gespräche und Supervision zur Seite stehen. Und sorgen Sie für guten Ausgleich und eine maßvolle Arbeitsdichte, um eine „Mitfühlens-Müdigkeit" zu verhindern.

Wenn Sie das berücksichtigen, lohnt sich die Beschäftigung mit der Psychotraumatologie sehr. Sie lohnt sich, wie viele KollegInnen mir rückgemeldet haben und uns auch die Psychotherapie-Wirkungsstudien zeigen, schon allein deshalb, weil sie erfolgreich ist. Sie werden merken, dass Sie etliche Menschen, die früher als „chronische" oder gar „hoffnungslose Fälle" galten, durchaus so unterstützen können, dass sie dauerhaft ohne psychotherapeutische Unterstützung selbständig leben können. „Manchmal eine tiefe Freude" im Leben zu haben, ist eine der größten Belohnungen unserer Arbeit – für die Betroffenen, die damit fast schon nicht mehr gerechnet hätten, ebenso wie für uns TherapeutInnen.

Hinweise zur Arbeit mit diesem Buch

Schließlich noch ein paar formale Hinweise vorweg: Um der Lesbarkeit willen habe ich, wo immer es möglich war, auf Fußnoten ganz verzichtet und in Klammern gesetzte Literaturhinweise maßvoll verwendet. Sie finden im Anhang eine ausführliche Liste wichtiger Arbeiten. Interessenten mögen sich dort informieren oder sich – falls sie an wissenschaftlichen Arbeiten interessiert sind – direkt an mich wenden[4].

Zur Sprachregelung: Die Begriffe Trauma, Extrembelastung, exzessiver Stress und Traumatisierung werden synonym verwendet; die Posttraumatische Belastungsstörung wird häufig als PTSD abgekürzt; Begriffe wie Traumapsychotherapie, Traumabehandlung, trauma-

4 Michaela Huber, Ludwig-Mond-Str. 45 A, 34121 Kassel, eMail: **huber_michaela@t-online.de**

orientierte Psychotherapie und Traumatherapie werden synonym verwendet. Wenn von Klienten, Patienten oder Kollegen etc. allgemein die Rede ist, benutze ich grundsätzlich die weibliche Form, in der Regel mit großem I; die Männer mögen sich mitgemeint fühlen. Als „Opfer“ bezeichne ich in der Regel solche Menschen, die noch mit Tätern verwickelt oder in deren unmittelbarem Einflussbereich sind. Den Begriff „Überlebende“ verwende ich für ehemalige Opfer, die – zumindest äußerlich – in Sicherheit sind.

Die zitierte Literatur mit fett gekennzeichneten wichtigen Stichworten finden Sie ebenso im Anhang wie Erstveröffentlichungen von teils neuen, teils schon bewährten Diagnoseinstrumenten sowie ein paar wichtige Internet-Seiten. Eine Liste mit traumapsychotherapeutischen Einrichtungen finden Sie in Band 2.

Sollte ich den einen oder die andere zitierte KollegIn nicht richtig interpretiert haben, ist dies ausschließlich mein Fehler. Passagen, die ich für Betroffene sehr schwierig zu lesen finde, weil sie möglicherweise Abreaktionen auslösen können, habe ich kursiv setzen lassen. Bücher wie dieses enthalten natürlich nicht nur meine persönlichen Erfahrungen und Einsichten, sondern so etwas wie „collective wisdom“ unseres Faches – so, wie ich sie verstanden und in meine Arbeit eingebettet habe. Nach bestem Wissen habe ich direkte und indirekte Zitate als solche gekennzeichnet; sollte ich Begriffe oder Formulierungen verwenden, die eine andere KollegIn vor mir „erfunden“ hat, ohne dies besonders gekennzeichnet zu haben, so geschah dies unbewusst, und ich bitte es zu entschuldigen.

Und nun hoffe ich, dass Ihr Interesse geweckt ist, das Buch ganz zu lesen. Auf Ihre Rückmeldungen – etwa per eMail – freue ich mich; auch die KollegInnen, die Diagnoseinstrumente beigesteuert haben (siehe Anhang) freuen sich über Hinweise darauf, wie Sie mit deren Anwendung in der klinischen Praxis zurechtgekommen sind. Übrigens: Diese Diagnose-Instrumente sind nicht zur Selbstdiagnostik und -behandlung gedacht. Wenn Sie selbst betroffen sind und einen dieser Fragebogen ausgefüllt haben und dabei feststellen, dass Ihre Antworten bestimmte Grenzwerte überschritten haben, so empfehle ich Ihnen, sich eine traumatherapeutisch geschulte psychotherapeutische Begleitung zu suchen.

Die Psychotraumatologie befindet sich zurzeit in einem derartigen Studien-Boom, dass ständig neue Anregungen, Ergebnisse und Befunde veröffentlicht werden. Wir lernen also täglich hinzu. Was mir bis zum Frühjahr 2003 als besonders berichtenswert erschien, lesen Sie hier.

Kapitel 1: Was ist ein Trauma – und was ein belastendes Lebensereignis?

„Den Komplex der traumatischen Störung zu erkennen, setzt voraus, Botschaften mit ihren verwirrenden Verhaltensmustern wahrnehmen zu können, die Folge (von) Reaktionen auf existenzielle Bedrohung und die sprachlich nicht fassbar sind. Dies verlangt andere Wahrnehmungseinstellungen, als wir üblicherweise einnehmen.... Wahrnehmungen von ... Verhaltensweisen, die nicht von neurotischen Konflikten bestimmt sind, sondern sich quasi am Ich und jeglicher Kommunizierbarkeit vorbei entwickelt haben."
– *Streeck-Fischer, Kepper, Lehmann*, 2002

In meinen Ausbildungskursen fordere ich gern am Anfang die KollegInnen zum Brainstorming auf, was denn ein Trauma im Gegensatz zu einem belastenden Lebensereignis kennzeichne, und beginne mit einem fiktiven Beispiel: „Als ich mir 1972 beim Skifahren ein Bein brach", sei das für mich zwar ein belastendes Lebensereignis gewesen, nicht aber ein Trauma. Was denn dann wohl ein Trauma sei? Zunächst versuchen die KollegInnen dann häufig, mir Ereignisse zu nennen, die sie mit Traumata gleichsetzen. Etwa „Kriegserlebnisse" – „Vergewaltigung" – „Banküberfall" – „Grubenunglück" – „Sexuelle Gewalt in der Kindheit". Woraufhin ich weiter frage: „Sind Sie sicher, dass dies alles Traumata sind? Ich behaupte, viele Menschen, die solche Ereignisse erleben, verarbeiten sie als zwar äußerst belastende, aber nicht als traumatische Ereignisse. Um Sie noch mehr zu verwirren: Manche Menschen werden einen Skiunfall, bei dem sie sich ein Bein brechen, als Trauma verarbeiten. Nehmen Sie solche realen Ereignisse, schauen Sie aber nun auf die innere Verarbeitung. Was kennzeichnet wohl ein Trauma im Vergleich zum belastenden Lebensereignis?" Jetzt kommen andere Antworten. Etwa:

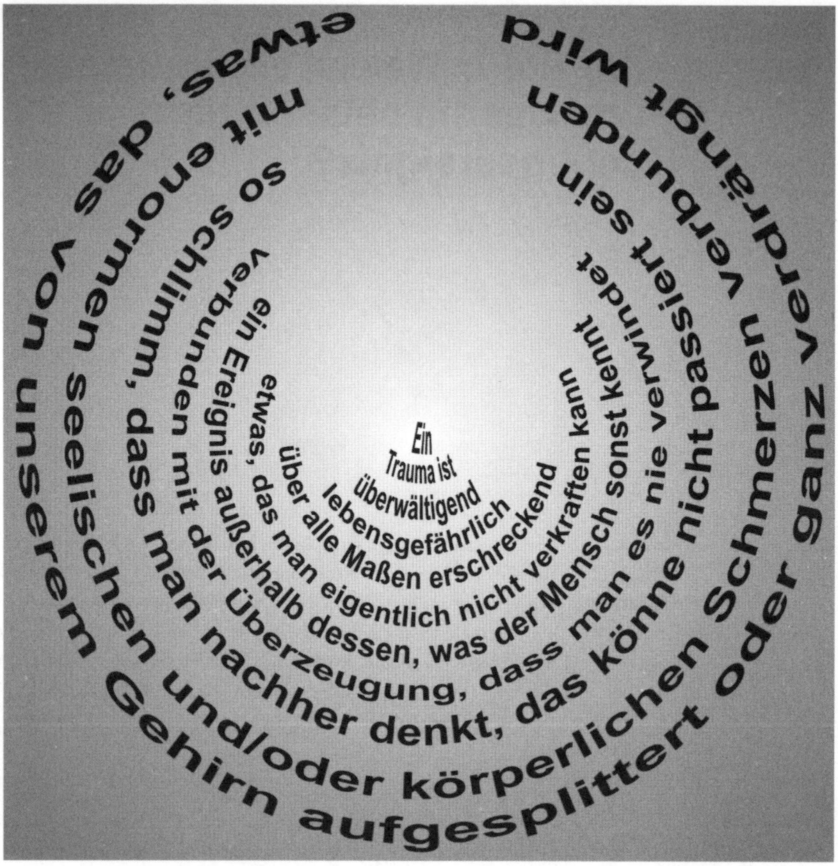

Was die KollegInnen so oder ähnlich mit ihren eigenen Worten auszudrücken pflegen und was ich hier so dargestellt habe, als würde ein Stein ins Wasser geworfen, der immer weitere Kreise zieht, sind tatsächlich einige der wesentlichen Merkmale, durch die sich Traumata von anderen stressreichen Lebensereignissen unterscheiden.

Bei Traumata handelt es sich nicht um reine innere Konflikte, wie etwa das Problem: „Soll ich Abitur machen oder in Vaters Geschäft einsteigen?" – auch wenn ein solcher Konflikt sicherlich großen inneren Stress bedeuten kann.

Ausgangspunkt sind vielmehr *tatsächliche, extrem stressreiche äußere Ereignisse.* Damit ein Ereignis aber zum Trauma für einen Menschen werden kann, muss eine Dynamik in Gang kommen, die sein Gehirn buchstäblich „in die Klemme bringt" und es geradezu dazu nötigt, auf besondere Weise mit diesem Ereignis umzugehen. Diese „Klemme" nenne ich die „Traumatische Zange".

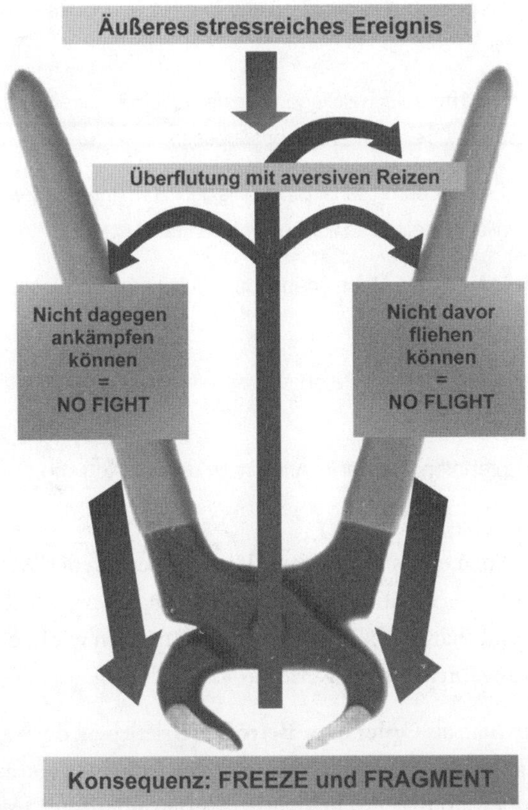

Diese Abbildung deutet an, wie sehr unser Gehirn bei einem äußeren extremen Stressor bemüht ist, auf möglichst rasche und effektive Weise mit dem Ereignis fertig zu werden. Es muss ein Ereignis sein, das vom Gehirn als eine äußerste Bedrohung erkannt wird, man nennt dies die *Annihilationsdrohung*. Das Informationsverarbeitungssystem Gehirn – in der Wahrnehmung der Person das eigene Selbst – wird so überflutet, dass die Person den Eindruck bekommt, als „ginge jetzt nichts mehr", als sei „jetzt alles aus", als täte sich ein Abgrund auf, in den man hineinstürzt; oder als müsse man jetzt sterben. Hierfür einige unterschiedliche Beispiele:

Beispiel 1: Eine Fahrradfahrerin fährt durch einen Park. Plötzlich springt ihr ein Mann in den Weg, zerrt sie vom Rad und ins Gebüsch.

Beispiel 2: Ein Mann biegt als Fußgänger abends um eine Ecke – und zwei junge Männer greifen ihn von hinten an, während ein dritter mit einem im Laternenlicht aufblitzenden Springmesser in der Hand auf ihn zukommt.

Beispiel 3: *Ein kleines Mädchen liegt im Bett. Ihr Vater schmust mit ihr und beginnt sie unvermutet an ihren „geheimsten Stellen" auf eine Art zu berühren, die ihr unangenehm ist und ihr zunehmend weh* *tut; dabei beginnt sich das Gesicht des Vaters zu verändern, es wird rot, sein Blick wird glasig, er fängt an, stoßweise zu atmen...*

Beispiel 4: Ein Polizist wird mit seinen Kollegen zu einem „Familienstreit" gerufen. Er klingelt an der Haustür – und wird plötzlich aus einem Fenster beschossen.

Beispiel 5: Eine junge Frau mit chronischer Bronchitis geht zum Röntgen. Zwei Stunden später weiß sie, dass sie wahrscheinlich unheilbar an Lungenkrebs erkrankt ist.

Beispiel 6: Ein frisch verheirateter Mann erfährt, dass seine Frau bei einem Autounfall ums Leben gekommen ist.

Beispiel 7: Ein kleiner Junge muss zusehen, wie sein Vater seine Mutter brutal zusammenschlägt und -tritt.

Beispiel 8: Eine Frau tötet ihren Peiniger im Affekt mit mehreren Axthieben.

Alle diese Beispiele haben etwas gemeinsam: Die hier betroffenen Menschen durchleben eine Extremsituation. Eine Situation, auf die sie nicht angemessen vorbereitet sind und die all ihre Bewältigungsmechanismen überfordert. Dies nennen wir in der Psychotraumatologie eine „Überflutung mit aversiven Reizen".

Diese Situation kann man als **Opfer bzw. Betroffene/r** erleben, doch auch als **Zeuge** (Beispiel 7) oder **TäterIn** (Beispiel 8) in Extremsituationen kann man von aversiven, also feindlichen, zunächst unbewältigbar erscheinenden Reizen überflutet werden. Solche Reize können sehr unterschiedlich sein. In den oben genannten Beispielen kann man die aversiven Reize unter anderem so beschreiben:

Beispiel 1: Plötzlich von einem Unbekannten angegriffen und weggeschleift werden.

Beispiel 2: Gepackt werden und eine tödlichen Waffe in der Hand des Gegners sehen.

Beispiel 3: Die „Verwandlung" des Vaters zum Angreifer wahrnehmen; körperlich unangenehm bis schmerzhaft berührt werden.

Beispiel 4: Das Geschoss sirren hören und erkennen: Das ist eine möglicherweise tödliche Kugel; sie gilt mir; es können noch weitere folgen.

Beispiel 5: Völlig unvorhergesehen die Nachricht erhalten, unheilbar krank zu sein; Röntgenbilder sehen, die den Tumor und seine Metastasen zeigen.

Beispiel 6: Der Gedanke: Die Frau, mit der er sich eine lange Zukunft erträumte, ist tot; sie wird nie wieder nach Hause kommen.

Beispiel 7: Sehen und fühlen, dass der Vater völlig außer Kontrolle ist und die Mutter töten könnte. Ohnmacht, Scham und Verzweiflung darüber, nicht eingreifen zu können.

Beispiel 8: Die Entladung der Wut in den tödlichen Schlägen; sehen wie der Körper unter den Schlägen zerfällt; Wissen, dass der Mann jetzt tot ist; Gedanken wie: dass er ihr nie wieder etwas tun kann; dass sie dafür viele Jahre ins Gefängnis muss...

In solchen Situationen, wie in den Beispielen beschrieben, kann niemand „cool" bleiben. Instinktiv weiß man, dass dies hier eine Situation ist, die das eigene Leben für immer verändern könnte – von jetzt an wird es nie mehr so sein wie zuvor.

Eigentlich hat unser Gehirn, genauer: unser Stammhirn, uns auch für Situationen ausgerüstet, in denen wir mit tödlichen Bedrohungen konfrontiert werden. Denn kaum kommt es zu einer Stressüberflutung, schon reagieren wir – meist gänzlich unbewusst und automatisch – mit einem von zwei Reflexen, die der stammesgeschichtlich älteste Teil unseres Gehirns uns vorschreibt.

Fight or Flight

Fight or Flight nannte der amerikanische Forscher Walter Cannon dieses Phänomen bereits im Jahre 1914: Kämpfe gegen den Stressor an (fight) oder fliehe davor (flight). „Heute wissen wir, dass die von Cannon beschriebenen sympathischen" (das bedeutet hier: das autonome Nervensystem betreffenden) „Veränderungen in eine stärkere Perfusion der Blutglucose" (Versorgung mit Blutzucker) „auf Muskeln und lebenswichtige Organe ermöglichen und so den Skelettmuskeln mehr Energie zugeführt wird, was dem Organismus erlaubt, besser zu kämpfen oder vor gefährlichen Situationen zu fliehen." So beschreibt die New Yorker Biochemikerin Rachel Yehuda (2001), die zur Neurophysiologie bei Stress besonders viel geforscht hat, diesen sich innerhalb von wenigen Millisekunden ereignenden Vorgang.

In einigen der oben genannten Beispiele könnte diese Reaktion noch dazu führen, dass die betreffende Person erfolgreich ein Trauma verhindert. Wenn es sich bei der Fahrradfahrerin um eine kräftige und wehrhafte Person handelt, könnte es ihr gelingen, den Täter niederzuringen. Wenn sie schnell und geschickt ist, könnte sie es vielleicht schaffen, sich loszureißen und wegzulaufen. Auch der Polizist im Beispiel 4 wird sich automatisch wegducken, noch bevor er überhaupt nachdenken kann – sein Stammhirn wird ihm zuerst eine „Flight"-Reaktion vorschreiben. Falls er aber schon seine Waffe gezogen hat, wird er vielleicht gleichzeitig – und unter Umständen ebenso „instinkthaft" – den Aggressor attackieren, indem er seinerseits auf ihn schießt (Fight-Reaktion). Der Junge, der Zeuge der Misshandlung seiner Mutter wird (Beispiel 7) könnte vielleicht weglaufen und Hilfe holen oder sich zwischen die Eltern stellen und den Vater irritieren, beschwichtigen oder abdrängen und damit die Katastrophe verhindern oder mildern. Wer so etwas schafft, wird das Ereignis möglicherweise als stark belastend, wahrscheinlich aber nicht als Trauma speichern.

Wovon hängt es ab, ob das Gehirn Flucht- oder Kampfreflexe in die Tat umsetzt? Es scheint so zu sein, dass in einer Extremsituation nicht immer „vernünftig" reagiert wird – etwa bei einer Massenpanik, wenn viele Menschen gleichzeitig aus einer extremen Situation weg- und zu einem Ausgang hinstreben (Flight-Reaktion) und sich gerade dadurch selbst und gegenseitig zusätzlich extrem gefährden, während ein „geordneter Rückzug" ihnen allen vielleicht das Leben retten könnte. Das Stammhirn aber ist offenbar nicht „vernünftig". Die Fight-or-Flight-Reaktion ist zunächst überhaupt nicht verbunden mit den Großhirnregionen, in denen der Mensch vernunftgemäß denken kann, sondern es handelt sich um Reflexe aus der Frühgeschichte der Menschen. Wenn Sie beim Spazierengehen einen hohen Busch streifen und ein Zweig oder Insekt sich ihrem Auge nähert, werden Sie automatisch die Augen schließen und sich evtl. auch wegducken, ohne dass Sie „denken" können. Genau das ist meistens sinnvoll, denn Ihr Großhirn einzuschalten, dauert einfach zu lange: Bis Sie nachgedacht hätten, wäre Ihr Auge verletzt. Als eine ähnliche Reflexhandlung kann man sich die Fight-or-Flight-Reaktion vorstellen.

Dennoch scheint die Fight-or-Flight-Reaktion auch situations- und personenspezifisch ausgeprägt zu sein. In manchen Situationen – etwa umgeben von Menschen, die sich in einer ähnlichen Lage befinden, Zeuge oder Opfer von extremem Stress zu sein – können manche Personen (die ohnehin stress-resistenteren oder besonneneren Typen) warten, bis sich zusätzlich zum Stammhirn auch ihr „Präfrontaler Cortex" eingeschaltet hat, also jener Teil des vorderen Großhirns, der Sinneseindrücke einordnen und interpretieren kann und dem Alltagsbewusstsein zuarbeitet. So können sie mit mehr Übersicht planen und entscheiden, ob es eher möglich ist zu fliehen oder den Aggressor niederzuringen (unter Umständen auch, da ihr Sprachzentrum dann wieder arbeitet, mithilfe Außenstehender, die sie zur Hilfe rufen). Umgekehrt werden Menschen, die entweder schon früher traumatisiert wurden oder über generell wenig Impulskontrolle verfügen, in Situationen mit extremem Stress heftiger reagieren (Davidson et al., 1998; Fullerton et al., 2000; McCloskey & Walker, 2000; Resnick et al., 1995).

Offenbar gibt es, wie in allen Dingen, so auch in einer unmittelbaren Bedrohungssituation eine geschlechtsspezifische Reaktion: Frauen neigen mehr zu Flucht-, Männer mehr zu Kampfreaktionen bei akuter Bedrohung. Um es einmal mit einem Beispiel aus der Welt der Hunde zu erläutern: Beide stammen vom Wolf ab, doch über die Jahrtausende (patriarchaler Herrschaft) sind sie auseinander „gezüchtet" worden wie Kampfhund und Schoßhund. Ein Kampfhund (falls die männlichen Leser diesen Vergleich erlauben) wird eher angreifen, wenn er eine gefährliche Situation erlebt. Ein Schoßhund (Verzeihung, liebe Leserin) fängt schnell an zu zittern, unterwirft sich („Tu mir nichts, ich bin doch so hilflos"), duckt sich und rennt weg, wenn die Situation unübersichtlich wird. Ausnahmen bestätigen selbstverständlich die Regel. So kenne ich als Hundeliebhaberin auch zartest besaitete Bullterrier; und fragen Sie mal einen Postboten, welche Art Hund er am meisten fürchtet, und er wird so etwas antworten wie: „Die kleinen, gemeinen Wadenbeißer" ...

Glücklicherweise für Frauen scheint sich an der geschlechtstypischen Reaktion, nicht zu kämpfen, sondern sich gleich wegzuducken, um Hilfe oder Gnade zu flehen und ansonsten zu versuchen wegzulaufen, einiges zu ändern: Schon so manches Mal musste ein Möchtegern-Vergewaltiger zum Beispiel erkennen, dass die Frau, die er sich zum Opfer ausgesucht hatte, keineswegs nur mit Fluchtreflexen reagierte, sondern in der Lage war, ihn blitzschnell niederzuringen oder auf andere Weise (z.B. mit Reizgas) zu bekämpfen. Dennoch: Tendenziell neigen Frauen eher zur automatischen Fluchtreaktion, während Männern durchaus auch im ersten Reagieren eine Option bleibt: Aggression oder Flucht.

Freeze und Fragment

Wenn aber alles nichts hilft – no Fight, no Flight – dann bleibt dem Gehirn nichts anderes übrig, um der äußersten Bedrohung, nämlich der Auflösung des Selbst, zu entkommen, als: *Freeze* und *Fragment*. Diese alliterierenden Anglizismen sind einprägsam und leicht zu erinnern, daher verwende ich sie hier. Und vom Moment der Freeze-Reaktion an ist klar: Jetzt findet für den Menschen das Ereignis als Trauma statt.

Freeze bedeutet wörtlich „Einfrieren", gemeint ist aber auch eine Lähmungsreaktion. Es ist, als ob das Gehirn sich sagt: Ich bringe den Organismus nicht erfolgreich aus der Situation heraus, und ich kann den aggressiven Reiz nicht äußerlich niederringen – also muss ich genau dies intern tun: Ich mache den aggressiven Reiz unschädlich und erlaube dem Organismus, sich innerlich davon zu distanzieren. Eine Flut von Endorphinen – schmerzbetäubenden körperlichen Opiaten – hilft bei diesem „geistigen Wegtreten" und der „Neutralisierung" akuter Todesangst. Auch das Noradrenalin aus der Nebennierenrinde, das zunächst zum „Tunnelblick" verhilft, kann, wenn viel davon durch den Körper rast, die normalerweise integrative Wahrnehmung blockieren. Der Mensch müsste jetzt eigentlich schreien, um Hilfe rufen, weinend zusammenbrechen – doch oft bedeutet die „Freeze"-Reaktion nichts anderes als eine Entfremdung vom Geschehen. Viele Menschen werden erst deutlich später diese eigentlich normalen Reaktionen bekommen – wenn sie hinterher in Sicherheit sind und ihr gesamtes Hirn wieder „heruntergeschaltet" ist aus dem Alarmzustand, dann plötzlich schießen ihnen die Tränen in die Augen, sie brechen zusammen, weinen und schreien. Aber die meisten tun es jetzt noch nicht, nicht wenn innerlich erst einmal alles erstarrt.

Dann nämlich kommt das Mittel des *Fragment*ierens hinzu: Die Erfahrung wird zersplittert, und diese Splitter werden so „weggedrückt", dass das äußere Ereignis nicht mehr (jedenfalls nicht ohne spätere gezielte Anstrengungen) zusammenhängend wahrgenommen und erinnert werden kann. Der Hannoveraner Psychiater Lutz Besser hat dies einmal so ausgedrückt: „Der Vergleich eines Spiegels, der im Augenblick des traumatischen Stressgipfels zerspringt, macht deutlich, dass die zurückbleibenden Spiegelsplitter nicht mehr erkennen lassen, *was* passiert ist, sondern nur noch, *dass* etwas passiert ist." (Besser, 2002)

Wie macht unser Gehirn das?

Das Wissen darum ist noch recht neu. Wir verdanken es den neuen bildgebenden Verfahren wie PET-Scans (**P**ositronen-**E**missions-**T**omografie-Bilder), Kernspin (**M**agnet-**R**esonanz-**T**omografie – MRT) und anderen, die es den Forschern ermöglicht haben, dem Gehirn direkt bei der Arbeit zuzusehen. Das heißt, natürlich nicht während der Mensch traumatisiert wird (von daher wissen wir nicht, wie lange die Stressreaktion unter traumatischen Bedingungen anhält – vielleicht Sekunden, vielleicht sogar Tage, siehe Hüther, 2001), aber doch danach, wenn der Mensch sich an Ereignisse, auch traumatische Ereignisse, erinnert.

Man ist also nicht mehr allzu sehr darauf angewiesen zu spekulieren oder vom kranken Gehirn auf das gesunde zu schließen oder durch Autopsie nach dem Tod des Menschen Rückschlüsse auf das Funktionieren seines Gehirns zu Lebzeiten zu ziehen. (Metcalfe & Jacobs, 1996) Sondern man kann direkt und unmittelbar beobachten und messen: Wenn dieser äußere Reiz erfolgt, reagiert das Gehirn dieses Menschen so und so. Wenn viele Menschen ähnlich reagieren, scheint es sich um typische Muster zu handeln. Auf diese Weise wurde die Funktionsweise eines stammesgeschichtlich relativ jungen Teils unseres Gehirns – des *limbischen Systems* – genauer unter die Lupe genommen, denn offenbar ist dieses entscheidend bei der Erstbewältigung und späteren Erinnerung extrem stressreicher Ereignisse beteiligt (u.a. van der Kolk, 1997; Markowitsch et al., 1999; Sapolsky, 1996; Yehuda, 2001).

Wenn es um die Speicherung und Verarbeitung stressreicher Ereignisse geht, stehen uns Menschen nämlich vor allem zwei Systeme zur Verfügung, deren Funktionsweise verschieden ist, die sich aber gegenseitig ergänzen: das Amygdala-System und das Hippocampus-System. Janet Metcalfe von der Columbia University nennt das Amygdala-System das „hot system of memory under stress" und das Hippocampus-System entsprechend das „cool system".

Normalerweise werden Reize, die vom Gehirn aufgenommen werden, im limbischen System zum Thalamus geleitet, von dort aus zur Amygdala und zum Hippocampus, dann wieder über den Thalamus zurück zu beiden Hirnhälften, dort zu den Sprachzentren und zum Vorderhirn, und so beginnt eine innere Verarbeitung der aufgenommenen Reize. Das ist das „cool system".

Nicht so bei einem als „heiß" (stressreich) identifizierten Reiz. Um einen Reiz als „heiß" zu identifizieren, gibt es einen extrem schnellen „Temperaturfühler": eine nur aus einer einzigen Nervenzelle bestehende Schnellverbindung vom Thalamus zur Amygdala. Wenn die Amygdala, deren Aufgabe es ist, „Spitzenwerte" von Reizen zu identifizieren und Alarm zu schlagen, dies tut, wird im gesamten Organismus „Feueralarm" gegeben (LeDoux, 1998). Die Amygdala „bestimmt wesentlich, ob es zu einer Reaktion auf Stress kommt, und setzt gegebenenfalls den Aktivierungsprozess für neurochemische und neuroanatomische Schaltungen für Angst in Gang ... Die Amygdala potenziert auch die Schreckreaktion auf Angst ... wie auch andere unverzügliche Verteidigungshandlungen ... sogar noch vor der Aktivierung des hormonellen Systems." (Yehuda, 2001) Schneller geht's nicht: reagieren, bevor der Hormonschub kommt. Mit einem Sprung aus der Gefahrenzone – dafür ist dieser blitzschnelle Reaktionsweg da.

Von der Amygdala-Erstreaktion ausgehend wird dann die bereits von Stressforscher Hans Selye in den 1970er Jahren beschriebene „Stresskaskade" in Gang gesetzt (Selye, 1976; siehe auch Chroussous & Gold, 1992; Yehuda, 2001). Diese dauert etwas länger, klingt dafür auch erst langsam ab. Entscheidend beteiligt ist die so genannte „HPA-Achse": Die Achse zwischen **H**ypothalamus, Hypophyse (**P**ituitary) und Nebennierenrinde (**A**drenal glands). Durch die Erstreaktion der Amygdala stimulieren bestimmte Eiweiße (Neuropeptide) im Gehirn den Hypothalamus, seinerseits bestimmte Eiweiße freizusetzen, darunter das CRF – den **C**orticotropin **R**eleasing **F**actor – und Vasopressin. Die Freisetzung von CRF wiederum wirkt auf die Hirnanhangdrüse Hypophyse und stimuliert dort die Freisetzung von ACTH (**A**dreno-**C**ortico-**T**ropes **H**ormon), das wiederum die Freisetzung von Adrenalin, Noradrenalin und Cortisol aus der Nebennierenrinde anregt.

„Alles, was als Stress erlebt wird – besonders akuter Stress –, führt zu einer dosisabhängigen Erhöhung sowohl von Catecholaminen" (Adrenalin und Noradrenalin) „als auch von Cortisol. Je größer der Stress, um so höher der Spiegel beider Hormone", erläutert Yehuda. Interessant ist besonders die Wirkung des Cortisol: Das nämlich dient als „Stressbremse" und setzt eine negative Rückkopplungsschleife in Gang: Normalerweise wirkt das Cortisol erst auf die Hypophyse „bremsend", dann auf den Hypothalamus, den Hippocampus und die Amygdala. Wenn ein Mensch aber chronisch unter Stress leidet, wird dieses System der „Stressbremse" geschwächt, so dass bei akutem Stress eine Erhöhung des Cortisols im Blut festgestellt werden kann, bei chronischem Stress hingegen eine Erniedrigung des Cortisolspiegels (Boscarino, 1996; Goenjian et al., 1996; Heim et al., 1998; Jensen et al., 1997; Yehuda 2001).

Um die Freeze- und Fragment-Reaktionen zu verstehen, lohnt sich ein näherer Blick auf die beiden stressverarbeitenden Gedächtnissysteme von Amygdala und Hippocamus. Eine Anmerkung dazu: Oft werden diese Substrate – Amygdala ist ein erbsgroßer, mandelförmiger Kern im limbischen System, Hippocamus eine benachbarte größere Struktur, die aussieht wie ein Seepferdchen, daher die Namen – mit dem Amygdala- bzw. Hippocampus-*System* gleichgesetzt. Gemeint ist aber nicht nur das organische Substrat, sondern auch die charakteristischen Verbindungen von dort zu bestimmten anderen Hirnregionen. Erst in den letzten Jahren wurden diese beiden Systeme näher entschlüsselt. Hier einige wichtige Ergebnisse:

Gedächtnissysteme der Stressverarbeitung im limbischen System

Hippocampus: Archiv unseres Gedächtnisses
Merkmale: biografisch-episodisch-narrativ, Vernetzung mit Sprachzentren, Thalamus und beiden Großhirnhemisphären
Subjektive Qualität: Erinnerungen gehören zum Selbst sowie zum „Dort und Damals".

Amygdala: Feuerwehr.
Bekämpft die unter hohem Affekt, insbesondere (Todes)-Angst stattfindenden Erlebnisqualitäten, indem sie diese aus der Verarbeitung herausgreift und sie in den Hirnregionen blockiert, in die frisch hereinkommendes Material gespeichert wird.
Merkmale: fragmentiert, leicht triggerbar,
Blockade zu den Sprachzentren, zum Thalamus, zur linken Großhirnhälfte.
Subjektive Qualität: „Hier-und-Jetzt"-Erleben, vorwiegend affektiv-physiologisch (besonders mit Angst verbundene, körperliche und gefühlsmäßige Erlebnisqualitäten), ohne Integration ins Selbst.

Der Hippocampus wird auch als das „cool system" oder das „Archiv des Gedächtnisses" bezeichnet. Eine weitere Bezeichnung für dieses Gedächtnissystem lautet: „explizites" Gedächtnis. Was dies bedeutet, soll das Beispiel „Als ich mir 1972 beim Skifahren das Bein brach" erläutern: Ein solches Ereignis ist wahrscheinlich gut integriert und seine Erinnerungsspuren haben inzwischen den Hippocampus Richtung Langzeitspeicher im Großhirn verlassen. Gut integriert ist stressreiches Erinnerungsmaterial dann, wenn es

- **biografisch** erinnert werden kann, das heißt: Ich kann mich genau erinnern, dass es mir passiert ist (und ich es nicht etwa geträumt habe oder nur zugesehen habe, wie es jemand anderem geschah);
- **episodisch** erinnert wird, das bedeutet: Es hat Anfang, Mitte und Ende, und ich bin nicht (wie etwa beim Träumen) versucht, alles durcheinanderzubringen;
- **narrativ** erinnert wird, das heißt: Ich kann darüber reden (und bin nicht etwa sprachlich blockiert, wie es bei Traumamaterial aus dem Amygdala-System der Fall ist, siehe unten).

Das Hippocampus-System ist sehr gut vernetzt. Über die Sinnesrezeptoren aufgenommenes Material wird u.a. durch den Thalamus geleitet und erreicht den Hippocamus. Von dort wird es wieder durch den Thalamus zu den Sprachzentren (Broca Areale) geleitet und dort mit Zentren in beiden Großhirnhälften verknüpft, so dass die so genannte raumzeitliche Einordnung des Geschehens ebenso möglich ist, wie darüber zu sprechen und das Ereignis mit der eigenen Biografie zu verknüpfen. Material aus dem Hippocampus unterliegt auf Dauer durchaus der Verfälschung, da es wieder und wieder erzählt und „hervorgeholt" und mit anderen Gedächtnisinhalten verknüpft werden kann. Um bei dem Ski-Beispiel zu bleiben: Im Zuge der Bildung von Lebenslegenden könnte ich, wenn ich denn ein narzisstischer Mensch wäre, die Geschichte irgendwann so erzählen: „Ich bin eine schwarze Abfahrt hinuntergesaust, als dieser Idiot mir plötzlich von links nach rechts quer über die Ski gefahren ist ..."

Während die unverfälschte Geschichte z.B. so lauten könnte: „Ich lernte gerade Ski fahren, eierte den Idiotenhügel hinunter, verlor das Gleichgewicht, verhakte beim Fallen die elend langen Bretter und kollerte kläglich mit abgeknicktem Bein noch ein paar Meter weiter."

Ganz offenbar also ist mit Gedächtnisinhalten, die mit dem Selbst-Verständnis verknüpft sind, die Gefahr verbunden, sich aus „echten Erinnerungen" mehr oder weniger charmante Lebenslügen zu basteln.

Ganz anders ergeht es den Erlebnissen, deren mit höchster emotionaler Erregung verbundenen Inhalte im Amygdala-System gespeichert werden, das gewöhnlich mit dem Hippocampus-System parallel arbeitet. Dieses Gedächtnissystem wird ja auch als „hot system" oder „Feuerwehr" oder „implizites Gedächtnis" bezeichnet. Implizit deshalb, weil die während hohem Stress vom Amygdala-System „herausgefischten" brisanten Erlebnisinhalte (zunächst) nicht integriert, nicht ins biografische Gedächtnis überführt werden. Stattdessen wird das aufgenommene Material und werden die unmittelbaren körperlichen und seelischen Reaktionen aufgesplittert (Metcalfe & Jacobs, 1996).

Nehmen wir das Beispiel der Fahrradfahrerin. Es ist mehr als wahrscheinlich, dass sie in dem Augenblick, in dem sie realisiert: „Dieser Unbekannte zieht mich vom Rad und mit sich ins Gebüsch" große Angst bekommt. Beide Systeme – Hippocampus und Amygdala – arbeiten parallel. Bei steigendem Stresspegel aber wird der „Temperaturfühler" der Amygdala ausschlagen, es kommt zur Alarmreaktion. Dadurch wird das Hippocampus-System nach und nach „Ausfälle" zeigen, das Amygdala-System hingegen wird – teilweise allein, also ohne gleichzeitige Arbeit des Hippocampus-Systems – weiter feuern. Dieses Speichern aber ist anders als im biografischen Gedächtnis.

Was die Fahrradfahrerin unter hoher Angst während des „Amygdala-Alarms" erleben könnte, ist: plötzliche Ruhe, ein Entfremdungsgefühl ihrer Umgebung gegenüber, ein raumzeitloses Geschehen, weit entfernt von jeder Sprache, auch wenn sie vielleicht registrieren wird, dass sie wimmert oder bettelt oder schreit oder stöhnt. Doch diese Lautäußerungen werden ihr wie „von ihr abgeschnitten" vorkommen. Bis das Hippocampus-System wieder „anspringt" und sie wieder weiß: „Ich war doch eben noch auf dem Rad unterwegs nach Hause. Dieser Mistkerl hat kein Recht mich anzugreifen. Ob jemand in der Nähe ist?" und eventuell gezielt wieder handeln und um Hilfe rufen kann – und dann unter Umständen wieder von Angst überwältigt ist, die Amygdala wieder Alarm schlägt, die Mineralocorticoid-Rezeptoren des Hippocampus-Systems „abgefüllt" sind und das entsprechende System ausfällt – und sie erneut Entfremdungserlebnisse hat, aber auch unter Umständen dieses seltsame Nicht-Wissen um alles, was vorher war und nachher sein wird, und ob die Stimme, die da wimmert, ihre eigene ist ...

Das seltsame Zusammenspiel von Amygdala und Hippocampus unter extremem Stress wirkt sich dabei im Gedächtnissystem so aus, dass über die Amygdala (insbesondere die rechtsseitige Amygdala) vor allem körperliche und emotionale Reaktionen „konditioniert" werden, während die bewussten Erinnerungen, die vom Hippocampus-System gespeichert werden müssten, teilweise fehlen, und der Rest nur noch aus Einzelbildern und kurzen Sequenzen besteht (Possemeyer, 2002; LeDoux, 1998).

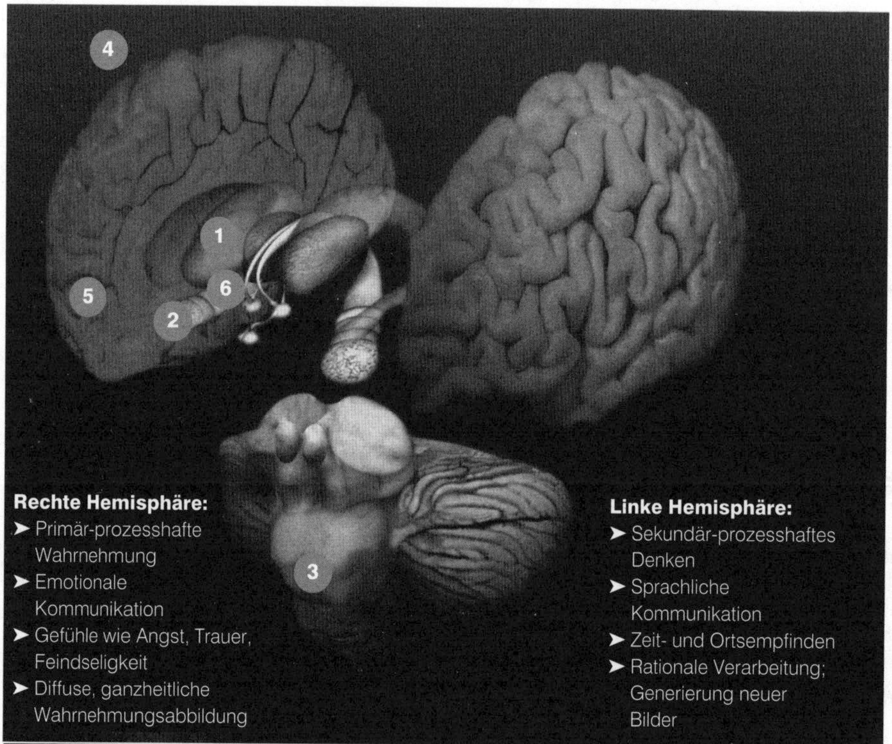

1 Thalamus, **2** Amygdala, **3** Hirnstamm, **4** Kortex, **5** Frontallappen, **6** Hippocampus

Wege des Schreckens

Der Thalmus (1) leitet eingehende Sinnesreize auf schnellstem Weg an die Amygdala (2) weiter, welche sie in einer bedohlichen Situation als angsterregend bewertet und im archaischen Hirnstamm (3) körperliche Reaktion auslöst. Eine langsamere Route führt vom Thalmus zum – im Kortex (4) verankerten – Bewusstsein, welches die Informationen genauer beurteilt. Sie werden vom Frontallappen (5) und auch vom Hippocampus (6) in bereits vorhandenes Wissen integriert. Für diese rationale Verarbeitung ist vor allem die linke Gehirnhälfte zuständig. Eine zu hohe Aktivität der Amygdala jedoch „überschwemmt" das Gehirn mit negativen Emotionen und verhindert deren Integration in Gedächtnis und Identität.

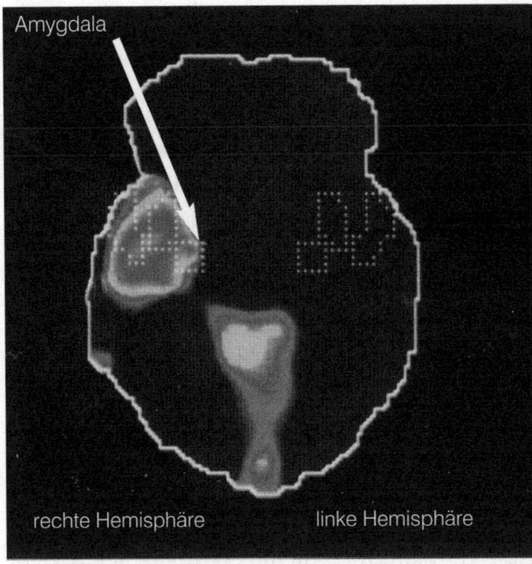

Film im Kopf

Werden Menschen mit chronischem PTBS an ihr traumatisches Erlebnis erinnert, erleben sie den Schrecken abermals wie „live“ und sind „sprachlos“ vor Entsetzen. Wie die PET-Aufnahme zeigt, erhöht sich die Durchblutung in der rechten Hemisphäre – besonders in jenen Regionen, die für emotionale Erregung zuständig sind. Dagegen geht die Aktivität der linken Gehirnhälfte, vor allem der Sprachverarbeitung, zurück. Dies könnte für Gefühle von Entpersonalisierung und Irrealität verantwortlich sein – für die Abspaltung des Geschehens vom Bewusstsein (Dissoziation).

In diesem Zusammenhang wird noch einmal deutlich, was die beiden Gedächtnissysteme miteinander verbindet, und was sie trennt:

Unter traumatischem Stress

- wird das **Hippocampus**-System (vorübergehend) dysfunktional – die Mineralcorticoid-Rezeptoren des Systems sind bei ansteigendem Stress schnell gesättigt und „schalten sich ab“, körpereigene Morphine lassen den Menschen „geistig wegtreten“, Frontalhirn schaltet sich ab ⇒ Freeze;
- Das **Amygdala**-System feuert weiter und speichert emotionale und körperliche Reaktionen = **peritraumatische Dissoziation ⇒ Fragment.**

Das ausschließlich vom Amygdala-System emotional-körperlich und vom Hippocampus-System in einzelnen Bildern und kurzen Sequenzen gespeicherte fragmentarische Material ist Traumamaterial.

Bis sich wieder beide Systeme gemeinsam um die innerpsychische Verarbeitung des Geschehens kümmern können, vergehen Sekunden, unter Umständen aber auch eine sehr viel längere Zeit.

Entwicklungsgeschichtlich ist das Amygdala-System das stressverarbeitende Gedächtnissystem, das als Erstes arbeitet: Gleich von Geburt an steht es zur Verfügung, wenigstens in rudimentärer Form. Das Hippocampus-System dagegen wird erst im Alter zwischen zwei und drei Jahren funktionstüchtig (die Myelinisierung, also die Umhüllung der Nervenfasern dieses Systems mit einer Myelinschicht, wird erst in den ersten Lebensjahren angeregt), und richtig gut arbeitet es erst ab zehn bis zwölf Jahren.

Für stressreiche Ereignisse bedeutet dies: Was das Neugeborene und Kleinkind an Stress erlebt, muss es überwiegend auf dem Amygdala-Niveau speichern. Das biografische Gedächtnis – und damit die Fähigkeit, auf früher Gelerntes in Stress-Situationen gezielt zurückzugreifen – wird erst später funktionieren. Und bei manchen, die von früh an unter Dauerstress leben, wird das Hippocampus-System unter Umständen lange Zeit unterentwickelt bleiben, da sich das Gehirn an eine „Feuerwehr-Reaktion" des Amygdala-Systems offenbar gewöhnen kann; das Gleiche gilt für Zeiten von extemem Stress im Erwachsenenleben, wie etwa Fronteinsätze von Soldaten, Zivilleben unter Kriegsbedingungen oder Dauerstress in gewalttätigen Familien (Bremner et al., 1995; Cahill, 1997; van der Kolk, 1997; Liberzon et al., 1997; Metcalfe& Jacobs, 1996; Sapolsky, 1996; Stein et al., 1997c; Uno et al., 1989; Woolley et al., 1990).

Zusätzlich kann sich auf Dauer ein so genanntes *„Kindling-Phänomen"* einstellen: Die Erregungsschwelle sinkt so, dass die Stressverarbeitungs-Systeme im limbischen System übermäßig empfindlich werden (Maercker, 1997; Post & Smith, 1995; Post et al., 1997) – ein Prozess, der sich verselbständigen und auch ohne weitere Traumatisierung eine PTSD verstärken kann.

Das, was das Amygdala-System an „brisantem Material herausfischt", ist affektiv-physiologisches Trauma-Material, also die heftigen Gefühle und Körperreaktionen. Zum Traumamaterial gehören ebenso solche Bilder, Zeit- und Raum-Koordinaten und andere Sequenzen aus dem Trauma, die vom Hippocampus noch aufgenommen werden konnten. Der Punkt, bei dem sich das Hippocampus-System eines erwachsenen Menschen abschaltet und das Amygdala-System (fast) allein arbeiten muss, dieser Zeitpunkt ist individuell verschieden.

Daher kann es sein, dass ein Polizist, der schon ähnlich lebensbedrohliche Situationen erlebt hat, dessen Coping-(also Bewältigungs-)Strategien eingeübter sind, weniger stark mit Angst reagiert, und auch wenn er vorübergehend „Amygdala-Qualität" im Erleben spüren wird – z. B. wenn es ihm vorkommt, als geschähe alles in Zeitlupe oder als sei dies eine Szene, die er gerade träumt – so wird doch sein Hippocampus-System und sein Frontalhirn, durch die Cortisol-Stressbremse wieder ins Spiel gebracht, rasch wieder „anspringen", und er wieder bewusst koordiniert handlungsfähig sein.

Anders vielleicht die Fahrradfahrerin, wenn sie den Überfall plötzlich und unerwartet erlebt – und sie wird drastischer reagieren, wenn sie bereits „vulnerabel" ist, also von ihrer genetischen Ausstattung her eher „schreckhafter" ist bzw. schon vorher traumatisiert wurde: Bereits der erste Schreck wird ihr unter Umständen eine heftige Amygdala-Reaktion „bescheren" – mit der Folge von Lähmung; dem Eindruck, sich nicht wehren zu können; einem Gefühl, als wäre alles nicht wahr, was da geschieht etc. – und es kann sein, dass ihr Hippocampus-System und ihr Frontalhirn noch ein oder zweimal „anspringen“, aber wenn das Folgende tatsächlich eine Vergewaltigungssituation ist, kann es sein, dass sie fast nur noch auf dem Amygdala-Niveau reagiert und nur wenige blitzartige Sequenzen über den Hippocampus gespeichert werden können, die ihr später, wenn sie an das Ereignis denkt, durch den Kopf schießen können (sog. *Flashbulb-Memories*).

Das, was geschieht, wenn nur noch das Amygdala-System und ganz selten und kurz der Hippocampus, gar nicht mehr aber das Frontalhirn und die Sprachzentren auf das Geschehen reagieren – sowie die unmittelbaren körperlichen und seelischen Reaktionen darauf, das wird als „**primäre**“ oder „**peritraumatische**“ Dissoziation bezeichnet.

Warum auch diese Reaktion sinnvoll ist, ergibt sich unmittelbar aus dem Vergleich zwischen dem Hippocampus-System, das mit dem Gefühl für das eigene Selbst verbunden ist, und der Amygdala, die hoch emotionale Erlebnisqualität (vor allem Todesangst) erkennt und „isolieren“ hilft: Es ist ein Selbst-Schutz.

Kapitel 2:
Wieso hilft Dissoziation, ein Trauma zu überleben?

„Es freut mich, dass ich im Sterben
immer wieder erwache.
Gleich nach dem Ausbruch des Krieges
dreh ich mich um, auf die bessere Seite."
– *Wislawa Szymborska*

Eigentlich sollte man denken: Wenn man nicht mehr logisch und zusammenhängend nachdenken kann, ist das doch nur ein Nachteil. Oder? Nicht so in Extremsituationen.

Bei meinen zahlreichen Autobahnfahrten habe ich schon manches Mal schlimme Unfälle gesehen. An einen kann ich mich besonders gut erinnern: Ein Mann lief – offensichtlich in einem von sich selbst „entfremdeten" Zustand neben dem Auto auf und ab. Entfremdet deshalb, weil er eine klaffende Wunde am Oberschenkel hatte, durch die man bis auf den Knochen sehen konnte. Doch er blieb völlig ruhig, öffnete den Kofferraum, entnahm ihm ein Warndreieck, ging etwa 30 Meter entgegen der Fahrtrichtung den Standstreifen entlang und platzierte das Dreieck vorschriftsmäßig an den Rand der Fahrbahn. Offensichtlich war der Mann einerseits „dissoziiert", also er nahm nicht adäquat wahr, was los war, in diesem Fall unter anderem seine große Wunde. Andererseits aber half ihm das, in der Schocksituation ruhig zu bleiben und alles zu tun, was man tun muss, um die Unfallsituation abzusichern.

Wenn wir in einem traumatischen Schockzustand sind, reagiert unser autonomes Nervensystem und unser gesamtes Gehirn auf eine krasse Weise. Ziel ist, uns noch oder wieder handlungsfähig zu machen. Der Preis ist ein Entfremdungserleben, in dem wir – durch das Geschehen im Amygdala-System und den weitgehenden Ausfall des Hippocampus, der Sprachzentren und des Frontalhirns (siehe Kapitel 1) – nicht mehr eine raumzeitliche und eine sprachliche Einordnung des aktuellen Geschehens vornehmen können.

Wahrscheinlich wusste der Mann mit der Beinwunde, während er sein Warndreieck aufstellte, nicht mehr, was am selben Morgen gewesen war, wohin er unterwegs war und was er am Abend vorhatte. Sein Alltagsbewusstsein war außer Kraft, er selbst in einem seltsamen dissoziativen *Trance*-Zustand, der ihm half, sich in der Notsituation nach außen hin „korrekt" zu verhalten.

Hier ein erster Versuch, den schon häufiger verwendeten Begriff „Dissoziation" zu definieren – im nächsten Kapitel gehe ich näher auf chronische Dissoziation ein:

Was ist Dissoziation?

Dissoziation ist zunächst ein Alltagsphänomen und damit nichts weiter als das Gegenteil von Assoziation (Ross, 1997). Wir dissoziieren und assoziieren in beinahe jeder Minute unseres Lebens. Dabei fügen wir zusammen (assoziieren) und trennen wieder oder schieben beiseite (dissoziieren), was von bestimmten Instanzen unseres Gehirns als

a) zu unwichtig oder
b) zu brisant

eingeschätzt wird.

Schauen Sie sich bitte beim Lesen einmal um und nehmen Sie Ihre räumliche Umgebung wahr. Da sitzen Sie, lesen das Buch, Sie machen sich Gedanken dabei, Ihr Körper hat eine bestimmte Spannung, Ihr Gefühlshaushalt eine aktuelle Mischung, und alles zusammen geht eine „Assoziation" in diesem Moment ein. Stellen Sie sich einen Augenblick lang vor, Sie müssten jedes Mal, wenn Sie eines der Details in Zukunft wieder wahrnehmen – Ihre Gefühlssituation, Ihre Körperempfindung, was Sie gerade alles sehen oder hören oder riechen oder schmecken können ... alles **zusammen**, also gemeinsam wahrnehmen. Wahrscheinlich können Sie sich vorstellen, dass Ihr Informationsverarbeitungssystem Gehirn im Nu überfordert wäre. Was es stattdessen stündlich, minütlich, ja sekündlich macht, ist: Es nimmt etwas zusammenhängend wahr, speichert einen Eindruck davon und trennt dann die einzelnen, als bedeutsam erlebten Elemente wieder voneinander, um sie mit anderen Gedächtnisinhalten zu kombinieren.

Beispiel: Sie sind vor kurzem Paula, mit der Sie vor Jahren die Schulbank gedrückt haben, überraschenderweise am Urlaubsort in Ägypten begegnet. Natürlich werden Sie sich merken, dass Sie sie dort getroffen haben – aber Sie werden sich auch erinnern, dass Sie sie z.B. aus der Schulzeit kennen. Sie werden Pyramiden und Paula nicht zu einer Einheit verschmelzen, sondern entscheidend wird sein, etwas zu erinnern, das mit anderen Gedächtnisinhalten – manchmal nur über „Eselsbrücken" – wieder eine neue Assoziation eingehen kann. Ihr Gehirn wird dafür sorgen, dass Pyramide und Paula, die vorübergehend eine Assoziation eingegangen sind, wieder voneinander getrennt und in neuen assoziativen Kontext gestellt werden können. Später kann es sein, dass die alte assoziative Verbindung sogar nur mühsam wiedergefunden wird, etwa beim Erzählen der Urlaubserlebnisse daheim:

„Ägypten war einfach wundervoll – und stellt euch vor, ich habe sogar eine ehemalige Klassenkameradin wiedergetroffen, wie heißt sie noch ..."

Oder beim Ehemaligentreffen: „Mensch, Paula, sogar irgendwo im Ausland haben wir uns gesehen, warte mal, gleich hab ich's: Wüste, Pyramiden – Ägypten!!"

Die Fähigkeit zur Dissoziation ist also einerseits etwas ganz Alltägliches. Andererseits ist sie, wie wir heute wissen, ein Persönlichkeitsmerkmal, ein *trait*, wie die Persönlichkeitspsychologen sagen. Wir Menschen können unterschiedlich gut dissoziieren, die einen mehr, die anderen weniger. Und wer gut dissoziieren kann, kann sich oft „wegbeamen" aus der zusammenhängenden Wahrnehmung der Alltagsrealität.

Ein eigenes Beispiel: Während ich bemerkt habe, dass meine Fähigkeit zu pathologischer Dissoziation (weiter unten mehr zu dieser Form der Dissoziation, die nur unter extremem Stress herausgefordert wird) geradezu lausig ist, bin ich eine gute Alltags-Dissoziiererin: Wo auch immer ich gehe, stehe oder sitze, kann ich alles um mich herum vergessen und mich in ein Buch, einen Kinofilm oder auch ein Manuskript vertiefen – oder einschlafen, falls nötig. Leider hat diese Fähigkeit erhebliche Nachteile, die mich zum typischen „zerstreuten Professor" machen: Dauernd unterlaufen mir Fehlhandlungen (die Assoziationsketten sind unterbrochen). So habe ich beim Aufräumen schon mehr als einmal Dinge oder Verhaltensabläufe vertauscht, etwa das Salzfass in den Kühlschrank gestellt und die Milch aufs Küchenregal, eine geschälte Frucht weggeworfen und die Schale zum Mund geführt, und dauernd muss ich zu Hause ermahnt werden, doch bitte zuzuhören, weil mich ein spannender Zeitungsartikel ablenkt. Zu meiner Ehrenrettung möchte ich aber hinzufügen, dass mir das während Therapie- oder Supervisionssitzungen nicht passiert ...

Wer dagegen immer „voll da ist", also über eine weniger gute Alltagsdissoziation verfügt, wird sehr lange versuchen, alles assoziativ und zusammenhängend-kohärent wahrzunehmen – und wird unter Umständen bei Reizüberflutung weniger ausblenden können, daher eher einen „System overload" erleben, wie es im Computerjargon heißt. Dieser Mensch muss sorgfältig lernen, gezielt Zeiten fürs „Abschalten" zu nutzen, da sonst Kopfschmerzen oder andere Überlastungsmerkmale drohen.

Es gibt jedoch Hinweise darauf, dass es zwischen Alltagsdissoziation und pathologischer Dissoziation unter Extremstress keinen fließenden Übergang gibt (Gleaves, 1996) – eine gute alltagsdissoziative Fähigkeit ist also kein brauchbarer Vorhersagewert dafür, dass Dissoziation auch in Stress-Situationen besonders als Abwehrmechanismus eingesetzt wird.

Eine Form der alltäglichen Dissoziation wird auch *„Alltags-Trance"* genannt (siehe auch Wolinsky, 1993). Stellen Sie sich vor, Sie befinden sich in einem Kino und sehen einen neuen Film, der Sie fasziniert. Sie werden vermutlich vergessen, was gerade vorhin gewesen ist, werden Ihre Sorgen hinter sich lassen; Ihre Verpflichtungen für morgen, die aktuelle Tageszeit, das Wetter draußen und der Sie umgebende Raum werden keine Rolle mehr spielen.... Stattdessen werden Sie hineingesogen in die Handlung – jedenfalls, wenn Sie gut dissoziieren können. Können Sie es schlecht, dann werden Sie ständig abgelenkt: Der popcornkauende Teenager hinter Ihnen, der lange Lulatsch vor Ihnen werden den Kinogenuss möglicherweise ebenso schmälern wie Alltagsgedanken und -sorgen, die Ihnen immer wieder in die Quere kommen; vielleicht ist Ihnen Ihre Sitzposition unbequem – und dies alles wird Sie daran hindern, sich vom Geschehen auf der Leinwand „absorbieren" zu lassen.

Schon dieses Beispiel zeigt: Die einen neigen dazu, intensiv zu dissoziieren – diejenigen, die sich „absorbieren" lassen können von einem Geschehen –, während andere ständig vieles im Blick und in der Wahrnehmung haben – und eher Mühe haben, mal „abzuschalten" vom Alltagsstress.

Dieses „Abschalten" in Form der *Absorbtion* ist ein ganz normales dissoziatives Phänomen: Manche Elemente der Wahrnehmung werden fokussiert, andere aus der Wahrnehmung weggedrückt oder verschoben. Hier eine Liste der gängigen Formen von Dissoziationen, von der alltäglichen bis zur extremen Dissoziation.

Formen von Dissoziationen

Alltagsdissoziation: Absorbtion, Auto(bahn)-Hypnose.

Amnesie – a) biografisch; b) im Alltag – über die normale Vergesslichkeit hinaus: Wissen nicht willentlich zugänglich haben.

Derealisierung: Die Umgebung oder Teile davon nicht adäquat wahrnehmen (z.B. akustisch: nichts hören; oder hören, aber nichts verstehen) bei sonst normaler Funktion der Wahrnehmungsorgane.

Depersonalisierung: Das Selbst oder Teile davon nicht adäquat wahrnehmen, z.B. Körperteile nicht fühlen; Schmerzlosigkeit; „neben sich stehen"; evtl. sogar aus dem Körper „heraustreten".

Fugue: Sich an einem anderen Ort wiederfinden und nicht wissen, wie man da hingekommen ist.

Dissoziative Identitätsstörung: Ein oder mehrere Persönlichkeitszustände übernehmen voll die Kontrolle über den Körper; häufig verbunden mit Amnesie; die Persönlichkeitszustände sind individuell verschieden, verfügen über einen je eigenen Willen und können vom externen Beobachter zu mehreren Zeitpunkten wiedererkannt werden.

Von der Alltagsdissoziation haben Sie jetzt schon die Absorbtion kennen gelernt. Bei der **Auto-(bahn-)hypnose** handelt es sich um ein Phänomen, das Ihnen vermutlich ebenfalls vertraut ist: Sie sind von der Arbeit nach Hause gefahren, ganz in Gedanken, und zu Hause angekommen, fragt Ihre PartnerIn Sie: „Na, Schatz, war heute die Baustelle auf deiner Strecke schon abgeräumt, oder …?" Wenn Sie dann erst eine ganze Weile überlegen müssen, waren Sie vermutlich in „Autobahn-Trance". Sie sind sozusagen „auf Autopilot" nach Hause gefahren – aufmerksam für den Verkehr, ansonsten aber mit ihren Gedanken weit weg, und Ihr Gehirn hat Ihre automatische Reaktion und die Tatsache, dass die Baustelle abgeräumt war, nicht gemeinsam gespeichert.

Andere Formen von Alltagstrance sind die kleinen **alltäglichen Amnesien**, die viele von uns haben, oft ohne dass wir uns dessen bewusst sind:

- Haben Sie den Brief in den Kasten geworfen, oder wollten Sie es nur tun?
- Sie öffnen am Abend das leere Portemonnaie und wundern sich, wo Ihr Geld geblieben ist.
- Sie haben so oft im Kopf ein Gespräch durchgespielt, dass Sie nach dem tatsächlich stattgefundenen nicht mehr wissen, ob Sie all das gesagt haben, was Sie hatten sagen wollen, oder ob bestimmte Passagen nur in Ihren „fiktiven Gesprächen" stattgefunden haben.
- Wie oft müssen Sie Ihren Schlüssel suchen?
- Erst in der Umkleidekabine des Schwimmbades merken Sie, dass Sie zwar Ihre Handtasche, nicht aber Ihr Schwimmzeug dabei haben.

Zahlreiche der „Freudschen Fehlleistungen" – etwas verlegen oder vergessen, sich verschreiben, versprechen … haben mit dissoziativen Vorgängen zu tun. Und wenn Sie sich, wie ich mich leider, oft wie „ein zerstreuter Professor" benehmen, haben Sie ein Faible für Alltags-Trancen – unter Stress wird Ihnen all das sogar noch mehr unterlaufen, als wenn Sie ausgeruht sind.

Jede einzelne Form von Dissoziation tritt häufiger unter Stress auf. **Je mehr Stress, desto mehr Dissoziation**, lautet die Formel. Doch wie immer gilt: Die einen können gut dissoziieren – und werden es unter Stress auch vermehrt tun –, die anderen schlecht.

Dissoziation kann bei drei Problembereichen vermehrt auftreten:

a) bei vermehrtem alltäglichem bis hin zu traumatischem **Stress**; wobei es offenbar kein Kontinuum gibt, sondern der traumatische Stress eine radikale Sonderform darstellt.
b) bei **Substanzmittelmissbrauch**: Der „Filmriss" nach der durchzechten Nacht hat mit der Alkoholwirkung zu tun; auch illegale Drogen, Medikamente etc. können dissoziative Symptome hervorrufen.
c) Auch bestimmte **hirnorganische Syndrome** wie Temporallappen-Epilepsie, Kleinhirn-Tumor, Demenzerkrankungen können starke dissoziative Phänomene auslösen.

Daher sind PsychotherapeutInnen gehalten, genauere diagnostische Abklärungen vorzunehmen, wenn sie dissoziative Phänomene bei ihren KlientInnen feststellen.

Im Folgenden werden wir uns vor allem den unter extremem Stress zustande gekommenen Dissoziationen zuwenden.

Mit **Amnesie** im klinischen Sinne ist mehr gemeint als nur die normale Alltags-Vergesslichkeit. Sie tritt in zwei Formen auf: als biografische und als im gegenwärtigen Alltag vorkommende Amnesie.

Zunächst zur biografischen Anmesie: Wer sich nicht an die ersten drei Lebensjahre erinnern kann, braucht sich keine Sorgen zu machen: Das ist die normale Kindheitsamnesie, der Tatsache geschuldet, dass der episodische Teil des Gedächtnisses, vor allem des Hippocampus-Systems, ein paar Lebensjahre benötigt, um zu funktionieren. Doch wer sich nicht daran erinnern kann, was beispielsweise zwischen dem 8. und 12. Lebensjahr war – weder Alltagsszenen, noch Schulwechsel, nichts – hat ein besonderes Problem, das Kliniker mit der Diagnose **„Dissoziative Amnesie"** bezeichnen. Als Ursache dieser großen biografischen Lücke käme entweder eines der oben genannten hirnorganischen Syndrome oder ein Substanzmittelmissbrauch und/oder eine Traumageschichte während der genannten – der Amnesie unterliegenden – Jahre in Frage.

Klinisch bedeutsame Amnesien, die weit über die „normale Vergesslichkeit" hinausgehen, können aber auch als **pathologische Alltagsamnesie** vorkommen. Hierzu zwei Beispiele aus meiner eigenen Praxis (Namen geändert):

Else Lehmann wird zu mir geschickt, weil sie angeblich unter dem „Messie-Syndrom" leide. Sie erzählt, dass sie sich einfach nicht auf Zusammenhänge konzentrieren könne, daher könne sie auch nicht Ordnung schaffen. Es gelinge ihr nicht, Wichtiges vom Unwichtigen zu trennen und in manche Zimmer gehe sie schon nicht mehr rein – weil sich da die Unordnung zu sehr staple. Sehr wohl aber könne sie sauber machen und einkaufen und kochen – wenn sie alles in einer vorher (möglichst schriftlich) festgelegten Reihenfolge tue. Bei näherer Exploration stellt sich heraus, dass Frau Lehmann kein „Messie" im Sinne einer zwanghaften Sammelwut ist, sondern dass sie aufgrund ganz erheblicher, nämlich pathologischer, Alltagsdissoziationen völlig mit dem Aufräumen überfordert ist. Als ich die alltäglichen Vergesslichkeiten genauer mit ihr anschaue, fällt ihr als Beispiel ein: „Ich bemerke erst, dass ich Wasser aufgesetzt habe, wenn der Kessel pfeift." Offenbar ist alles aus ihrem Bewusstsein „verschwunden", was aus ihrem Blickfeld verschwindet. Gründliche neurologische und psychiatrische Untersuchungen und ein Drogen-Screening bringen keine Befunde. Sehr wohl aber die Exploration auf traumatische Erfahrungen hin: Frau Lehmann ist als kleines Kind sehr erheblichen körperlichen, seelischen und sexuellen Misshandlungen ausgesetzt gewesen, wie sie vorsichtig zu erzählen beginnt, und schon damals hat sie gelernt, sich von einem Augenblick zum nächsten „wegzubeamen" ...

Lara Heller kommt mit dem Verdacht, sie könne vielleicht eine multiple Persönlichkeit sein. Als ich sie nach ihrem derzeitigen Alltag frage, sagt sie: „Ich funktioniere. Eigentlich denke ich gar nicht nach, sondern es geschieht einfach, und wenn ich Glück habe, das Richtige." Befragt nach ihrer Lebensgeschichte, meint sie ratlos und voller Schmerz: „Ich ziehe mein Leben wie einen dunklen Teppich hinter mir her. Ich fühle mich, als wäre ich nur die Oberfläche. Ein Ereignis geschieht, es fällt in mich hinein, durch mich hindurch wird reagiert – aber mir selbst erscheint mein Leben wie ein Rätsel. Ich lächle, kann die Fassade wahren, das ist alles." Auch bei Frau Heller gibt es keinen Hinweis auf ein hirnorganisches Problem, auch sie nimmt keine Drogen und außer gelegentlich Aspirin gegen die Kopfschmerzen keine Medikamente. Doch sie weiß, wie sie sagt, „aus meinen Tagebüchern von damals und weil es mir ab und zu wieder einfällt", dass sie von ihrem Vater als Kind und Jugendliche an zahlende Männer zur sexuellen Benutzung verkauft wurde. Der Verdacht der dissoziativen Identität wird sich in den folgenden Therapiesitzungen bestätigen, da sie fast jedes Mal völlig verändert in Mimik, Gestik und Verhalten und mit einer Amnesie für die letzte Stunde wiederkommt: Der Anteil, der als „Frau Heller" zu mir in Behandlung gekommen war, so erklärt zum Beispiel eine innere Helferin, die jünger ist als die Alltagsperson, mich in mehreren Stunden über das „Innensystem" aufklärt und mit einem anderen Vornamen angesprochen werden möchte – „Frau Heller, das ist bloß unsere Fassade", die alltagstaugliche Oberfläche oder „Gastgeberin" einer multidimensional aufgespaltenen Persönlichkeit ...

Zu der Thematik der dissoziativen Identitätsspaltung (multiple Persönlichkeit) später mehr, vor allem in Kapitel 5.

Derealisierung

Ein weiteres dissoziatives Phänomen ist die **Derealisierung**. Auch die gibt es als **alltäglich**e Erscheinung: Je mehr Stress Sie haben und je besser Sie überhaupt dissoziieren können, desto öfter werden Sie Phänomene wie die folgenden bemerken:

- Ab und zu hören Sie einem Menschen zu, der auf Sie einredet, und es kommt auch der Klang der Worte zu Ihnen, aber Ihre Ohren scheinen auf „Durchzug“ gestellt ...
- Wenn Sie in einer stressreichen Zeit oder nach einem äußerst gefühlsintensiven Traum morgens aufwachen, kann es sein, dass Sie den ganzen Tag wie „weggetreten“ sind, als würden Sie mit offenen Augen (weiter) träumen ...
- In solchen Zeiten kann es sein, dass sie hin und wieder Doppelbilder oder Schleier vor den Augen sehen; wenn Sie dann zum Augenarzt gehen, findet er keine organische Ursache ...
- Und manchmal scheint dann zwischen Ihnen und der Umwelt eine unsichtbare Glaswand zu bestehen – Sie empfinden sich von der Welt entfernt oder die Welt von Ihnen ...

Auch hier wird das dissoziative Prinzip deutlich: Gibt es äußeren oder inneren Stress, dann können manche Menschen sehr stark mit „Tunnelblick“, mit Ausblenden oder Wegdrücken von Elementen reagieren, die normalerweise integrativ wahrgenommen werden.

Auch bei und nach **traumatisch**em Stress kann es zu – teilweise dramatischen – Derealisierungs-Phänomenen kommen:

Marion ist mit ihrem neuen Freund zum ersten Mal allein. Kaum hat er die Tür zugeschlossen, fällt er über sie her, reißt ihr die Kleider vom Leib und will sie allem Anschein nach ohne Vorspiel einfach „nehmen“. Anfänglich denkt sie: „Er ist ja so leidenschaftlich“, küsst ihn und versucht ihn zu beschwichtigen: „He, mal langsam mit den jungen Pferden!“ Doch dann erkennt sie, dass er nichts Liebevolles, sondern den puren Hass in den Augen hat. Er beschimpft sie als „Hure“, schreit: „So willst du es doch, was?“, ohrfeigt sie und – plötzlich verändert sich ihre Wahrnehmung: Sie denkt: „Das habe ich mal in einem Film gesehen, das ist nicht jetzt.“

Manuel, der südländisch aussieht, wird vor einer Diskothek von mehreren Skinheads eingekreist. Sie beschimpfen ihn. Er bekommt große Angst, will sich aber nichts anmerken lassen, sieht sich um, schubst gezielt einen Angreifer beiseite und versucht in eine Seitenstraße zu fliehen, wird aber eingeholt und wieder von den Schlägern umringt. Plötzlich sieht er einen grinsenden hünenhaften Kerl mit einem Baseballschläger auf sich zukommen. Von nun an verändert sich seine Wahrnehmung: Es ist, als sei er unter Wasser und alles geschähe in Zeitlupe: Er hebt die Arme, der Baseballschläger kommt immer näher, und er denkt: „Das ist nur ein Traum, gleich wache ich auf, nur ein Traum ...“

An diesen Szenen erkennen Sie den Überlebensmechanismus: Wenn keine Bewältigungsstrategie mehr hilft, wenn man nicht fliehen und nicht gegen das Unheil ankämpfen kann – dann wird Dissoziation, hier: die Derealisierung, eine große Hilfe sein. Der Hippocampus ist vorübergehend abgeschaltet, damit das Selbst geschützt. Die Amygdala-Reaktion greift als Feuerwehr ein. Das psychische Erleben sagt: „Das ist alles nicht wahr.“ „Das geschieht nicht wirklich, nicht jetzt." „Das hat nichts mit mir zu tun." „Das hier geht mich eigentlich gar nichts an." Die Schutzfunktion ist offensichtlich. Viele Menschen erleben so etwas unter traumatischem Stress. Später wird ihr Gehirn versuchen, das Weggedrängte wieder herbeizuholen und die Erkenntnis zu ermöglichen: „Doch, das ist wahr. Das ist wirklich passiert, und zwar mir."

Allerdings kann es sein, dass diese Erkenntnis lange nicht erfolgen kann, weil sich das Gehirn – meist aus gutem Grund – weigert, das Weggedrängte wieder „herbeizuassoziieren". Und dann kann es zu **chronischen** Derealisierungen kommen, die dann im Rahmen der posttraumatischen Belastungsstörung (siehe nächstes Kapitel) eine Rolle spielen.

Im Extremfall wird eine Betroffene dann eine von zwei Reaktionen kennen: Entweder etwas, das sie wahrnimmt, ist völlig bedeutungslos – oder es ist ein Auslöser für traumatische Erinnerungen. Manche Kollegen haben Versuchsreihen dazu gemacht. Sie spielten schwer traumatisierten Menschen (in einem Fall Vietnam-Veteranen mit einer klinisch bedeutsamen posttraumatischen Belastungsstörung), die sich freiwillig für den Versuch gemeldet hatten, und einer Kontrollgruppe aus nicht schwer traumatisierten Menschen jeweils diverse Klänge vor. Gleichzeitig wurde die Hirnaktivität gemessen. Die Kontrollgruppe aus nicht traumatisierten Menschen verfügte offenbar über ein breites Spektrum an assoziativen Reaktionen auf die Klänge: verschiedene Großhirnregionen und die Sprachzentren waren aktiviert. Nicht so bei den Traumatisierten: Ihr Gehirn funktionierte nach einem Null-Eins-Prinzip. Entweder wurde der Klang als „bedeutungslos" eingestuft, löste fast keine Reaktion aus und unterlag sofort der Löschung – oder all die Zentren im Gehirn wurden aktiviert, die für die Amygdala-Reaktion spezifisch sind, das Gehirn hatte dann also einen „Trauma-Alarm" gegeben (Bremner et al., 1999; van der Kolk, 2000).

Beispiele für chronische Derealisierung

Norbert, ein ehemaliger Fremdenlegionär, findet das Leben „langweilig". Er verträumt lange Zeiten, und muss es dann ab und zu „krachen" lassen. Da er leicht kränkbar ist, gerät er immer wieder in Schlägereien. Dann wieder können Wochen vergehen, in denen er das Gefühl hat, als wäre die Welt da draußen ganz weit weg, wie hinter einer Nebelwand... Da er in solchen Phasen auch zu Drogen greift, muss die Drogenwirkung von der posttraumatischen Derealisierung getrennt werden. Das lässt sich auch feststellen, denn nicht in jeder Derealisierungs-Phase nimmt er Drogen; und offenbar sind diese sekundär – das heißt, sie sollen gerade von der Derealisierung wegführen, statt sie auszulösen ...

Clara ist mit ihren 17 Jahren schon mehrfach in der Psychiatrie gewesen. Sie verletzt sich immer wieder selbst. Vater und Onkel haben sie sexuell misshandelt, das Jugendamt hat sie daraufhin mit zehn aus der Familie genommen; doch auch in einer der folgenden Pflegefamilien wurde sie zur Herstellung von Sexfotos und -videos missbraucht. Sie kann stundenlang da sitzen und die Wand anstarren, bekommt dann kaum mit, was um sie herum geschieht. Um sich aus den intensiven Derealisierungen herauszuholen, schneidet sie sich die Arme auf. „Wenn der Schmerz endlich kommt, wache ich auf", sagt sie.

An diesen Beispielen wird deutlich, dass das, was einst ein Schutz war – Derealisierung – zu einem eigenen Problem werden kann, das weitere nach sich zieht.

Neben der Derealisierung als dissoziatives Phänomen, bei dem man die Umgebung oder Teile davon nicht adäquat wahrnehmen kann, gibt es die **Depersonalisierung**. Sie bedeutet: das Selbst oder Teile davon nicht adäquat wahrnehmen (siehe Lukas, 2003). Nehmen wir dazu die beiden Beispiele der vergewaltigten Frau und des von Skinheads misshandelten Mannes, um auch dieses Phänomen zu erläutern:

Als ihr „Freund" sie ohrfeigt, spürt Marion diesen Schlag: Ihr Kopf wird herumgerissen, ihre Wange brennt, ihr Nacken schmerzt, Tränen schießen ihr in die Augen. Doch als er seinen Gürtel aus der Hose zieht, um sie damit zu schlagen, und als er sie später vergewaltigt, hilft ihre gute Dissoziationsfähigkeit ihr sehr: Plötzlich spürt sie keinen Schmerz mehr, ihr Körper fühlt sich erst wie taub an, dann bekommt sie das Gefühl, als öffne sich ihr Kopf und ein Teil von ihr schwebe nach hinten und oben aus dem Körper heraus ...

Manuel – der als politischer Aktivist in seinem südamerikanischen Heimatland gefoltert worden ist – weiß aus Erfahrung, wie er reagieren wird, sobald er in einer kritischen Situation denkt: „Das ist nur ein Traum." Er versucht daraufhin mit einem Teil seines Selbst, sich in die Wirklichkeit zurückzukämpfen, um sich wehren zu können. Doch seine Dissoziationserfahrung wird ihn auch gegen seinen Willen wieder weit wegtreiben, als vor-bewusste Abwehrstrategie: Es wird ihm zunächst nicht schwarz vor Augen von den Schlägen, denen Tritte an den Kopf und in die Rippen und Nieren folgen. Bevor er ohnmächtig wird, erlebt er sich wie abgetrennt von seinem Körper. Wie damals während der Folter spürt er nur ein Klatschen und Drücken an seinem Körper, sonst nichts. Er hört, wie weit entfernt seine Peiniger schreien – und ein Stöhnen, von dem er nicht weiß, das es aus seinem eigenen Mund kommt ...

Fugue

Ein weiteres dissoziatives Phänomen ist die **Fugue**. Schon dem Begriff merkt man an, um was es sich hier handelt. Wie bei der musikalischen Fuge, bei der ein Motiv vor dem anderen „flieht", handelt es sich beim Wortstamm um einen Begriff aus dem Lateinischen: Fugare, also „fliehen". Von der klinischen Definition her bedeutet Fugue: Sich körperlich von einem Ort an einen anderen begeben und sich dort wiederfinden, verbunden mit Amnesie.

Als Beispiel möchte ich die Geschichte des Mannes mit der klaffenden Wunde am Bein weitererzählen, den ich als Zeugin zunächst dabei beobachten konnte, wie er nach dem Unfall, offenbar ohne Schmerzen zu empfinden (also in einem depersonalisierten Zustand) das Warndreieck aus dem Kofferraum holte und es in einigem Abstand hinter sein demoliertes Fahrzeug stellte.

Er begann nämlich plötzlich, sich noch offensichtlicher merkwürdig – und keineswegs mehr so „abgeklärt" und „vernünftig" wie vorher – zu verhalten, nämlich quer über die Autobahn zu laufen. Viele Autofahrer, die angehalten und ausgestiegen waren, um zu helfen, riefen ihn an und versuchten, ihn davon abzuhalten, doch er ging zielstrebig weiter, mitten zwischen den Autos hindurch, die hupend und mit kreischenden Bremsen zum Stehen kamen oder ihm ausweichen mussten. Er schwang seine Beine eines nach dem anderen über die Mittelleitplanke und ging quer über die Gegenfahrbahn weiter. Auch auf dieser Seite schleuderten Autos oder kamen mit quietschenden Bremsen zu stehen, um ihn nicht zu überfahren. (Glücklicherweise hatten viele Fahrzeuge aufgrund des Unfalls ihre Geschwindigkeit bereits reduziert, sonst hätte er seinen „Ausflug" wohl kaum überlebt.) In seiner „schlafwandlerischen" Trance ging der Mann zügigen Schrittes weiter auf ein Feld, als hätte er einen bestimmten Ort am Horizont im Blick, den er ansteuerte. Ein Rettungswagen, der sich der Unfallstelle auf der Gegenfahrbahn genähert hatte, hielt an, ein Sanitäter sprang heraus und lief dem Mann aufs Feld hinterher, packte ihn an der Schulter, drehte ihn um und redete auf ihn ein. Und ich sah, wie der Mann langsam und heftig den Kopf schüttelte – als müsse er sich aus seinem „Schlafwandeln" wecken, oder vielleicht verneinte er auch nur die Frage danach, ob er denn wisse, wo er hinlaufen wolle.

Dies ist ein Beispiel für eine **Fugue-Episode**, die **peritraumatisch**, also noch während der traumatischen Schockphase, stattfand.

Aus gegebenem Anlass daher ein freundlicher Hinweis an Juristen und Polizeibeamte: So manches „unerlaubte Entfernen von der Unfallstelle (bzw. vom Tatort)", im Volksmund Unfallflucht genannt, ist weniger ein bewusster Versuch, sich vor der Verantwortung zu drücken, als eine Fugue-Episode. Diese stellt eine verspätete Flight-Reaktion dar. Verspätet deshalb, weil die Situation mit der höchsten traumatischen Stresseinwirkung bereits vorüber ist. „Es" ist bereits passiert, ein Entkommen war nicht rechtzeitig möglich. Man kann die Fugue-Episode auch als die Ausführung einer unvollendeten Handlung betrachten – eben die Fluchtreaktion.

Wie an dem Beispiel erkennbar, ist eine Fugue-Episode ein sehr intensives dissoziatives Geschehen; denn es ist verbunden mit Amnesie (der Mann konnte sich hinterher nicht mehr an das erinnern, was er getan hatte, nachdem „es gekracht hatte"), mit Derealisierung (kein Mensch, der die Umgebungsbedingungen adäquat einschätzt, würde als Fußgänger eine sechsspurige Autobahn überqueren) und Depersonalisierung (normalerweise hätte der Mann mit seiner klaffenden Beinwunde gar nicht laufen können).

Dissoziative Identitätsstörug

Als letzte und intensivste Form der dissoziativen Abspaltung ist die **dissoziative Identitätsstörung** zu nennen. Früher wurde hier von „multipler Persönlichkeit" gesprochen, und viele, die „viele sind", nennen sich heute noch so. Sie sagen von sich: „Ich bin multipel" oder „Wir sind multipel" oder nennen sich „Multis" (im Gegensatz zu solchen „Simpels" wie mir oder anderen nicht-gespaltenen Menschen).

Der dissoziativen Identitätsspaltung habe ich eine eigene Monografie gewidmet (Huber, 1995). Inzwischen wissen wir, dass es nicht heißen kann: gesund vs. multipel, sondern dass es eine Reihe von unterschiedlichen Abspaltungsmöglichkeiten gibt zwischen einer „simplen", sprich: (eher) integrierten Gesamtpersönlichkeit, und einer multiplen. Im Diagnostik-Kapitel werde ich auf solche chronisch dissoziativen Folgen für die Persönlichkeit noch näher eingehen. Hier soll eine Grafik diese Aufspaltung noch näher illustrieren und deutlich machen, dass wiederholte Gewalt eine Persönlichkeit nicht nur angreifen, sondern geradezu in Stücke reißen kann:

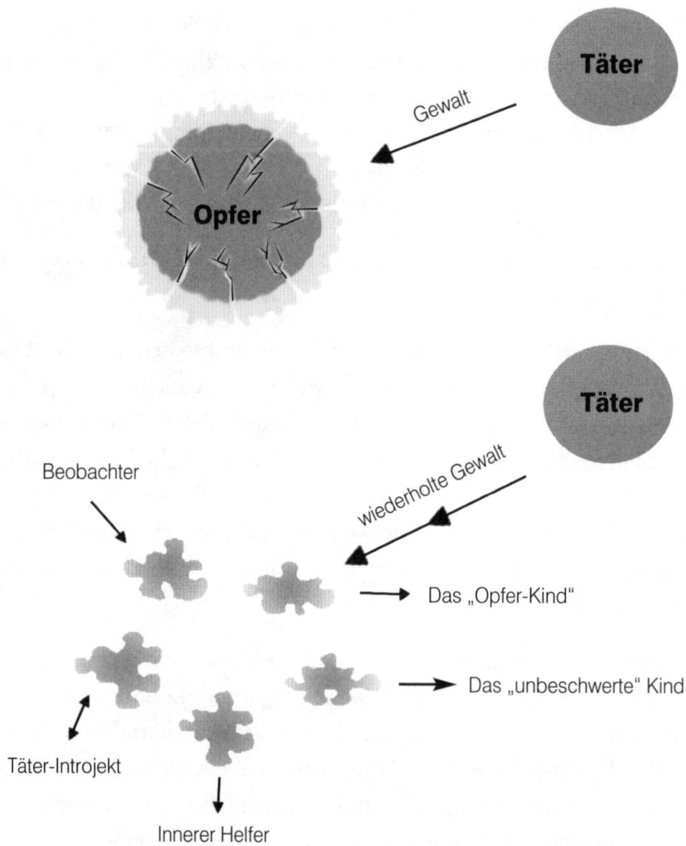

Bei einmaliger Traumatisierung entwickeln sich „Risse“ in der Persönlichkeit – und es entsteht eine „Fassade“ – hier als Kreis mit Rissen angedeutet: die Alltags-Persönlichkeit; sie wird versuchen, die „Risse“ im Innern unten zu halten, nicht weiter aufbrechen zu lassen.

Gibt es mehrere oder gar viele Traumatisierungen, dann kann eine Persönlichkeit buchstäblich in Teile zerbrechen, die sogar auf Dauer eine gewisse (Teil-)Autonomie erhalten können; Beispiele für Aufspaltungen sehen Sie in der Grafik; ich werde darauf zurückkommen.

Neben der Dissoziation kann es auch eine ganze Reihe anderer Traumafolgen geben, und diese sind abhängig von Art und Schwere der Traumatisierungen.

Kapitel 3: Welche Traumatisierungen sind besonders schwer zu verarbeiten?

„Als weiterer Bestandteil dieser Störung [komplexe PTSD] werden Bewusstseinsveränderungen angesehen. Diese können bestehen aus einer Amnesie oder Hypermnesie [Überflutung mit Erinnerungen] für die traumatischen Ereignisse, zeitweilig dissoziativen Phasen oder Depersonalisation/Derealisation wie auch häufiger Wiederholung des traumatischen Geschehens, z.B. als Intrusionen oder Grübeln. Die Selbstwahrnehmung ist gestört durch Ohnmachtsgefühle, Schuldgefühle, Gefühl der Beschmutzung oder Stigmatisierung. (Miteinbezogen wird) auch eine gestörte Wahrnehmung des Täters, z.B. ständiges Nachdenken über die Beziehung zum Täter, eine unrealistische Einschätzung des für allmächtig gehaltenen Täters wie auch Idealisierung oder paradoxe Dankbarkeit. Es resultieren aus den traumatischen Erlebnissen Probleme in den aktuellen Beziehungen und auch eine Veränderung des Wertesystems."

– *Ulrich Frommberger*, 2000

Wie schon im vorangegangen Kapitel erwähnt, erleben zwischen 30 und über 60 Prozent aller Menschen im Laufe des Lebens ein schweres Trauma, gekennzeichnet durch:

- psychische und/oder physische Todesnäheerfahrung;
- Überwältigtsein von unerträglichen Geschehnissen;
- nicht davor fliehen und nicht dagegen ankämpfen können;
- Abspaltung des Unerträglichen ins Traumagedächtnis, das unabhängig ist vom biografischen Gedächtnis.

Nur wiederum etwa jede/r Dritte davon muss mit langfristigen Folgen rechnen (Hidalgo & Davidson, 2000).

Diese langfristigen Folgen werden seit einigen Jahrzehnten unter dem Begriff der „Posttraumatischen Belastungsstörung" (PTBS), englisch: Posttraumatic Stress Disorder, abgekürzt PTSD, zusammengefasst. Es gibt gute Gründe dafür, eine PTSD statt als Angststörung (wie im Diagnosehandbuch DSM-IV) – als eine chronisch Form der dissoziativen Störung zu betrachten (Nijenhuis et al., 2003).

Bevor es zu dieser langfristigen und meist ohne Behandlung chronischen und lebensbeeinträchtigenden Störung kommt, versucht der Organismus viel, um ein Trauma doch noch zu integrieren.

Welche Erschütterung bedeutet ein Trauma für die gesamte Persönlichkeit?

Ein Trauma ist ein Anschlag auf die Identität des Menschen. Typische unmittelbare Folgen von traumatischem Stress drücken sich psychisch zum Beispiel so aus:

- **Verstörung**, Durcheinandersein, „nicht wissen, wo oben und unten ist", bis hin zum Verlust der Ich-Grenzen;
- körperlich: starke Schmerzen, evtl. Schock/Ohnmacht/Koma, evtl. Umkippen in **Nichts-mehr-Fühlen**;
- emotionales Chaos bis hin zum **Nichts-mehr-Spüren** (emotional numbness; emotionale Betäubung, im chronischen Fall „Seelentaubheit");
- Flut von Bildern, Gerüchen, Geräuschen, Geschmack – und „Kippen" in **Nichts-mehr-Wahrnehmen**;
- Verlust der Fähigkeit zur raumzeitlichen Einordnung des Geschehens – gefolgt u.U. von **Nichts-mehr-Wissen**.

Nach solchen Erstreaktionen, die etwas mit dem vorübergehenden Abschalten des Hippocampus-Systems und einer Amygdala-Alleinreaktion (siehe Kapitel 1 und 2) zu tun haben, versucht das Gehirn, die abgespaltenen und „weggekippten" Inhalte zunächst spontan wieder zu integrieren. Ebenso muss das Gehirn damit fertig werden, dass es dissoziiert hat, dass es also extreme Verwirrtheitszustände und entfremdetes Erleben gab. Eine solche integrative Arbeit braucht Zeit und ist mit erheblichen körperlichen und seelischen Irritationen verbunden, die wochenlang andauern können. Diese ganz normale Reaktion nennt man Posttraumatische Belastungsreaktion, und sie hat folgende Elemente:

Die posttraumatische Belastungsreaktion

- Angstzustände und erhöhte Schreckhaftigkeit;
- Albträume und Schlafstörungen;
- häufiges Wiedererleben von Teilen des Traumas;
- Vermeidung von (möglichst allen) Reizen, die mit dem Trauma zu tun haben;
- Gefühle von Empfindungslosigkeit, losgelöst sein von anderen, Einsamkeit, Entfremdung von Nahestehenden, Kontaktunwilligkeit;
- Beeinträchtigung der Wahrnehmung der Umwelt, des eigenen Körpers, eigener Gefühle;
- Konzentrations- und Leistungsstörungen.

Sie sehen, das Gehirn und der ganze Mensch mühen sich in diesen ersten Tagen und Wochen nach einem traumatischen Geschehen sehr, Körper und Seele einerseits zu schonen, andererseits das Geschehen zu begreifen und zu integrieren. Dabei scheint der Organismus in zwei Richtungen gleichzeitig getrieben zu werden: „Weg damit!" und: „Hier sind wieder Teile davon – werde damit fertig!".

Die Zeit *nach* dem traumatischen Stress ist ebenfalls eine enorm stressreiche Zeit. So manches Kind und mancher Erwachsene zieht sich von anderen in der Folgezeit nach dem Trauma sehr zurück: Man hat etwas erlebt, das einen von anderen unterscheidet. So als würden alle anderen Menschen einfach fröhlich weitergehen, während man selbst erlebt hat, dass der Boden unter den Füßen weggebrochen ist und man ins Bodenlose stürzte. Man will sich nicht anfassen lassen, verkriecht sich, will nicht reden, nicht mehr mit dem Entsetzlichen konfrontiert werden. Das ist die eine Seite. Diese Reaktion wird **Konstriktion** genannt. Im engeren Sinne gehören auch alle pathologischen und chronischen dissoziativen Reaktionen dazu (siehe Kapitel 2).

Auf der anderen Seite erlebt man in Albträumen, während schlafloser Nachtstunden und intensiver Tagtraumsequenzen einzelne Elemente aus dem traumatischen Geschehen nach: Immer wieder hört man den Schuss knallen oder spürt, wie die Arme nach hinten gerissen werden, oder riecht den alkoholgetränkten Atem des Täters oder sieht die Schreckensbilder als Horrorfilm wie in einem Zeitraffer vor- und zurückgespult ... Diese Reaktionen werden **Intrusionen** genannt.

Als drittes Element der posttraumatischen Reaktion gibt es Symptome von **Übererregung**, denn der ganze Organismus „schwingt" noch nach und gerät immer wieder in die traumanahe Physiologie:

Man zittert, fängt immer wieder „grundlos" an zu schluchzen, geht schon bei kleinsten Anlässen „an die Decke", bekommt Streit mit allen möglichen Menschen, fährt immer wieder aus den (Alb-)Träumen hoch, kann sich tagsüber nicht konzentrieren ...

Sind diese drei Elemente der posttraumatischen Reaktion – Konstriktion, Intrusion und Übererregung – intensiv, breiten sie sich eher aus, statt weniger zu werden, und dauern sie länger als vier Wochen, dann kann die Diagnose der PTSD, also der Posttraumatischen Belastungsstörung, gestellt werden.

Die Posttraumatische Belastungsstörung (PTSD)

- Wiedererleben (von Teilen) der belastenden Erinnerung in Form von Gedanken, Albträumen, Flashbacks (= plötzliches intensives Wahrnehmen von Traumabestandteilen mit Wiedererlebensqualität), Pseudohalluzinationen (eine dunkle Gestalt aus den Augenwinkeln wahrnehmen, die bedrohlich auf einen zukommt etc.);

- bei Kindern auch: häufiges Nachspielen der belastenden Szenen, ohne dass Erleichterung eintritt; viele Albträume mit stark ängstigenden Inhalten; das Kind handelt wieder wie im Trauma;
- starke gefühlsmäßige und körperliche Belastungssymptome bei allem, was an das Trauma erinnert;
- anhaltende Vermeidung von Reizen, die an das Trauma erinnern;
- Unfähigkeit, wichtige Aspekte des Traumas zu erinnern (Amnesie);
- Gefühl der Losgelöstheit von der Umgebung (Derealisierung) bzw. vom Körper (Depersonalisierung) bis hin zu dissoziativen Identitätsstörungen;
- Gefühl der Entfremdung von anderen; Unfähigkeit, zärtliche Gefühle zu empfinden; Gefühl, eine eingeschränkte Zukunft zu haben; vermindertes Interesse am sozialen Leben; Verlust von Spiritualität;
- erhöhte Erregung: Schlafstörungen, Reizbarkeit, Konzentrationsstörungen, Hypervigilanz (übermäßige Aufmerksamkeit), Schreckreaktionen.

(Siehe u.a.: American Psychiatric Association: DSM-IV, 1994; Dilling et al: ICD-10, 1997)

Etwa ein Viertel der Posttraumatischen Belastungsstörungen sind „late onset PTSD", das bedeutet: Sie haben früh ihren Anfang, brechen aber erst später, nach einem erneuten extremen Stress, aus (siehe Flatten et al., 2001).

Ein Mensch kann lange Zeit nach dem Trauma erst einmal gut funktionieren, so als hätte er das Trauma gut integriert, doch dann – etwa an einem Jahrestag des Traumas oder durch eine erneute Traumatisierung – bricht erst die PTSD aus.

Beispiel: Kosovokrieg

Ein Beispiel aus einem meiner Einsätze nach dem Kosovokrieg, an dem Sie so gut wie alle Elemente der Posttraumatischen Belastungsstörung erkennen können.

Am 4. Mai 2000 – der Krieg war ein Jahr vorbei – fuhr ich im Rahmen der praxisorientierten Ausbildung, die ich im Kosovo begleitete, mit einer Sozialberaterin zu einer ihrer Klientinnen nach Hause. Am Abend zuvor las ich in der Akte über diese Klientin, die ich „Zene" nennen möchte, und die am Stadtrand einer besonders schlimm im Kosovokrieg betroffenen Stadt in einem Hinterhaus wohnt:

„Zene ist 55 Jahre alt. Die Betreuung findet seit 20.8.1999 einmal wöchentlich bis einmal alle zehn Tage statt. Während des Krieges wurden ihr Mann, ihr Sohn und ihr Bruder ermordet; ihr Haus wurde bis auf die Grundmauern abgebrannt."

Eine für die Gräuel, welche die serbische Soldateska im Kosovo anrichteten, charakteristische Szene aus Zenes Traumageschichte, wortwörtlich von ihr erzählt und von der Betreuerin aufgeschrieben:

„Als die Nato-Bombardierungen anfingen, kamen aus H. mein Schwager mit Kindern, mein Bruder mit seiner Familie und die Nachbarn zu uns, so dass wir in unseren Häusern um die 50 Personen waren. Bis zum 1.4.99 konnten wir uns retten. Nachts hielten wir abwechselnd Wache. Doch am 1.4.99 nach Mitternacht umzingelte uns die [serbische] Polizei, kam rein, trennte die Frauen und Kinder von den Männern und Jungs und zwangen Letztere in ein Zimmer im zweiten Stock des Vorderhauses. Uns Mädchen und Frauen warfen sie vor die Tür. Sie wollten auch meinen zweijährigen Enkel, den meine 23-jährige Tochter in den Armen hielt, zu den Männern und Jungs tun. Ich weiß noch, dass ich mich körperlich mit dem Polizisten angelegt und ihn angeschrieen habe, das sei ein Mädchen und kein Junge – denn mein Enkel hat lange Haare. Ich wusste nicht, ob ich meine Tochter oder meinen Enkel beschützen sollte! Was geschah, nachdem ich die beiden aus den Händen des Polizisten zog, weiß ich nicht mehr ... Die ganze Nacht verbrachten wir zusammen mit vielen anderen Menschen am Ufer des Llukac. Nachdem sich meine Tochter aus den Händen der Polizei befreit hat, ist sie vor lauter Angst zusammen mit meinem Enkel in eine Mülltonne gekrochen. Am nächsten Tag habe ich mich auf den Heimweg gemacht. Unterwegs kam mir meine Tochter schreiend entgegen: „Sie haben sie alle umgebracht!“ Wir haben uns der Menschenmasse angeschlossen und sind im Treck nach Albanien gezogen.“

Solche entsetzlichen Schrecken sind es, die sich hinter dem Stichwort von „ethnischen Säuberungen“ verbergen.

Vielleicht haben Sie schon bemerkt, dass Zenes Bericht zwei Lücken hat: Sie wusste zum Zeitpunkt dieser Schilderung nicht mehr, was geschah, nachdem sie versuchte, ihren Enkel zu retten – was ihr im Übrigen gelungen ist, ich habe den hübschen Kleinen, dessen lange Haare ihm das Leben gerettet haben, auf seinem Dreirad im Bereich des abgebrannten Vorderhauses herumfahren sehen. Die zweite Lücke tut sich an der Stelle auf, als sie sagt: „Nachdem sich meine Tochter aus den Händen der Polizei befreit hat.“ Inzwischen erinnern sich viele Frauen an das, was da auch noch war: *Die Folter bzw. Vergewaltigung der Frauen und Mädchen durch die serbische Soldateska.*

Im weiteren Bericht beschreibt die Beraterin die aktuellen traumabedingten Symptome von Zene:

„Die Klientin versucht mit Hyperaktivität, ihren seelischen Schmerz zu überwinden. Sie lässt es auf diese Weise nicht zu, ihren Gefühlen, die zu ihren tragischen Erlebnissen gehören, freien Lauf zu lassen. Sie kämpft gegen sich selbst an und dagegen, was sie wirklich fühlt und erlebt. Bei ihr hat es länger gedauert als bei anderen, bis sie ihre Gefühle spüren und ausdrücken konnte. Oft habe ich mich gefragt, ob diese Frau überhaupt meine Hilfe brauchen kann oder ob ich umsonst hingehe.“

Die Sozialberaterin wunderte sich also, dass Zene trotz der enormen Gewalt, die sie ertragen musste, erst einmal „nur funktionierte“ und nichts von Aufarbeitung wissen wollte.

Doch – sollen wir sagen: leider oder glücklicherweise? – dann kam der Jahrestag des Traumas. Die Beraterin notierte:

„Es sieht so aus, als hätte der Jahrestag des Krieges die schmerzhaften Erinnerungen wachgerufen und die Reaktionen ausgelöst, die sie bis jetzt in ihrem Inneren verborgen hatte. Seither freut sich die Klientin sehr, wenn ich komme. Sie hat es jetzt viel nötiger zu sprechen. Nun berichtet sie von Schlafstörungen und anderen Symptomen. Sie erzählt weiter, dass sie traurig und phasenweise apathisch ist, keinen Willen hat, etwas zu erledigen, nicht mehr zu Verwandten gehen mag."

Soweit der Bericht der Beraterin, und nun zu dem, was ich mit eigenen Augen sah:

Bei unserer Ankunft müssen wir durch das bis auf die Grundmauern verbrannte Vorderhaus zum Hinterhaus gehen. Wie schrecklich, denke ich, diese Menschen haben das Trauma tagtäglich vor Augen.

Als wir uns dem Hinterhaus nähern, sehen wir, dass mehrere erwachsene Frauen dabei sind, die Aufgangstreppe zu putzen. Scheu und sehr ernst begrüßen sie uns, rufen Zene, die uns entgegeneilt, strahlend, als sie ihre Betreuerin sieht, herzlich uns Gästen gegenüber, und uns ins Wohnzimmer bittet, wo auch ihre Mutter, mit dem typischen „Altfrauen-Kopftuch" bedeckt, hereinkommt und sich mit scheuem Lächeln dazusetzt.

Zene ist mit ihren 55 Jahren eine ausgesprochene Schönheit: ungewöhnlich groß, stark und schlank, große dunkle Augen in einem lebendigen und klugen Gesicht, das von silbernen, schulterlangen Locken umrahmt ist. Doch ihre Bewegungen wirken fahrig, die Stimme ist immer eine Tonlage zu laut und rau, der Gang wackelig, der Blick unstet. Während der guten Stunde, die wir in ihrem Haus (bzw. dem Haus ihrer Schwiegertochter) verbringen, wird sie etwa zehn Zigaretten anzünden und nur teilweise rauchen, wird dreimal aus dem Wohnzimmer eilen und wieder hereinkommen, wird Kaffee und Saft servieren mit ungelenken, zittrigen Bewegungen. Sie und die Betreuerin setzen sich auf ein Sofa nebeneinander, die Übersetzerin und ich drücken uns auf das seitlich davon befindliche, die Mutter sitzt im Sessel und kommentiert gelegentlich voller Sorge um ihre Tochter, die offenbar kurz davor ist, vollkommen zusammenzubrechen.

Auf Anhieb ist zu erkennen, dass Zene nur mit einem kleinen Rest ihres Verstandes noch in der Gegenwart ist. Immerzu gleiten ihre Erzählungen ab in die Schilderungen von Details der entsetzlichen Grausamkeiten der serbischen Paramilitärs und Polizisten, in Trauerreaktionen, in Wutausbrüche. Äußerlich bleibt die Betreuerin bewundernswert ruhig. Sie sitzt dicht neben der Klientin, nimmt des Öfteren (allerdings ohne für mich erkennbaren Anlass) deren Hand, klopft ihr auf Schulter und Rücken, legt die Hand auf ihr Bein und hält so auf alle erdenkliche Weise jeweils bis zum Weglaufen der Klientin den Körperkontakt. Sie bemüht sich, die Klientin zu beruhigen, wechselt aber unvermittelt dazu, ihr zu sagen, es hätte ja noch viel schlimmer kommen können (die Klientin bejaht: Ich hätte auch noch die und die Menschen verlieren können ...), meint immer wieder, Zene sei sehr stark, die Toten wollten sie froh und stark sehen etc. Mir scheint, dass die Betreuerin solche Bemerkungen macht, weil sie selbst gerade den Schmerz der Klientin nicht erträgt. Erst später lerne ich, dass dies meine kulturspezifische Sichtweise ist. Für Kosovarinnen mit ihrer kollektiven Geschichte und ihrem politischen Stolz ist dies durchaus eine möglicherweise hilfreiche Intervention.

Manchmal, wenn Zene hinausläuft, empfehle ich leise, einfach nur ruhig die Klientin abzulenken und sie auf ihre Ressourcen, also das, was sie kann und gerne tut, anzusprechen. Dann versucht die Betreuerin es, und Zene geht auch immer ganz kurz darauf ein: auf den Garten, den sie bestellt. Darauf, wie sie, sofort als sie zurückkam – sie kam praktisch mit den ersten Nato-Soldaten nach G. zurück – darauf bestanden hat, den Soldaten das kaputte Haus zu zeigen, und so war ihr Haus (das Hinterhaus) das erste, das wieder aufgebaut war, von allen Häusern in G.

Doch flugs ist die Klientin wieder bei der Schilderung des Blutes, das überall im Hof war, als sie zurückkam. Sie schildert, wie sie zehn Gräber mit bloßen Händen freigelegt und aufgerissen hat, bis sie „ihre" Toten fand. Dass sie dabei auf ein Grab stieß, in dem ein junges Mädchen lag mit langen braunen Haaren. Dass sie einen Schuh des Mädchens genommen, das Mädchen wieder beerdigt und den Schuh auf das Grab gestellt habe, damit die Angehörigen des Mädchens es auf diese Weise identifizieren könnten. „Ja, ich bin stark", strahlt sie dabei mit fiebrigglänzenden Augen.

Und weiter geht es im Parforce-Ritt ihrer springenden Gedanken und manischen Redeweise. Unvermittelt betont sie, keinen Arzt zu brauchen, sie habe kein Trauma, „Was soll das sein, Trauma", das sei alles Quatsch. Gefolgt von einer Schilderung der Wutausbrüche, die sie den kleinen Enkelkindern gegenüber hat, und dass sie diese schlägt, „hinterher tut es mir dann immer Leid". Und dass sie schreie, „jawohl, ich muss schreien, ganz laut, nachts mit den Türen schlagen, meine Mutter wundert sich dann immer, und ich rufe dann, ich bin's".

Und einen Hass habe sie, einen solchen Hass. Als sie zurückkam, sah sie ein paar Häuser weiter in einem „Serbenhaus" zwei Frauen am Fenster. Und sie habe solch eine Wut bekommen, dass sie Steine gegen die Fenster des Hauses schleuderte und rief: „Seid Ihr immer noch da?!" Leider habe sie nicht getroffen, da sich die Gesichter vom Fenster zurückgezogen hätten. Aber sie sei drangeblieben, hinter ihnen her, jawohl, ins Haus gestürmt, wo gerade in der Küche das Essen zubereitet wurde. Und da habe sie die Pfannen und Töpfe gegen die Wand geschleudert, mit allem, was drin war, und habe nach den beiden Frauen gesucht, um sie umzubringen. „Und ich hätte sie umgebracht, mit meinen eigenen Händen, jawohl, und das hätte ich auch geschafft. Sie waren nämlich alt." Doch die Frauen seien geflohen und nie wiedergekommen, erzählt sie fast bedauernd, aber auch ein wenig stolz. „Und wenn sie jemals versuchen würden zurückzukommen, ich würde sie umbringen, jederzeit, ich schwöre, das würde ich tun."

Neben der kulturspezifischen Reaktion und der individuellen menschlichen Auswertung der Erfahrung – hier zum Beispiel dem Hass auf alle Serben – gibt es viele Gemeinsamkeiten dieser Posttraumatischen Belastungsstörung mit vielen anderen überall auf der Welt. Die amerikanische Psychotherapeutin und Wissenschaftlerin Judith Herman hatte bereits in den 70er Jahren des vorigen Jahrhunderts dieses Prinzip erkannt: Zwischen Kambodscha-Flüchtlingen und Vietnam-Veteranen, Inzest-Überlebenden und verstörten Polizisten „nach Schusswaffengebrauch", zwischen Vergewaltigungs- und Entführungsopfern, Überlebenden von Banküberfällen und Kriegseinsätzen gab und gibt es entscheidende Gemeinsamkeiten: Eine Mischung aus den drei entscheidenden Symptombereichen, die hier noch einmal zusammengefasst werden:

- *Konstriktion* – also Vermeidung aller Reize, die mit dem Trauma zu tun haben, und Einengung der Vitalität und des Verhaltens;
- *Intrusion* – also Wiedererleben von „bits and pieces", von kleinen abgespaltenen Teilen der traumatischen Erinnerung, bis hin zu vollen „Flashbacks", also intensiven Wiedererlebenssequenzen, deren Intensität das aktuelle Wahrnehmen überdeckt und eine „doppelte Wahrnehmung" oder sogar ein vollkommenes „Wegtreten in die Erinnerung" erzwingt,; und
- *Übererregung*, also übermäßige Aufmerksamkeit, Schreckhaftigkeit und „hysterische Reaktionen"; der Organismus reagiert schon auf kleine Reize (die an das Trauma erinnern) wie auf eine Vernichtungsdrohung.

Diese Reaktionen können sofort nach dem traumatischen Stress auftauchen – oder sie können, wie im Beispiel von Zene, Monate oder sogar Jahre später erst „ausbrechen". Typisch für Inzestüberlebende ist es zum Beispiel, dass ihre eigenen Erinnerungen sie „heimsuchen", wenn ihre eigene kleine Tochter in dem Alter ist, in dem sie selbst die sexuelle Gewalt erlebt haben.

Traumareaktionen

Auf schreckliche Ereignisse, die eine seelische oder körperliche Todesnäheerfahrung bedeuten und die das Gehirn zu Abspaltungen des Unerträglichen ins Traumagedächtnis zwingen (weil die Amygdala nachhaltigen „Feueralarm" gegeben hat, siehe Kapitel 1 und 2), reagieren Menschen sehr verschieden. So ist etwa die Amnesierate sehr unterschiedlich: Nur vier Prozent der Überlebenden von schweren Unglücken haben eine vollkommene, weitere vier Prozent eine teilweise Anmesie in der Zeit danach, können sich also nicht oder nur lückenhaft an das Geschehen erinnern. Bei Vergewaltigungsopfern sind es aber mindestens 50 Prozent, und ein gutes Viertel der Soldaten, die unmittelbar in schwere Kampfhandlungen verwickelt wurden, sind hinterher für das Geschehen ganz oder teilweise amnestisch (s. u.a. Elliott, 1997).

Hier eine Liste von Merkmalen, die es Menschen besonders schwer machen, ein Trauma zu integrieren, also mit größerer Wahrscheinlichkeit eine chronische PTSD auslösen. Jeder einzelne Punkt ist in Studien gut untersucht worden.

Ereignisse, nach denen besonders schwere Traumareaktionen zu erwarten sind:

1. dauern sehr lange;
2. wiederholen sich häufig;
3. lassen das Opfer mit schwereren körperlichen Verletzungen zurück;
4. sind vom Opfer schwerer zu verstehen;
5. beinhalten zwischenmenschliche Gewalt;
6. der Täter ist ein nahe stehender Mensch;
7. das Opfer mochte (mag) den Täter;
8. das Opfer fühlt sich mitschuldig;
9. die Persönlichkeit ist noch nicht gefestigt oder gestört;
10. beinhalten sexuelle Gewalt;
11. beinhalten sadistische Folter;
12. haben mehrere Täter das Opfer zugerichtet;
13. hatte das Opfer starke Dissoziationen;
14. hat niemand dem Opfer unmittelbar danach beigestanden;
15. hat niemand nach der Tat darüber mit dem Opfer gesprochen.

Diese wesentlichen Bedingungen, die dafür sorgen, dass ein Trauma schwer zu verarbeiten ist, sollten im Einzelnen betrachtet – und von Klinikern ggf. systematisch diagnostisch erfragt werden:

1. Es ist offensichtlich, dass ein **länger dauerndes** Ereignis potenziell einen schwereren Schaden anrichtet als eines, das innerhalb von wenigen Sekunden vorbei ist. So ist eine Vergewaltigungssituation, die über ein ganzes Wochenende dauert, sehr viel schwerer zu verkraften als eine, die nur kurz dauert. Dennoch ist der Schaden auch im zweiten Fall nicht zu unterschätzen. Ich habe eine Frau kennen gelernt, die lebenslange Folgen davontrug, auch wenn die Sequenz des Übergriffs nur kurz war und von ihr selbst zunächst als „harmlos" bezeichnet worden war:

Als junges Mädchen sollte sie öfter die Post für das Geschäft ihrer Eltern aus einem Postfach abholen. Das Postfach war sehr weit oben angebracht, so dass sie sich auf einen Hocker stellen und sehr hoch strecken musste. Eines Tages war ein fremder Mann in ihrer Nähe, und während sie sich reckte, griff er ihr blitzschnell zwischen die Beine. Folgen waren unter anderem: Sie versuchte, keine „expansiven" Bewegungen mehr zu machen (Konstriktion), zog keine Röcke mehr an (Konstriktion), wollte nicht „zwischen den Beinen berührt werden" (Konstriktion), hatte Angst vor Männern (Konstriktion), bekam immer wieder Albträume, in denen ihr Männer zwischen die Beine griffen (Intrusion), schrie manchmal vor Schreck auf, wenn beim Schwimmengehen oder Umkleiden unvermutet ein Stück Stoff oder ein Insekt oder ein Stück Haut eines anderen Menschen im Bereich ihres Unterleibes oder ihrer Oberschenkel eine leichte Berührung ausübten (Übererregung). Diese Reaktionen dauerten über zehn Jahre lang an!

Wie Sie sehen, ist dieses „harmlose" Beispiel für die Betroffene keineswegs harmlos gewesen. Daher der Hinweis: Auch kurze Episoden von traumatischem Stress können langfristige Wirkungen haben. Dennoch gilt natürlich im Allgemeinen: Was länger quält, macht länger andauernde Schrecken.

2. Auch die häufige **Wiederholung** ist ein großes Problem für die Integration von Traumata. Am schlimmsten ist es, wenn die Person noch immer von Tätern misshandelt wird. Denn dann wird sie ihre Traumatisierungen, die mit erlittener zwischenmenschlicher Gewalt zu tun haben, höchstwahrscheinlich gar nicht integrieren können. Erst muss die Traumatisierung definitiv aufgehört haben, danach erst ist eine Aufarbeitung möglich. Typisch für diese 2. Kategorie ist auch die langjährige Gewalt in der Kindheit. Hierzu ein paar Zahlen, um zu zeigen, dass dies keineswegs selten geschieht:

Etwa 10,5 Prozent aller Kinder werden kontinuierlich körperlich misshandelt; rund 1,5 Prozent aller Jungen und vier Prozent aller Mädchen vor dem 14. Lebensjahr werden mehrfacher sexueller Gewalt ausgesetzt – so eine repräsentative Untersuchung des Kriminologischen Forschungsinstituts in Niedersachsen (Wetzels, 1997).

Heute wissen wir: Misshandlungen in der Kindheit geschehen so gut wie immer nicht nur einmal, so dass wir **Kindheitsmisshandlung und chronisches Trauma gleichsetzen können**. Mehr dazu im Kapitel über Bindungsstörungen.

3. Wer stärker körperlich verletzt wurde bei einem Trauma bzw. während der extrem stressreichen Erfahrung besonders viele Schmerzen empfand, hat größere Schwierigkeiten, es später zu integrieren (Frommberger et al., 1998a; Mulder et al., 1998; Toomey et al., 1993; Walling et al., 1994).

4. Wer sich keinen Reim auf das Erlebnis machen kann, steckt hinterher in größeren Schwierigkeiten als jemand, der dem Ereignis möglichst rasch danach eine Bedeutung im Leben geben kann. Dies ist ein wichtiges Ergebnis der Forschungsarbeiten zum Thema „**Sense of Coherence**" (Frommberger et al., 1999).

5. **Zwischenmenschliche Gewalt** ist schwerer zu verkraften als Naturkatastrophen, Unfälle und als anonym erlebte Kriegsereignisse. So schrecklich es ist, ein Erdbeben, ein Zugunglück oder die Bombardierung der heimatlichen Stadt miterleben zu müssen – im Durchschnitt verkraften Menschen solche Ereignisse besser, als wenn sie von einem Menschen persönlich attackiert werden. Allerdings gilt es bei Helfern auch bei Unfällen und Katastrophen darauf zu achten, ob es weitere Belastungsfaktoren (etwa lange Dauer oder häufige Wiederholung) gibt, denn die erschweren ja wieder die Integration. Ein Grund für die bessere Integration von Naturkatastrophen und Kriegen, Haft und Folter ist die Tatsa-

che, dass die Menschen miteinander darüber sprechen, was die Integrationsfähigkeit des Gehirns anregt (van der Hart & Brom, 2000).

Eine Ausnahme stellt die sexuelle Gewalt während kriegerischer Auseinandersetzungen dar – dies nicht nur, weil es zwischenmenschliche Gewalt ist, sondern auch, weil in der Regel nicht darüber gesprochen wird. Auch das habe ich im Kosovo häufig erlebt: Über alle Untaten der serbischen Peiniger wurde freimütig gesprochen – nicht aber über die sexuelle Gewalt. Es dauerte viele Monate und es brauchte viele Ermutigungen, bis die betroffenen Frauen sich trauten zu sprechen – ein überall vorfindbares Phänomen (siehe die Publikationen von Medica Mondiale in Köln).

6. Zwischenmenschliche Gewalt ist schlimm, noch schlimmer ist es, wenn der **Täter ein nahe stehender Mensch** ist. Von der Mutter oder Oma geschlagen, von Vater, Onkel, Bruder oder Großvater vergewaltigt oder anderweitig misshandelt zu werden, ist schwerer zu verkraften, als wenn der Täter ein Fremder ist. Am schlimmsten ist es, wenn die eigenen Eltern die Täter sind. Denn sie sind zum einen Geschlechtsvorbild: Ein Mädchen entwickelt am Vorbild der Mutter, ein Junge am Vorbild des Vaters einen erheblichen Teil der eigenen Identität. Zum anderen sind sie natürlich die Personen, die sich am meisten um das Kind kümmern müssten – und in ihrer Aufgabe so furchtbar versagen. Mit entsprechenden Folgen für die Bindungsfähigkeit und das spätere Beziehungsverhalten der heranwachsenden Opfer (siehe Kapitel 4).

7. Wenn das **Opfer den Täter mag oder mochte**, ist dies schwerer zu verkraften, als wenn man den Täter schon vorher nicht leiden konnte. Ein „fieser Typ“ kann nämlich innerlich konsequent abgelehnt werden, nach dem Motto: „Dieser widerliche Kerl hat mir auch noch was angetan“. Anders, wenn das Opfer den Täter gern hatte. So kann eine Prostituierte, die von einem unangenehmen Freier attackiert wird, dieses Ereignis unter Umständen besser verkraften (wenn sie gute Bewältigungsstrategien für solchen Stress als Bestandteil ihrer „Berufstätigkeit“ gelernt hat) als eine Frau, die sich in einen Mann verliebt hat und beim ersten gemeinsamen Rendezvous von ihm vergewaltigt wird. Ein Mädchen, das von einem verhassten Stiefvater begrapscht wird, wird sich vielleicht nicht ganz so schwer tun, das Ereignis zu verarbeiten, als ein Mädchen, dessen geliebter Vater sich an ihm vergreift. Doch auch hier gilt: weitere Belastungsfaktoren beachten!

8. Die Unfallforschung hat herausgefunden: Wer sich als unschuldiges Opfer des Unfalls fühlte, dessen körperliche und seelische Wunden heilten besser, als wenn man **sich schuldig oder mitschuldig** am Unfall fühlte. Bei zwischenmenschlicher Gewalt ist es genauso. Offensichtlich fühlen sich die Opfer eher schuldig als die Täter. Es ist, als ob sie die Schuld geradezu „übertragen“ bekämen (s. Hirsch, 1997).

Da auch Täter von den Ereignissen überflutet und traumatisiert werden können, werden diejenigen von ihnen, die zu Gewissensregungen noch fähig sind, eine selbst begangene Gewalttat ebenfalls schlecht verkraften. Wir erleben das regelmäßig bei Menschen, die im Rahmen von Folter oder ritueller Gewalt gezwungen wurden, anderen Mitgefangenen Gewalt anzutun. Aber auch in Gefängnissen oder der forensischen Psychiatrie ist zu beobachten, dass empathiefähige Gefangene mehr unter der Tat leiden als solche, die so verroht sind, dass sie zu Mitgefühl nicht in der Lage sind.

9. Ein Kind oder ein Mensch mit einer **psychischen Störung**, insbesondere einer tief greifenden Persönlichkeitsstörung, wird ein (erneutes) Trauma schwerer verkraften als ein Erwachsener und ein Mensch mit einer stabilen Persönlichkeit.

Dies ist eine wichtige Erkenntnis der letzten Jahrzehnte. Auch berichten Menschen mit einer Persönlichkeitsstörung häufiger über erlittene Traumatisierungen als solche ohne Persönlichkeitsstörung (Kendler et al., 2000). Im Diagnostikhandbuch ICD 10 werden umgekehrt chronisch verlaufende Formen der PTSD als posttraumatische Persönlichkeitsveränderungen (F 62.0) bezeichnet.

Oft „häufen" sich Gewalterfahrungen auf anderen destabilisierenden Faktoren, welche die Persönlichkeit eines Kindes in seiner Entwicklung schwer beeinträchtigen. Hierzu gehören natürlich neben bestimmten Erbfaktoren solche ungünstigen frühen Lebensbedingungen wie Vernachlässigung und Verwahrlosung sowie emotionale, körperliche und sexuelle Gewalt, die in bestimmten Familien häufiger auftreten als in anderen (Paris, 1997). So ist es kein Wunder, dass intergenerationelle Studien eine Häufung von Depressionen und Angststörungen in Familien als besonderen Risikofaktor für das Auftreten einer PTSD zeigen (Davidson, 1998; Hidalgo & Davidson, 2000). Diesen Befund kommentieren Driessen et al. (2002) mit einer weiteren interessanten Beobachtung: „Möglicherweise wird der Zusammenhang zwischen Depression und PTSD über eine peritraumatische Dissoziation erhöht, die gehäuft bei depressiven Störungen auftritt und ihrerseits das Risiko für das Auftreten einer PTSD erhöht." (Siehe auch Fullerton et al., 2000)

Doch auch medizinische Eingriffe können die junge Persönlichkeit so destabilisieren, dass spätere traumatische Erfahrungen schlechter integriert werden können. Ein Beispiel:

Mehreren mündlichen Berichten von KollegInnen zufolge war es bis Mitte der 1980er Jahre durchaus nicht unüblich, Kinder unter zweieinhalb Jahren in Krankenhäusern ohne Betäubung zu operieren. Dies weniger aus offensichtlichem Sadismus. Sondern Ärzte dachten lange entweder: Bei einem so kleinen Kind sei noch keine Schmerzempfindung möglich, weil sein Nervensystem die Schmerzrezeptoren noch nicht genug ausgebildet habe. Oder man dachte: Das Kind wird sich später nicht an das schmerzhafte Geschehen erinnern können. Beide Annahmen sind eindeutig falsch: Auch kleine Kinder empfinden

Schmerz sehr deutlich. Und: Traumaerinnerungen sind unauslöschlich im Gehirn eingegraben, sie werden nur „weggedrückt", nicht aber vergessen.

Überdies wurde bis Anfang der 70er Jahre des vorigen Jahrhunderts die Besuchserlaubnis in Krankenhäusern sehr restriktiv gehandhabt, so dass Kinder, die wegen Infektionen oder chirurgischen Eingriffen im Krankenhaus lagen, häufig tage-, wochen- und manchmal monatelang ihre Eltern nicht (oder nur durch eine Trennscheibe) sehen durften. Auch wurden Neugeborene den Müttern gleich nach der Geburt weggenommen und nur zu bestimmten „Fütterungszeiten" wieder überlassen. Kaum abzusehen, was solche potenziell traumatischen Ereignisse an Verlassenheitserfahrung für die Kinder bedeutet haben und wie sehr es sie „vulnerabel" machte, auf weiteren extremen Stress mit einer heftigeren und länger anhaltenden PTSD zu reagieren (siehe auch die Literatur zu medizinischen Traumatisierungen im Literaturverzeichnis; einige davon sind in der Einleitung ausdrücklich erwähnt).

10. **Sexuelle Gewalt** ist eine Form der Misshandlung, die deshalb so schwer zu verkraften ist, weil sie in den Körper eindringt und die leib-seelische Integrität des Menschen zerstört. Folterer überall auf der Welt wissen das. Zur politischen Folter bei Frauen gehört routinemäßig die Vergewaltigung. Bei Männern wird sie nur angewandt, wenn die Folterer ganz sicher sind, dass sie die Persönlichkeit des Mannes zerstören wollen (Birk et al., 2002; Drees, 1996; Graessner et al., 1996; Möller et al., 1999). Es gibt also ein Wissen bei Tätern darum, was sexuelle – eigentlich: sexualisierte – Gewalt anrichtet.

Sexualisiert ist die Gewalt dann, wenn sie ausschließlich auf Macht und Zerstörung aus ist, sich lediglich des Mittels der Sexualität bedient. Bei genauerer Analyse kann man feststellen, dass die meiste sexuelle Gewalt nicht vorrangig der „Triebbefriedigung" dient, sondern vor allem ein Ausdruck von Hass und Zerstörungswut ist. Häufig erinnern sich vergewaltigte Frauen an die Augen des Täters, an den Blick, der sie voller Hass durchbohrt hat, mit dem Willen der absoluten Vernichtung. Diese Waffe – die Augen des Täters – fokussiert die Opfer leider häufig genug, und sie lähmt das Opfer vor Entsetzen, fördert also die „Freeze"-Raktion. Daher empfehlen alle Selbstverteidigungs-Kurse den Mädchen und Frauen: „Wenn du angegriffen wirst, schau dem Täter nicht in die Augen, sondern auf die Stirn oder zwischen die Augen – damit du deine Kraft behältst, dich zu wehren!"

Sexualisierte Gewalt zielt darauf ab, die Persönlichkeit des Opfers zu vernichten. Daher ist sie sehr schwer zu verarbeiten, und auch die Dissoziationsrate ist nach sexueller Gewalt besonders hoch, was darauf verweist, wie sehr dieses Ereignis auf- und abgespalten werden muss.

11. Falls es noch Steigerungsmöglichkeiten gibt: eine Stufe mehr noch ist die **sadistische Folter**. Nach solchen Ereignissen finden wir nicht nur ausgeprägte Reaktionen von Entset-

zen, Scham und Hilflosigkeit, sondern auch ausgeprägte Täter-Introjekte. Jedes Opfer nimmt den Täter in manchen seiner Verhaltens- und Denkweisen sozusagen in sich auf, introjiziert sie, wie die Tiefenpsychologen sagen; beim Sadisten ist es die Lust am Quälen und Erniedrigen. Wer diese nach innen genommen hat, erlebt häufig intensive innerliche sado-masochistische Reinszenierungen, in denen die inneren Opferanteile von den inneren Täteranteilen gedemütigt, gequält und erneut vergewaltigt werden, in einer Art quälendem Perpetuum mobile von Erinnerungen und Phantasien. Wie sich unschwer vorstellen lässt, ist diese Dynamik zunächst ausgesprochen hinderlich, wenn es darum geht, das ursprüngliche Trauma zu integrieren. Über die Arbeit mit Täterintrojekten gibt es mehr Informationen in Band 2.

Hinzu kommt der Drang zur **Reinszenierung** der sadistischen Gewalt. Meiner Beobachtung nach handelt es sich bei den meisten sado-masochistischen Ritualen in der „SM-Szene" um Versuche, in kontrollierter Form erlittene Gewaltszenarien durch Reinszenierung zu verarbeiten. Bislang hatte ich nicht den Eindruck, dass dies den Betroffenen erfolgreich gelingt – denn eine Reinszenierung ist keine Verarbeitung. Wie sagte schon Pierre Janet vor rund einhundertvierzehn Jahren: „Wenn man ein Trauma nicht realisiert, ist man gezwungen, es wiederzuerleben oder zu reinszenieren." (Janet, 1889)

12. **Mehrere Täter** sind natürlich schlimmer als einer. Eine Gruppenvergewaltigung ist meist schwerer zu verkraften als dieselbe Form von Gewalt durch einen Täter. Man ist noch schneller in einer Freeze-Reaktion, da es weder eine Möglichkeit zu entkommen gibt noch eine Chance, die Angreifer niederzuringen (No Fight – No Flight). Auch die posttraumatische Generalisierung von konstriktiven und intrusiven Elementen ist hier stärker: „Alle Männer sind Täter", „Jeder Mann kann mich vergewaltigen", „Alle Serben sind Teufel". Viele Opfer von mehreren Tätern, besonders wenn die Taten im Leben über längere Zeit hinweg stattgefunden haben, bekommen das Gefühl: „Sie können mich jederzeit wieder kriegen." Der tief sitzende Eindruck, überwältigt worden zu sein von allen Seiten, und das Vernichtungsgefühl sind meist stärker, die Konsequenzen verheerender.

13. Je stärker jemand während des Traumas (peritraumatisch) **dissoziiert** (Fullerton et al., 2000; Marmar et al., 1998) und je stärker die chronische Dissoziation ist, desto schwerer ist das Trauma zu integrieren (siehe Kapitel 1, 2 und 5).

14. Wenn niemand hilft, das Trauma zu verstehen, dann wird es in mancher Hinsicht nicht realisiert, also nicht „wahr". Beispiel:

Ein 16-jähriges Mädchen wird bei einer Party von mehreren jungen Männern vergewaltigt. Bevor einer der Täter sie mit seinem Wagen zu Hause absetzt, droht er ihr: „Wenn du etwas sagst, machen wir dich kalt, wir wissen ja, wo du wohnst." Das Mädchen schleicht sich in sein Zimmer, zieht das zerrissene Kleid aus und versteckt es, stellt sich eine halbe Stunde unter die Dusche, verkriecht sich ins Bett und schläft erschöpft ein. Den bohrenden Fragen der Eltern am nächsten Morgen weicht sie aus. In der Folgezeit bemerken die Eltern, dass das Mädchen sich oft in seinem Zimmer einschließt, heftige Unterleibskrämpfe hat und sich in der Schule krank meldet. Nach zwei Wochen geht sie wieder in die Schule; nach weiteren zwei Wochen hat sie nur noch schemenhafte Erinnerungen an die Party. Dass sie dort vergewaltigt wurde, erscheint ihr wie ein Traum. Nach weiteren Wochen hat sie das ganze Ereignis so weit weggeschoben, dass es ihr vorkommt, als wäre es nie passiert. Ab und zu trifft sie die Jungen wieder, und abgesehen von Angstgefühlen bekommt sie keine weiteren Erinnerungen. Schließlich glaubt sie selbst, was einer der jungen Männer ihr ins Ohr geflüstert hat: „Komm, stell dich nicht so an, das war doch gar nichts. Und außerdem hast du es doch gewollt!" Wenn nur ihre Unterleibskrämpfe nicht wären, die bei jeder Menstruation schlimmer zu werden scheinen! Wenn nur ihre Albträume nicht wären, ihre Schreckhaftigkeit, wenn ihr neuer Freund sie von hinten umarmt – dann, so glaubt sie, wäre alles in Ordnung ...

15. Keine Hilfe bekommen, ist schlimm. Gar **nicht darüber sprechen können oder dürfen**, ist am schlimmsten. Beispiel:

Die zehnjährige Lea wird in jeder Woche etwa zweimal abends vom Vater „ins Bett gebracht". Seit vielen Jahren. Angefangen hat es mit Küsschen und Schmusen und Geschichten vorlesen. Dann begann er sie überall zu streicheln, seinen Finger in ihre Scheide und den Po zu stecken, sich zwischen ihren Oberschenkeln zu befriedigen. Vor kurzem hat er das erste Mal seinen Penis „da unten" in sie hineingesteckt. Es hat fürchterlich geblutet, aber sie hat sich angewöhnt, ganz aus ihrem Körper herauszugehen, daher hat es auch nicht weh getan. Sie träumt sich innerlich immer öfter weg, sobald der Vater mit ihr das Kinderzimmer betritt. Niemand schien sich über das blutige Laken gewundert zu haben. Alle in der Familie scheinen „es" zu wissen, doch nicht nur hilft ihr keiner, es tun auch alle so, als wäre „es" völlig normal. Manchmal bekommt sie von ihrer Mutter eine Ohrfeige, wenn sie sich „wieder so nuttenhaft" anzieht. „Nabelfreies T-Shirt! Wen willst du denn noch alles verrückt machen?!" Dieser Andeutung entnimmt Lea, dass ihre Mutter sehr wohl weiß, was der Vater heimlich mit ihr macht – aber ihr, Lea, dafür die Schuld gibt! Lea träumt viel, spricht mit ihren Kuscheltieren, hat intensive Phantasie-Spielgefährten: Pippi Langstrumpf und Ronja Räubertochter, Alf und Matilda, die Heldin aus einem Schulbuch – sie alle und viele mehr bevölkern ihre Innenwelt. Aber da sind auch die vielen schlimmen Träume, bei denen sie ab und zu ins Bett macht vor lauter Angst. Das bemerkt ihre Mutter immer und mit scharfen Worten. Neulich hat sie Lea deshalb schon mit zu einer Beratungsstelle genommen und dort vorgestellt mit den Worten: „Es war immer schon so sonderbar. Es tickt einfach nicht richtig. Nun macht es auch noch ins Bett." Hat geweint vor der Beraterin, sie gebe sich doch so viel Mühe, „aber es will einfach nicht hören. Was soll ich bloß tun? Meinen Sie,

Sie kriegen es wieder hin?" Doch die Beraterin hat auch Lea angesehen, hat sie auch selbst gefragt. Lea hat zur Mutter hinübergeschielt und geschwiegen. Die Beraterin meinte daraufhin, wenn sie selbst nichts wolle, dann könne sie ihr auch nicht helfen. Lea in ihrer Verzweiflung: „Aber was soll ich denn sagen, ich weiß doch nichts zu sagen!" Die Beraterin hat trotzdem einen Termin mit ihr allein ausgemacht. Auf dem Heimweg reißt ihre Mutter sie am Arm und zischt ihr ins Ohr: „Du bist eine Schlampe, es ist alles deine Schuld. Wenn du da allein hingehst, wirst du deine Eltern nicht in den Dreck ziehen, hörst du?!" Lea jedoch hört noch mehr. In ihren Ohren braust es; ihre inneren Stimmen reden durcheinander: „Lass die Alte doch quatschen!" „Du wirst kein Wort verraten, kein Wort!" „Die Beraterin war nett, geh da wieder hin!" ...

Wie es für Lea weitergeht, hängt davon ab, ob sie anfangen kann zu sprechen, trotz des Redeverbotes. Und natürlich davon, ob die Beraterin sie ermutigt, sie versteht und ihr signalisiert: „Ich höre dir zu, ich nehme dich ernst und werde mit dir überlegen, wie wir dir helfen können."

Schutzfaktoren

Den 15 genannten Faktoren, deren Auswirkung auf die Schwere von traumatischen Entwicklungen bekannt und untersucht ist, stehen immerhin ein paar „**Schutzfaktoren**" gegenüber, darunter:

- soziale Unterstützung,
- kommunikative Kompetenz und ein
- kohärentes Weltbild.

(Fritze, 2000)

Wer also das Glück hat, ein gutes und sicheres soziales Umfeld zu haben, sich sprachlich gut ausdrücken zu können und den Glauben an Gott und die Welt noch nicht verloren hat – der oder die hat eine Art „Immunschutzschild" gegen chronische Folgen von Traumatisierungen. Immerhin.

Risikofaktoren

Leider gibt es umgekehrt noch eine ganze Reihe von Wirkfaktoren, die hier genannt werden sollen, und die man nach dem Zeitpunkt unterscheiden kann, an dem sie auftreten – die wiederum die Wahrscheinlichkeit einer langfristigen PTSD erhöhen (ergänzt nach De Bellis, 2001):

Bestimmte Risikofaktoren erhöhen die Wahrscheinlichkeit, dass eine Person nach einem Trauma eine PTSD (Posttraumatische Belastungsstörung) entwickeln wird:

a) Faktoren vor dem traumatischen Ereignis:
- geringe soziale Unterstützung;
- „Schicksalsschläge" (*adverse life events*);
- Armut der Eltern;
- vorherige Misshandlung in der Kindheit;
- dysfunktionale Familienstrukturen;
- familial-genetische Geschichte psychischer Störungen;
- Introversion oder extrem gehemmtes Verhalten;
- Geschlecht: weiblich;
- schlechte körperliche Gesundheit;
- vorherige psychische Störung.

b) Faktoren während des Traumas:
- Länge und Ausmaß und Wiederholung der traumatischen Einwirkung;
- subjektives Bedrohungsgefühl (z.B. häufige akute Todesangst);
- andere, damit verbundene Traumata (z.B. Zeuge der Misshandlung anderer werden; zum Täter an anderen Opfern werden).

c) Faktoren nach dem Trauma:
- mangelnde soziale Unterstützung;
- fortgesetzte negative Lebensereignisse;
- mangelnde Anerkennung des Traumas durch andere;
- sekundäre Stressfaktoren wie Schulwechsel, Umzug, Zerstörung des Zuhauses, wiederholte Bedrohungen, Angst vor dem Täter und finanzielle Probleme.

a) Aus den Faktoren „vor" dem traumatischen Ereignis geht hervor: Armut, instabile Lebensbedingungen mit häufigen Krisen und dramatischen Ereignissen, Belastungen finanzieller oder gesundheitlicher Art – und das Geschlecht sind zusätzliche Belastungsfaktoren. Warum das **Geschlecht**? So genau wissen wir es noch nicht. Aber es scheint so zu sein, dass Jungen und Männer zwar insgesamt häufiger von Gewalt bedroht und betroffen werden – insbesondere körperliche und seelische Gewalt –, aber Mädchen und Frauen häufiger langfristige Folgen im Sinne einer PTSD erleiden. Möglicherweise spielt hier die sexuelle Gewalt, die ja ein besonderer Angriff auf die Integrität einer Persönlichkeit darstellt, die entscheidende Rolle. Jedenfalls werden 80 bis 90 Prozent aller sexualisierten Gewaltangriffe auf Mädchen und Frauen verübt. Dies ist der einzige eindeutige Unterschied zu Lasten des weiblichen Geschlechts. Denn von (versuchtem) Totschlag, (versuchtem) Mord, Raub, schwerer Körperverletzung etc. werden Jungen und Männer weit häufiger betroffen. Übrigens sind die Täter in diesen Bereichen ebenfalls zu mehr als 90 Prozent

Männer! In Band 2 werde ich in einem besonderen Kapitel auf die sich daraus ergebende Notwendigkeit geschlechtsspezifischer Therapieansätze eingehen.

Dass posttraumatische Diagnosen überwiegend an Mädchen und Frauen vergeben werden, mag auch daran liegen, dass Mädchen eher „implodieren“ und Jungen eher „explodieren“; dass das weibliche Geschlecht eher psychotherapeutische Hilfe aufsucht und annimmt, und Männer eher dissozial werden und im Extremfall eher ins Gefängnis als in die Psychotherapie kommen. Jungen und Männer brauchen daher offensichtlich andere Angebote als Psychotherapien, um rechtzeitig aufgefangen zu werden – mögen sich bitte meine männlichen Kollegen darüber intensivere Gedanken machen, denn ich glaube, dass Jungen und Männer gute männliche Vorbilder brauchen!

Eine weitere Bemerkung zum Faktor „**dysfunktionale Familienstrukturen**“: Heute ist aus der Familienforschung bekannt, dass gut funktionierende Familien klare Regeln, einen demokratischen Erziehungsstil und sichere Bindung zwischen Erwachsenen und Kindern kennzeichnen. In dysfunktionalen Familien jedoch herrschen ganz andere Regeln. Ein Beispiel:

Familie Baumann (Name geändert). Der Vater ist von Beruf Ingenieur und seit einem Jahr arbeitslos. Vor kurzem hat er begonnen, mehr zu trinken. Er stammt aus einer Alkoholikerfamilie. Die Mutter ist kaufmännische Angestellte, hat „der Kinder wegen“ ihren Beruf aufgegeben. Sie ist ein Pflegekind gewesen, als sie mit 15 in der Disko ihrem späteren Mann begegnete. Die Kinder Lars und Hanna sind 7 und 5 Jahre alt.

Familie Baumann ist nach außen hin völlig unauffällig. Alle Familienmitglieder wissen sich in der Außenwelt zu benehmen. Die Eltern kennen die zehn Gebote und die wichtigsten Regeln der Strafprozessordnung und halten sich daran. Anders sieht es aus, sobald die Wohnungstür hinter ihnen ins Schloss fällt.

Wenn Hanna vom Kindergarten nach Hause kommt, beginnt sie schon im Treppenhaus zu dissoziieren. Es wird ihr ein wenig schwummerig, sie bekommt einen glasigen Blick, verlangsamt ihre Schritte und ist schon längst nicht mehr die lustige Hanna aus der Spielgruppe, wenn sie die Klinke der Wohnungstür berührt. Sondern sie ist eine Fee, ein lautloses Wesen, das nur aus Augen und Ohren besteht. Ihr kleiner Körper ist fest angespannt, wenn von innen die Tür geöffnet wird. Sie bemerkt sofort: Wie ist Papa heute drauf? Hat er nur ein, zwei Bier getrunken? Ist er sturzbesoffen? Oder gar – o Schreck – nüchtern? Sie tut alles, um ihm zu gefallen: ist leise, wenn er einen Kater hat; lieb und lustig, wenn er lustig ist; und wenn sich Gewitterwolken zusammenbrauen, versucht sie, noch unsichtbarer zu werden. Die ersten Schritte in die Wohnung: Wie klappert Mama in der Küche mit dem Geschirr? Nur ein bisschen? Dann kann Hanna sich leicht entspannen. Oder ganz laut? Dann verstärkt sich Hannas Körperspannung noch mehr. Und Lars? Hat er diesen heimtückischen Blick? Dann versucht sie, ihn gnädig zu stimmen. Heute hat sie ihm ihr Pausenbrot mitgebracht und ein kleines Auto, das sie heimlich in der Spielecke hat mitgehen lassen ...

Hier einige der Regeln, die in dieser Familie – wie in vielen dysfunktionalen Familien – herrschen:

- Kinder sind dazu da, die Bedürfnisse der Erwachsenen zu erfüllen.
  Bei Baumanns heißt das: „Hol mir mal ein Bier!" oder „Komm, lass uns juckeln!" Welche Aufforderung auch immer die Erwachsenen an die Kinder richten: Die Kinder haben zu gehorchen, und tun es auch.

- Die Erwachsenen benehmen sich kindisch, und die Kinder müssen sich wie kleine Erwachsene um die Eltern kümmern. In der Fachsprache heißt das „Parentifizierung" der Kinder.
  Gestern erst hat Papa eine ganze Zeit mit Fritten, Majonäse, Ketschup und Currywurst herumgealbert, bis dicke Flecken auf der Papiertischdecke waren; die Kinder wurden selbst dabei immer lauter und alberner. Plötzlich griff der Vater beide Kinder und knallte sie mit den Köpfen aneinander: „He! Benehmt euch! Los, Lars, hol mir ein Bier – Hanna, den Lappen, aber schnell!" Später hatte Hanna, selbst eine dicke Beule am Kopf, Vater trösten müssen, der sich beim Brotschneiden in den Finger schnitt. Und war noch froh, dass „Trösten" diesmal nur pusten und Wunde auswaschen und Pflaster kleben hieß und nicht, mit Papa ins Schlafzimmer zu müssen.

- Man holt sich außen keine Hilfe; man ist besser als die Leute da draußen, die ja „eh keine Ahnung haben" – ein weiteres ungeschriebenes Gesetz dysfunktionaler Familien.
  Papa redet dauernd abfällig über Nachbarn und die Regierung, und eigentlich überhaupt alle Menschen, für ihn sind das „alles Arschlöcher". Doch wenn Hanna an seiner Hand spazieren geht, ist er immer sehr freundlich und höflich zu allen Leuten. Sobald die außer Hörweite sind, fängt er aber wieder an, über sie zu schimpfen. Zu Besuch darf sie niemand mit nach Hause bringen. Nur bei Geburtstagen, und dann wird besonders aufgeräumt, und alle tun so, wie sie eigentlich nur tun, wenn sie außerhalb der Wohnung sind ...

Die Doppelmoral, die Hanna hier lernt, wird sie tief verinnerlichen: Es gibt eine Welt draußen, da sind alle anders. Und es gibt eine Welt in den eigenen vier Wänden mit den nächsten Menschen, und da kann man eigentlich erst recht niemandem trauen, aber man ist eine „verschworene Gemeinschaft", wie Papa sagt. Wenn man Hilfe braucht, muss man sehen, dass man sie von diesen Menschen bekommt. Leider sind es oft dieselben Menschen, denen man nicht trauen kann und die heimlich oder offen misshandeln ...

b) Von den Risikofaktoren für PTSD während der Traumatisierung, die noch zu beachten sind, möchte ich hier hervorheben, dass auch **Zeuge** und (Mit-)**Täter** bei einer Gewalthandlung zu sein besonders belastend sein kann. Traumatisiert werden also nicht nur die Menschen, welche die Wucht der traumatischen Einwirkung unmittelbar ertragen müssen. Auch wer Augen- oder Ohrenzeuge eines traumatisierenden Ereignisses wird, kann selbst schweren Schaden nehmen. Und nicht selten werden **Angehörige** stellvertretend traumatisiert, wenn sie ein traumatisiertes Familienmitglied (lange) begleiten und umsorgen müssen.

Beispiele für die Traumatisierung von Zeugen:

- Ein Rettungswagenfahrer lädt ein Kind auf die Bahre, das dabei ist, zu sterben. Das Kind ist im gleichen Alter und trägt die gleichen Ringelsocken wie sein eigenes Kind.
- Eine Frau öffnet die Wohnungstür und findet ihren Mann erhängt im Flur vor.
- Ein kleiner Junge muss zusehen, wie seine Eltern ermordet werden.
- Ein Mädchen bekommt mit, wie der Vater im selben Kinderzimmer ihre Schwester missbraucht.

Was meist vergessen wird: Auch ein Großteil der **Täter** in der Gewaltkriminalität erleben das Geschehen als Trauma, was sich an deutlichen Dissoziationen wie Amnesien, Derealisierungen und Depersonalisierungs-Erlebnissen während der Tat zeigt (siehe auch Glasser et al., 2001; Grand, 1997a; Romano & De Luca, 1997). Auch hier ein Beispiel:

Hans Bertram (Name geändert) ist wegen fünffachen Sexualmordes an Frauen verurteilt worden – als „serial killer". Er übernimmt die Verantwortung für alle Taten und erhofft sich auch keine Vergünstigungen. Dennoch wendet er sich an mich und erzählt mir am Telefon, wie es ihm mit den Morden gegangen ist: „Die ersten drei Morde habe ich erst vor Gericht aus den Akten erfahren. Davon weiß ich gar nichts. Was ich wusste, war, dass ich mich in diese Frauen verliebt hatte, und dass sie eines Tages aus meinem Leben verschwunden waren. Bei der vierten Frau – auch in sie hatte ich mich verliebt – habe ich wie durch eine weiß verschleierte Milchglasscheibe zugesehen, dass Hände nach ihr griffen und ihr weh taten. Es war wie ein Film für mich, ein schrecklicher Horrorfilm; aber ich habe es nicht mit mir, nicht mit dem Jetzt in Verbindung gebracht. Erst beim fünften Mord habe ich realisiert, dass es meine Hände waren. Diesmal war es wie eine Klarglasscheibe: Mit schrecklicher Deutlichkeit konnte ich sehen, dass jemand – ich? – offensichtlich dabei war, die Frau zu töten. Ich habe geschrieen, ich wollte nach vorn kommen, durch die Scheibe brechen, das Geschehen beenden – denn auch dieses Mal mochte ich die Frau sehr – , aber ich kam nicht durch. Ich konnte nichts dagegen machen. Da wusste ich: Man muss mich aus dem Verkehr ziehen. Für immer."

Kapitel 4: Wie wirken sich frühe Gewalterfahrungen auf die Bindungsfähigkeit aus?

„Wenn Kinder klein sind, gib ihnen Wurzeln.
Wenn sie groß sind, gib ihnen Flügel."
– *Chinesisches Sprichwort*

Schöner kann man die Entwicklung von der Bindung zur Autonomie nicht beschreiben, abgesehen davon, dass wir heute denken: Kinder brauchen von Anfang an sowohl Wurzeln als auch Flügel; ihre Autonomieentwicklung kann und sollte ebenso früh beginnen wie eine gute und sichere Bindung an ihre Eltern und ihr Zuhause (Tschöpe-Scheffler, 1999).

Oder ist dies nur eine Entwicklung unseres schnelllebigen Jahrhunderts, das Kinder so schnell wie möglich selbständig machen möchte, damit sie den Selbstentfaltungsbedürfnissen ihrer ewig „jungen" Eltern nicht mehr im Wege stehen?

Wie dem auch sei: Was ist, wenn die Wurzeln der Kinder früh gekappt werden? Wenn sie vorschnell „flügge" werden müssen? Was ist, wenn ein Kind von denselben Menschen verraten, verlassen, misshandelt wird, die es versorgen, lieben und seiner Seele die sichere Verwurzelung bieten sollten? Heute können wir recht genau sagen, was dann geschieht. Dann nimmt das Kind auf allen Ebenen Schaden. Von der Hirnentwicklung bis zu seiner Beziehungsgestaltung, von der Leistungsfähigkeit bis zu Identität – alle Bereiche der kindlichen Entwicklung können, zum Teil sehr erheblich, beeinträchtigt werden.

Wie kann es sein, dass die Beeinträchtigung durch frühe Traumata so gravierend ist? Es hat etwas damit zu tun, dass die menschliche Spezies – anders als viele Pflanzenfresser, etwa Hasen – nicht genetisch darauf vorbereitet ist, schon kurz nach der Geburt so selbständig zu reagieren, dass das Kleine sich bei Gefahr aus eigenem Antrieb in Sicherheit bringen kann. Stattdessen ist ein Menschenkind von Geburt an genetisch darauf programmiert, sich mit seinen Bezugspersonen zu verbinden, die zu „Bindungsobjekten“ in seinem weiteren Leben werden. Wenn das Kind Angst hat, wird es sich zunächst an diese Bezugspersonen wenden, um von ihnen getröstet, in Sicherheit gebracht und versorgt zu werden. Bis etwa zum vierzehnten Lebensjahr bleiben Kinder „Nesthocker“, erst danach sind sie von der Anlage unserer Spezies her in der Lage, zur Not auf sich allein gestellt für sich sorgen zu können. Verhaltensforscher haben uns Menschen deshalb auch gelegentlich als „soziale Frühgeburt“ bezeichnet.

Kinder verfügen daher über ein angeborenes so genanntes „Bindungssystem“. Und erwachsene Menschen verfügen über ein ebenfalls angeborenes korrespondierendes Verhalten, wenn sie mit einem Baby umgehen. Das Gaga, das automatisch aus Ihrem Mund quillt, sobald Sie eines Babys angesichtig werden, gehört dazu. Wundern Sie sich nicht, die Natur hat Sie dazu bestimmt, solche bizarren Lautäußerungen wie „Naha, du süßes Kleines, dudu“ oder so ähnlich, von sich zu geben. Man nennt es „bonding“. Es umfasst solche Verhaltensweisen wie das Präsentieren des eigenen Gesichts in 20–30 cm Abstand, so dass das Baby es auch gut sehen kann; es auf den Arm nehmen und schaukeln, streicheln und küssen, leises Singen und andere zärtliche Lautbildung, füttern und Pflegeverhalten. Weiteres Bindungsverhalten wird in der unmittelbaren Wechselwirkung mit dem Baby ausgelöst: Blickkontakt, körperliche Nähe Aufsuchen, Berührungen, Austausch leiser Töne und Klänge, von Geruch und Geschmack.

All dies löst neurochemische Reaktionen im Gehirn des Babys aus, die für seine Hirnentwicklung ebenso wie für das Bindungs- und spätere Beziehungsverhalten verantwortlich sind (Perry, 2002). Das „Zeitfenster“ für die Entwicklung dieses Verhaltens ist relativ eng:

Das Entscheidende passiert in den ersten 12 Lebensmonaten, der Rest meist in den nächsten zwei Jahren.

Entwicklung des Bindungs- und Beziehungsverhaltens

Wird ein Kind im ersten Lebensjahr vernachlässigt, nimmt es schweren Schaden. Es kann viele Jahre dauern, und manchmal gelingt es nie, ein solches Kind – etwa in Pflege- und Adoptivfamilien – auch nur in eine sozial angepasste Entwicklungsrichtung zu bringen, um ein Minimalziel von Sozialisation zu benennen. Sein Bindungsverhalten wird unter Umständen nie mehr ein sicheres werden. Was das bedeutet, dazu später mehr.

Müssen Kinder in den ersten Lebensmonaten unbedingt die *leibliche* Mutter und den *leiblichen* Vater um sich haben? Glücklicherweise ist dies nicht die zwingende Forderung der Natur. Denn Bindungen kann das Kind nicht nur herstellen zur Mutter und zum Vater, sondern auch zu einer gewissen Anzahl anderer Menschen, die ihm in frühen Jahren nahe sind und das heranwachsende Kind versorgen. Wie wir aus der Sage von Romolus und Remus sowie der Kaspar-Hauser-Geschichte und den Berichten über „Wolfskinder“

wissen, können sogar Tiere – zumindest vorübergehend – entscheidende Bezugs„personen" für Kinder sein.

Normalerweise sind es allerdings eher Großmütter, Tagesmütter, Babysitter und „Nannys" aller Art, die – wenn sie denn verlässlich und liebevoll für das Kind da sind – gute „Ersatzmütter" abgeben.

Doch leider ist es tatsächlich so, dass niemand eine gute Mutter ersetzen kann. Denn das Kind kennt ihren Herzschlag, ihre Stimme und ihren ganz speziellen Duft und kann von Geburt an beide von Herzschlag, Stimme und Duft anderer Frauen unterscheiden (Chamberlain, 1998). Wenn die Mutter aber unglücklich ist, keine Zeit für das Baby hat oder es eher zu misshandeln droht, ist allemal eine verlässliche Bindungsalternative besser (Cassidy & Shaver, 1999).

Etwa die Hälfte aller Kinder von berufstätigen Müttern sind sicher gebunden, wie Untersuchungen zeigen; doch bei nicht berufstätigen Müttern sind es rund 70 Prozent (Cassidy & Mohr, 2001). Auf die Gefahr hin, missverstanden zu werden: Ein kleines Kind scheint doch im ersten Jahr die Mutter sehr zu brauchen, um eine sichere Bindung zu bekommen. Doch, wie gesagt, nur dann, wenn es der Mutter mit dem Kind gut geht. Zwingen sollte man eine Mutter nie, beim Kind zu Hause zu bleiben; denn gezwungen zu sein, sich „auf dem Altar der Mutterschaft zu opfern", wird sie dem Kind unter Umständen lebenslang zum Vorwurf machen (siehe Huber & Rehling, 1987).

Bindung ist insgesamt nicht eine Sache der Quantität, sondern der Qualität des Umgangs. Vor allem ist Bindung eine Frage der Intimität, des unmittelbaren liebevollen körperlichen, seelischen und sozialen Umgangs zwischen Erwachsenem und Kind. Mit anderen Worten, um eine Abwandlung eines Kernsatzes von Martin Buber zu verwenden: „Jede wirkliche *Entwicklung* heißt Begegnung."

Die Fähigkeit zu dieser spezifischen Form von Begegnung, die wir Bindung nennen, wird als basales, angeborenes, biologisch adaptives, so genanntes „**motivationales System**" betrachtet, welches das Baby dazu drängt, einige wenige enge Beziehungen in seinem Leben einzugehen.

Es sind dies also ganz spezielle Beziehungen, in denen das Kind

1. zum Bindungsobjekt (also zunächst: zu der oder dem Erwachsenen, die es versorgen, vorzugsweise der Mutter) **Nähe suchen** wird;
2. ein Gefühl dem Bindungsobjekt gegenüber entwickelt, bei ihm sei es in einem „**sicheren Hafen**" – denn wenn es aufgeregt ist, vor allem, wenn es Angst hat, wird die Erwachsene es in seinem Leid trösten, und
3. ein „**inneres Arbeitsmodell** einer sicheren Basis" entwickeln wird – ein internes Schema des Verhältnisses zwischen seinem Selbst und anderen Bindungsobjekten oder späteren wichtigen Beziehungspersonen. Dieses Arbeitsmodell wird dem Kind ein

Gefühl der Sicherheit verleihen, die Welt zu erkunden; wird ihm ein Gefühl des Wohlbefindens vermitteln, und ihm beibringen, sich selbst zu trösten, wenn es in Zukunft leidvolle Erfahrungen machen wird. Aus dem inneren Arbeitsmodell des Kindes entwickelt sich die so genannte „**Bindungsrepräsentation**" des erwachsenen Menschen. Sie bestimmt, ob dieser Mensch empathiefähig ist, und sie macht sein Beziehungs- und Bindungsverhalten vorhersagbar (Brisch 2002).

So lautet, kurz zusammengefasst, eine zentrale und bis heute vielfach bewiesene Erkenntnis der Bindungsforschung. Diese wurde von John Bowlby begründet, dem erst in seinen späten Jahren Anerkennung für seine von der traditionellen Psychoanalyse abweichenden, durch zahlreiche empirische Versuche gesicherten Erkenntnisse gelang (Bowlby, 1975, 2001).

Wo Bowlby noch vor allem solche Traumata wie **Vernachlässigung** und **frühen Verlust** von Bezugspersonen für die Störung der sicheren Bindung verantwortlich machte, stellte man später fest, dass noch ganz andere Ereignisse, etwa **körperliche und sexuelle Misshandlungen**, zu gravierenden Beeinträchtigungen der Bindungsfähigkeit führen können.

Bindungsstile

Auf Bowlbys Arbeiten aufbauend, fand seine Schülerin Mary Ainsworth zunächst drei Bindungsstile heraus: Sichere Bindung, unsicher-vermeidende und unsicher-ambivalente Bindung (Ainsworth, 1978).

Wie häufig diese Bindungsstile sind, können Sie in der folgenden Tabelle sehen (nach Perry, 2002):

Bindungsstil	Bei Einjährigen vorfindbar in Prozent	Verhalten in der „Fremden Situation"
Sicher gebunden	60–70 Prozent	In der ungewohnten Situation zunächst neugierig; aufgeregt bei Trennung; warme Begrüßung bei der Rückkehr der Mutter; strebt nach Berührung und Trost beim Wiedersehen.
Unsicher vermeidend	15–20 Prozent	Ignoriert anwesende Mutter; folgt der Mutter mit den Augen, wenn sie das Zimmer verlässt; wendet sich beim Wiedersehen von ihr ab.

Bindungsstil	Bei Einjährigen vorfindbar in Prozent	Verhalten in der „Fremden Situation“
Unsicher ambivalent	10–15 Prozent	Wenig Neugier; bleibt in der Nähe der Mutter; sehr verzweifelt bei Trennung; ambivalent oder wütend und wehrt sich gegen Mutter beim Wiedersehen.
Desorganisiert/ desorientiert	5–10 Prozent	Gleichzeitigkeit oder schnelle Aufeinanderfolge von Annäherung und Meidung der Mutter; verwirrt und benommen; dissoziative Zustände (für Sekunden wie im „Halbschlaf“ oder in Trance sein).

Fremde Situation

Festgestellt werden die Bindungsstile der Kinder in der so genannten **„Fremden Situation“**, das ist seit Jahrzehnten *die* Testsituation schlechthin, die dazu dient, das Bindungsverhalten von 12–18 Monate alten Kindern festzustellen. Die „Fremde Situation“ sieht so aus: Die Mutter (oder eine andere Bezugsperson) und das Kleinkind werden in einen für sie fremden Raum gebracht, in dem interessantes Spielzeug herumliegt. Nach einer Weile betritt eine fremde Person den Raum und spricht nach ein paar Minuten die Mutter an. Auf ein Klopfzeichen hin verabschiedet sich die Mutter kurz von dem Kind und verlässt das Zimmer, die fremde Frau macht dem Kind nach einer kurzen Zeit ein Trost- und Mitspielangebot. Die Mutter betritt wieder das Zimmer, die fremde Frau geht hinaus. Nach weiteren Minuten verlässt die Mutter wortlos das Zimmer und kehrt nach spätestens drei Minuten – wenn das Kind sehr aufgeregt ist, auch früher – wieder zurück.

Per Videokamera werden während der gesamten „Fremden Situation“ die Interaktionen zwischen Mutter (oder anderer Bezugsperson) und Kind gefilmt und später von unabhängigen Beobachtern nach bestimmten Kriterien von Sicherheit oder Unsicherheit eingeschätzt.

Heute weiß man, dass das, was nach der Auswertung des Kleinkind-Verhaltens in und nach den Trennungssituationen für eine „Bindungsklassifikation“ herauskommt, einen verlässlichen Vorhersagewert für das Bindungsverhalten des sechsjährigen sowie des jugendlichen und erwachsenen Menschen darstellt (siehe u.a. Carlson, 1998; Ogawa et al., 1997; Solomon & George, 1999; Wartner et al., 1994).

Sicher gebunden

Wer **sicher gebunden** ist, kann als Erwachsener später von sich sagen: „Es fällt mir leicht, anderen Menschen gefühlsmäßig nahe zu sein. Ich weiß sehr wohl, dass ich in intimen Beziehungen von der anderen Person abhängig bin, und das ist ganz in Ordnung für mich. Genauso ist es in Ordnung für mich, wenn ich weiß, dass die andere Person von mir abhängig ist. Auch allein zu sein, fällt mir leicht; und es macht mir nichts aus, wenn ich mal feststelle, dass ich von anderen für das, was ich bin und vertrete, nicht akzeptiert werde." (Nach Bartholomew & Horowitz, 1991)

Dies ist die Mischung aus Bindungsfähigkeit und Autonomie, von Wurzeln und Flügeln, die eine sicher gebundene Mutter oder andere wesentliche Bezugsperson dem Kind früh vermittelt haben. Eine sicher gebundene und ihrerseits sicher bindende Mutter wird selbst das Gefühl haben, ein eigenständiger und liebenswerter Mensch zu sein, wird diese Gefühle auch ihrem Baby übertragen und beide Aspekte: liebevolle Nähe und Autonomie, fördern. Sie selbst ist empathiefähig und vermittelt diese für ein geglücktes Beziehungsleben so wertvolle Fähigkeit auch ihrem Kind.

Seit vielen Jahren stellt man mit dem Adult Attachment Interview (in deutscher Version abgedruckt in Brisch, 2001) die so genannte Bindungsrepräsentation von Erwachsenen fest, und es ist jeweils eine sehr starke Übereinstimmung (70–90%) zwischen dem Bindungsstil als Kind und dem des erwachsenen Menschen festzustellen.

Unsicher-vermeidende Bindung

Menschen mit einer **unsicher-vermeidenden** Bindung neigen als Erwachsene dazu, nahe Beziehungen eher ablehnend bis entwertend zu beschreiben, etwa so:

„Ich brauche keine nahen emotionalen Beziehungen. Mir ist es vor allem wichtig, mich unabhängig zu fühlen und mir selbst genug zu sein. Von anderen abhängig zu sein, kann ich nicht leiden, und genauso wenig, wenn andere von mir abhängig sind."

Diese Reaktion verweist darauf, dass dieser Mensch als Kind der Mutter „zuviel war" oder von ihr abgelehnt wurde und gelernt hat, dass man die Erwachsenen besser nicht behelligt mit eigenen Wünschen. Ob die vielen „obercoolen" Jugendlichen eine entsprechende Botschaft ihrer Eltern allzu gut verinnerlicht haben? Und ob sie in der Lage sind, diese Haltung zu überwinden, oder werden sie als Erwachsene ebenso denken?

Unsicher-ambivalent schließlich ist der Bindungsstil solcher Menschen, die noch mit den frühen Bezugspersonen verstrickt sind, an neuen Bindungspersonen geradezu klammern, zumindest innerlich, gleichzeitig aber wütend und ärgerlich auf sie sind. Diese Ambivalenz – ursprünglich eine angemessene Reaktion auf unsicher gebundene Bezugspersonen und deren unvorhersehbare Verhaltensweisen – könnte man etwa so beschreiben: „Ich habe große Sehnsucht danach, in nahen Beziehungen sehr eng und verschmelzend mit der anderen Person zu sein. Leider mache ich häufig die Erfahrung, dass ich es dann doch nicht lange so eng aushalte, oder dass die andere Person mir nicht so nahe kommen möchte, wie ich es gerne will. Ohne nahe Beziehung fühle ich mich nicht wohl. Manchmal mache ich mir Sorgen, warum es wohl so ist, dass ich anderen nicht so viel bedeute wie sie mir."

Persönlichkeitsstörungen

Beide Formen von unsicherer Bindungsrepräsentanz – die eher ablehnend/entwertende und die unsicher-verstrickte Form – kommen häufig bei Menschen mit **Persönlichkeitsstörungen** vor. Kein Wunder, ist doch das Hauptkennzeichen der Persönlichkeitsstörungen die Störung der Beziehungsfähigkeit. Und: Zwischen 60 und über 90 Prozent der Persönlichkeitsstörungen haben Traumata, sehr häufig frühe Traumata, als Hintergrund. (Zum Weiterlesen: Atkinson & Zucker, 1997; Bindungsforschung und Persönlichkeitsentwicklung, 2001; Brady et al., 2000; Cassidy & Shaver, 1999; Driessen et al., 2002; Ellason et al., 1996a,b; Fullerton & Ursano, 1997; Gunderson & Sabo, 1993; Johnson et al., 1999; Kendler et al., 2000; van der Kolk et al., 1994; Liotti & Pasquini, 2000; McCann & Pearlman, 1990; Neumann et al., 1996; Overkamp et al., 1997; Paris, 1997; Perris & McGorry, 1998; Silk et al., 1995; Wilson & Keane, 1996)

Unsicher-desorganisierte Bindung

Neben diesen drei Bindungsstilen stellte sich heraus, dass eine vierte, erst als eine Art Restkategorie behandelte Art der Bindung von Kindern auch ein eigenständiges Bindungsmuster darstellt: die so genannte unsicher-desorganisierte Bindung. Und diese Kinder sind mit noch höherer Wahrscheinlichkeit zutiefst verstört, weil sie früh verlassen, vernachlässigt, verängstigt und/oder körperlich oder sogar sexuell gequält wurden.

Bei **desorganisiert gebundenen** Kindern wird schon in der frühen Testsituation der „Fremden Situation" mit 12 bis 18 Monaten ein bizarres Verhalten festgestellt, das auf hochgradige Verstörung hinweist. Sie zeigen:

a) widersprüchliche Verhaltensmuster, kurz hintereinander oder auch gleichzeitig;
b) ungerichtete, fehlgerichtete, unvollständige und unterbrochene Mimik oder Gestik;
c) seltsame Bewegungen in einem schlechten „Timing", oder nehmen bizarre Posen ein;
d) „eingefrorene", erstarrte und verlangsamte „Unterwasser-Bewegungen" in Mimik, Gestik und Körperhaltung;
e) eindeutige Anzeichen dafür, dass sie sich vor der Bezugsperson fürchten; manchmal gibt es auch eine seltsame „Nicht-Reaktion" bei Wiedereintreffen der Bezugsperson;
f) klare Anzeichen für Desorientierung in Raum und Zeit (Main & Solomon, 1986).

Die desorientierten und desorganisiert gebundenen Kinder müssen mit einem Dilemma fertig werden: Sie haben **Angst** vor den Menschen, denen sie sich von der Natur her zuwenden müssen. Sie entwickeln kein kohärentes „Arbeitsmodell“, also keine verlässliche Bindungsrepräsentation im späteren Leben, und was das Schlimmste ist: Ihnen fehlt dann die Empathiefähigkeit (Brisch, 2002).

Das spätere Verhalten der desorganisiert gebundenen Kinder wird sich vor allem darin zeigen, dass sie sich äußerst bemühen, die Beziehung zu anderen Menschen zu kontrollieren, wobei sie selbst Defizite im Sozialverhalten haben (Jacobvitz & Hazen, 1999; Wartner et al., 1994). Dabei werden sie tendenziell zu einer von zwei Möglichkeiten greifen: Sie werden sich entweder **feindselig-bestrafend verhalten oder tröstend-fürsorglich – dies aber stets in kontrollierender Absicht**. Und: Sie können später nicht flexibel zwischen beiden Verhaltensstilen abwechseln, sondern bleiben rigide bei jeweils einem davon, wodurch sie sich soziale Schwierigkeiten einhandeln. Ein Kind, das immer feindselig oder immer fürsorglich reagiert, auch gegenüber Spielkameraden, bei denen dieses Verhalten jeweils gar nicht angemessen ist, wird bald abgelehnt werden, all seiner Bemühungen um Kontrolle der Situation zum Trotz. (Lyons-Ruth & Jacobvitz, 1999, haben zahlreiche Studien hierzu zusammengefasst.)

Wie chaotisch und zutiefst erschreckt misshandelte Kinder mit der desorganisierten Bindung reagieren, zeigt sich an einigen Studien an Kindern, bei denen man schon als Ein- bis Anderthalb-Jähriges den Bindungsstil in der „fremden Situation“ festgestellt hatte und die man in der Nachuntersuchung mit sechs Jahren in Spielszenen **Trennungsszenarios** von den Eltern in Geschichten fortspinnen ließ. Im Gegensatz zu den sicher gebundenen Kindern, die recht klar Trennungsängste zum Ausdruck bringen konnten, aber jeweils adäquate Lösungen zum Trösten des „verlassenen Kindes“ und ein Happy End erfanden, schilderten die desorganisiert gebundenen Kinder erschreckende Horrorgeschichten, in denen tödliche Unglücke, Mord und Suizid vorkamen und die auch chaotisch oder unglücklich endeten. Sich selbst stellten die Kinder, indem sie eine Puppe für sich agieren ließen, als gewalttätig, feindselig, negativ oder in ihrem Verhalten unberechenbar dar (Kaplan, 1987; Main, Kaplan & Cassidy, 1985; Solomon, George & De Jong, 1995; Cassidy, 1988).

Weitere Studien zeigen: Je unvorhersagbarer, traumatischer und erschreckender die frühe Bindungssituation des Kindes ist, desto wahrscheinlicher wird es kein kohärentes Verhalten, ja kein kohärentes Selbst entwickeln können und daher dauerhaft ein desorganisiertes und desorientiertes Bindungs- und Beziehungsverhalten zeigen.

Misshandlung

Das erschreckendste Verhalten, das Eltern einem Kind gegenüber an den Tag legen können, ist natürlich körperliche und sexuelle Misshandlung (zusammengefasst in: Kotch,

Muller & Blakely, 1999). Es darf also niemanden verwundern, dass mehr als **80 Prozent der misshandelten Kinder** in entsprechenden Untersuchungen ein **desorganisiertes Bindungsmuster** hatten. Aber auch Eltern mit einer ungelösten Traumageschichte und einer Panikstörung, die ihrerseits sozusagen chronisch zutiefst erschreckt sind, neigen dazu, ihre Kinder zu erschrecken und ein desorganisiertes Bindungsverhalten in ihnen auszulösen. Dies ist vor allem für Mütter untersucht worden. **Entscheidend für ein erschreckendes Verhalten der Mütter scheinen eigene ungelöste Verlust- und Misshandlungserfahrungen zu sein**, die zu einer starken eigenen „Schreckhaftigkeit" führen sowie dazu, dass sie ihr eigenes Kind oft erschreckend finden und ihm dies spiegeln. Zu den Verlusterfahrungen der Mutter, die sich in der Entwicklung eines desorganisierten Bindungsmusters zum Kind auswirken, gehört besonders die, im Zeitraum von zwei Jahren vor der Geburt des Kindes einen **nahe stehenden Menschen verloren** zu haben.

Mary Main und ihre Mitarbeiter haben ein Beobachtungssystem für elterliches Verhalten entwickelt, das ermöglicht, bestimmtes erschrecktes und erschreckendes Verhalten zu analysieren. Dabei stellten sie fest, dass die Mütter sich genauso desorganisiert und chaotisch, so überfallartig invasiv, sexualisiert und/oder dissoziativ verhielten, wie es später als Verhalten bei desorganisiert gebundenen Kindern zu beobachten war (siehe u.a. Hesse & Main, 1999; Main & Hesse, 1998)

Zwar gibt es auch durchaus **sicher** gebundene Erwachsene, die noch ungelöste Traumata oder Verlusterfahrungen aus ihrer Lebensgeschichte mit sich herumtragen, wenn sie ein Kind bekommen. Doch diese werden weniger häufig ihr Kind erschrecken oder misshandeln und ihm so ein desorganisiertes Bindungsverhalten „vererben" als Eltern, die selbst misshandelt wurden und/oder schon selbst einen desorganisierten Bindungsstil haben. Mit anderen Worten: **Trauma, Verlust, Misshandlung und desorganisierte Bindungserfahrung wird von Generation zu Generation weitergegeben.**

Ob durch eigene Misshandlungserfahrung oder durch die Weitergabe von Schrecken auf direktem oder indirektem (Übertragungs-)Weg:

Desorientierte Kinder bekommen jeweils so viel Angst „mit", dass

- sie selbst mit Bedrohungssituationen schlechter fertig werden,
- ihre Stressresistenz geringer ist,
- ihre sozialen Probleme größer,
- ihr Selbstwertgefühl kleiner,
- das Risiko für schwere psychische Probleme bis hin zu Persönlichkeitsstörungen und Suizidalität erhöht ist.

(Jacobvitz & Hazen, 1999; Van Ijzendoorn & Bakermans-Kranenburg, 1996)

- Außerdem ist die Wahrscheinlichkeit bei ihnen größer, eine **dissoziative Störung** zu entwickeln. Denn wenn Kinder über eine gute Dissoziationsfähigkeit verfügen, werden sie diesen Abwehrmechanismus einzusetzen lernen, um mit den chaotischen und widersprüchlichen häuslichen Situationen fertig zu werden. Und zwar, indem sie diese entweder sofort „vergessen", also häufige Amnesien haben, oder indem sie jeweils für eine der überwältigenden oder chaotischen oder erschreckenden oder widersprüchlichen Situationen bestimmte Persönlichkeits-Zustände oder sogar, wenn sie schwer misshandelt werden, mehrere getrennte Persönlichkeits-Anteile entwickeln. Bei Letzterem kann eine multiple Persönlichkeit entstehen (Liotti, 1992 etc.; Carlson, 1998; Huber, 1995; Ogawa et al., 1997).

Entwicklungstraumatologie

Im letzten Jahrzehnt stellte die Bindungsforschung diese und weitere wichtige Erkenntnisse zur Verfügung, welche sich mit der entstehenden Disziplin der Entwicklungstraumatologie sehr gut verflechten lassen. Nun zu einigen Ergebnissen aus der letzteren Disziplin:

Die grundsätzliche Fähigkeit, sich an einen anderen Menschen zu binden, ist jedem Kind angeboren. Man nennt dies das Bindungssystem, und es ist im Gehirn sozusagen als „Hardware" vorhanden. Doch die Erfahrungen, die das kleine Kind macht, wirken sich direkt darauf aus, wie dieses basale System sich ausdifferenziert und dauerhaft organisiert.

Wie jede Form von Erfahrung führt auch die zwischenmenschliche Bindungserfahrung beim kleinen Kind zur Aktivierung von Nervenzellen im Gehirn. Diese sich in ein immer komplexer werdendes Geflecht verwandelnden neuronalen Strukturen reagieren unmittelbar auf Ereignisse der Außenwelt, ebenso wie auf innerlich auftauchende Bilder, die das Gehirn selbst schafft (etwa wenn sich das älter werdende Kind an vergangene Ereignisse erinnert).

Die Einheit, die wir **Psyche** nennen, können wir am besten verstehen als **Muster im Fluss von Energie und Information**. Energie und Information können innerhalb eines Gehirns fließen oder zwischen mehreren Gehirnen. Die Art und Weise, wie die Energie fließt, hinterlässt im Gehirn Spuren, die wir später „Erfahrungen" nennen.

Dies ist kein pseudowissenschaftliches Gerede aus der New-Age-Ecke, sondern solide neurowissenschaftliche Erkenntnis. Es gibt in den letzten Jahren eine zunehmende Konvergenz von Ergebnissen aus den Neurowissenschaften und den Verhaltenswissenschaften der menschlichen Entwicklung, die uns ein tieferes Verständnis der menschlichen Psyche erlauben, als es jedes der einzelnen Forschungsgebiete allein zustande bringen kann. Das vielleicht wichtigste dieser gemeinsamen Ergebnisse lautet:

Frühe Beziehung steuert Hirnentwicklung.

„Wenn ein Kind verschiedene suboptimale“, also weniger gute „Bindungserfahrungen macht, kann seine Psyche nicht als gut integriertes System Funktionieren lernen.“ Diesen zusammenfassenden Satz hat Daniel Siegel vom Zentrum für Humanentwicklung der medizinischen Fakultät an der angesehenen UCLA in Los Angeles in seinen entsprechenden Überblicksartikel hineingeschrieben (Siegel, 2001).

Er erklärt diese ebenso einfache wie sensationelle Schlussfolgerung – sie bedeutet schließlich nichts anderes als genau dies: Frühe Beziehung steuert Gehirnentwicklung – unter anderem so: „Wir wissen heute, dass sowohl die genetische Information selbst als auch die Aktivität der Nervenzellen diejenigen Gene steuert und aktiviert, die ihrerseits solche Proteine herstellen, die für den Aufbau der Hirnstruktur notwendig sind.“ Bis in die genetische Abfolge der Steuerung von Eiweißproduktion und neuronalen Netzwerken hinein kann man heute nachweisen, wie sich gute oder schlechte frühe Bindungserfahrungen auswirken. Im Folgenden werde ich Siegels Überblicksartikel zusammenfassen (siehe auch: Siegel, 1999).

Wenn das Kind eine Erfahrung macht, so bedeutet dies immer auch eine Aktivierung von Nervenzellen. Erfahrung formt daraufhin auch die Funktion der Nerven-Aktivität in jedem gegebenen Augenblick der kindlichen Entwicklung. So kann z.B. zwischenmenschliche Erfahrung die kontinuierlich sich verändernde Struktur des Gehirns während des gesamten Lebens formen. Jüngste Ergebnisse aus den Neurowissenschaften weisen tatsächlich darauf hin, dass das Gehirn während des gesamten menschlichen Lebens plastisch und offen für weitere Umgebungseinflüsse bleibt. Diese Plastizität kann nicht nur zur Schaffung neuer synaptischer Verbindungen zwischen Nervenzellen führen, sondern auch das Leben lang neue Neuronen wachsen lassen.

Die Fähigkeit eines Kindes mit einer bestimmten Bindungserfahrung, den daraus entstehenden Bindungsstil noch jenseits der frühen Lebensjahre zu verändern, mag mit dieser Fähigkeit des Gehirns zusammenhängen, kontinuierlich als Reaktion auf Lebenserfahrungen zu „wachsen“. Dies sollte uns jedoch nicht dazu verführen zu glauben, die frühe Bindungserfahrung sei unwichtig. Im Gegenteil.

Wie bereitet das Gehirn Bindungserfahrungen vor?

Es gibt genetisch eine Überproduktion von Nervenzellen vor der Geburt und von neuronalen Schaltstellen in den ersten drei Lebensjahren. Das Gehirn scheint also einen eingebauten Mechanismus zu haben, der zur neurobiologischen „Gründung“ der sich entwickelnden Psyche führt. Während das Kind heranwächst, dient dieses neuronale Substrat als die Struktur, aus der grundlegende Erfahrungen die Neuronen-Verbindungen „herausschälen“, etwa Wahrnehmung und motorische Aktivität. Diese frühe Form der Hirnentwicklung, die manche Neurowissenschaftler als „**erfahrungs-bereit**“ (*experience expectant)* bezeichnen, funktioniert aufgrund der genetisch codierten Synapsen-Bildung. Diese Bildung von Nerven-Schaltstellen erfordert eine minimale Menge an Umweltstimulation, wie etwa Darbietung von Licht oder Geräuschen.

Mangelnder Gebrauch („Use-it-or-lose-it"), etwa aufgrund von Vernachlässigung, oder toxische Bedingungen wie exzessiver Stress, z.B. Kindesmisshandlung, können beim Säugling zur Eliminierung bereits bestehender Nervenverbindungen führen!

Ein gegensätzlicher Prozess, der manchmal „**erfahrungs-abhängige**" (*experience-dependent*") Entwicklung genannt wird, bedeutet, dass Erfahrungen neue Nervenverbindungen entstehen lassen.

Da frühe zwischenmenschliche Erfahrungen so wichtig sind für die menschliche Entwicklung, hat Daniel Siegel den Spruch geprägt:

„Zwischenmenschliche Begegnung lässt die Nervenverbindungen wachsen, aus denen die Psyche entsteht." (Siegel, 1999)

Nun sollte dies Eltern nicht dazu veranlassen zu glauben, sie müssten ein Baby pausenlos stimulieren, um ihm möglichst viele frühe positive Lernerfahrungen zu bieten. „Viel hilft viel" stimmt auch hier nicht. In einer „durchschnittlichen" Umgebung, welche die notwendige Menge an sensorischer Stimulation bietet, um die notwendige Portion dieser genetisch geschaffenen und hochgradig dichten synaptischen Schaltkreise aufrechtzuerhalten, wird sich das Gehirn gut entwickeln.

Die Bindungsforschung verweist also darauf, dass als Schlüssel zur gesunden Entwicklung die wechselseitig sich beeinflussende zwischenmenschliche Interaktion betrachtet werden kann, nicht die (exzessive) sensorische Stimulation.

Entwicklung handelt von der Schaffung spezifischer Schaltkreise, nicht nur von der Gesamtmenge von Synapsen im Gehirn. Wie sich die Schaltkreise entwickeln, die emotionales und soziales Verhalten regeln, wird zutiefst beeinflusst durch zwischenmenschliche Erfahrungen, die früh im Leben beginnen. Es gibt Schaltkreise, die für emotionales und soziales Verhalten verantwortlich sind und in den ersten Lebensjahren „online gehen".

Feinfühligkeit

Die **orbitofrontale** Region im Gehirn, die zentral ist für eine Reihe von Prozessen wie Gefühlsregulation, Empathie und autobiografisches Gedächtnis, macht zum Beispiel eine erfahrungsabhängige Entwicklung durch, die von der Art der zwischenmenschlichen Kommunikation in den ersten Lebensjahren, auf gut Deutsch: der Bindungserfahrung, abhängig ist. Interaktionen mit „älteren Menschen", also nicht mit Kindern, sondern mit Bindungsobjekten wie der Mutter, sind in dieser frühen Zeit wesentlich, um die Art von feinfühliger Kommunikation entstehen zu lassen, die zur angemessenen emotionalen und sozialen Entwicklung des Kindes führt. Diese sich wechselseitig beeinflussende „Stimmigkeit", die sich in **„Feinfühligkeit"** ***(attunement)*** zwischen Erwachsenem und Kind ausdrückt – sie ist es (nicht exzessive sensorische Stimulation), die in dieser frühen Zeit benötigt wird. Sie nämlich lässt Muster von Interaktionen entstehen, durch die der fürsorgliche Erwachsene die positiven und negativen emotionalen Zustände des Kindes regulieren kann. Solche emotions-regulierenden Interaktionen braucht das Baby für die Reifung seines emotionalen und sozialen Gehirns. Um sich auf den Säugling entsprechend feinfühlig einstellen zu können, muss die erwachsene Bindungsperson die Signale des Kindes

- wahrnehmen, muss sie
- richtig interpretieren, muss darauf
- angemessen reagieren, und zwar
- prompt (Brisch, 2002).

Immerhin etwa sechzig Prozent aller „Bindungspersonen" (in der Regel die Mütter) können das, und so kommt es, dass etwa ebenso viele einjährige Kinder bereits eine sichere Bindung aufweisen. Bei ihnen verläuft dann auch die Entwicklung der Hirnregionen optimal, die für emotionales und soziales Verhalten zuständig sind. (Aber bei einem Drittel aller einjährigen Kinder ist das nicht so!)

Gedächtnis

Gedächtnis ist die Art und Weise, wie vergangene Erfahrungen im Gehirn aufbewahrt werden und wie sie das gegenwärtige und zukünftige Verhalten beeinflussen. Im ersten Lebensjahr verfügt das Baby über ein „**implizites**" Gedächtnis, das emotionale, Verhaltens-, Wahrnehmungs- und vermutlich Körper-Erinnerungen speichert. Das implizite Gedächtnis schließt die Generalisierungen wiederholter Erfahrungen, genannt „mentale Modelle" oder „Schemata", ein. Die Art, wie das Gehirn sich bereit macht, bestimmte Erinnerungen als Reaktion auf spezifische Hinweisreize aufzuspüren, ist ebenso ein Teil des impliziten Gedächtnisses und wird „**priming**" genannt.

Wenn implizite Erinnerungen aktiviert werden, dann ist dies nicht verbunden mit einer inneren Empfindung, *dass* gerade etwas erinnert wird. Sie beeinflussen lediglich unsere Gefühle, Verhaltensweisen und Wahrnehmungen direkt, im Hier und Jetzt, ohne dass wir uns bewusst wären, dass da eine Verbindung zur Vergangenheit hergestellt wurde. Dies ist die Reaktion des Amygdala-Systems.

Etwa Mitte des zweiten Lebensjahres beginnen die Kinder eine zweite Art von Gedächtnis zu entwickeln: das „**explizite**" Gedächtnis, für das der Hippocampus so wesentlich ist. Es enthält zwei Formen: eine faktische (semantische) und eine autobiografische („episodische"). Beide Formen sind verbunden mit einer inneren Empfindung: „Ich bin gerade dabei, mich an etwas zu erinnern." Für das sich später entwickelnde **autobiografische Gedächtnis** gibt es auch ein Gefühl für das Selbst zu einer Zeit in der Vergangenheit („So war ich damals.").

Babys haben nur die implizite Form des Gedächtnisses zur Verfügung. Dass und wie ihre Psyche in den ersten Lebensmonaten geformt wurde, wird ihnen später nicht zugänglich sein. Dies ist die normale, überall vorfindbare „Kindheitsamnesie".

Erst nach dem ersten Geburtstag beginnt die Reifung des Hippocampus im medialen Temporallappen; dieser ist wesentlich für das explizite Gedächtnis. Und noch später erst wird ein Teil des Frontalhirns, der präfrontaler Cortex genannt wird, genug gereift sein, damit sich der Jugendliche und erwachsene Mensch an autobiografisches Material erinnern kann.

Selbst

Der Psychiater und Pädiatrie-Forscher Daniel Stern hat untersucht, wie das **Selbst** sich in den ersten Lebensjahren in mehreren Stadien aus den zwischenmenschlichen Beziehungen heraus entwickelt (Stern, 1985). Von der Geburt bis zum zweiten Lebensmonat beginnt beim Baby ein „**entstehendes Selbst**" (*emerging self*), bei dem der Körper sensorische Daten aufnimmt und das Baby einen ersten rudimentären Eindruck entwickelt von der Organisation der Welt, die es direkt erlebt. Vom zweiten/dritten Monat bis zum siebten bis neunten Monat beginnt das Kleinkind ein erstes „**Kern-Selbst**" (*core self*) zu entwickeln, dessen zentrale Merkmale das Gefühl des Kindes für

- Handlungsimpulse (das Zentrum des Willens),
- Kohärenz (Empfindungen des Körpers),
- Affektlage (Gefühlszustände) und
- Kontinuität (ein Gefühl für das Selbst über die Zeit hinweg in Form von Erinnerung)

sind.

Vom neunten bis ungefähr 18. Monat entsteht das „**subjektive Selbst**" (*subjective self*), das zwischen Selbst und Selbst-mit-Anderen unterscheidet, wobei Letzteres die zwischen fürsorglicher Person und Kind gemeinsam geteilten Aufmerksamkeiten, Absichten und Emotionen enthält. Bis zum zweiten Geburtstag hat das „**verbale Selbst**" begonnen, Worte mit der fürsorglichen Person zu teilen, sich mit-zu-teilen. Danach entwickelt sich ein „**narratives Selbst**", bei dem autobiografische Erzählungen eine Hauptrolle spielen.

Antonio Damasio (1995) hat drei sich entwickelnde Formen des Selbst unterschieden. Innerhalb tiefer Strukturen des Gehirns, in denen sensorische Informationen aus der Außenwelt (Wahrnehmungen) und aus dem Körper (via „somatosensorischem System") abgebildet werden, entsteht das „**Proto-Selbst**" (*proto-self*). Dieses entspricht einer direkten Erfahrung des Gehirns von der Außen- und Körper-Welt. Hier entstehen neuronale

Landkarten „**erster Ordnung**". Innerhalb höher geordneter Schaltkreise des Gehirns gibt es neuronale Prozesse, die eine Landkarte „**zweiter Ordnung**" des Proto-Selbst erstellen, wie es durch seine Interaktion mit der Welt/dem Körper verändert wird. Diese höheren Hirnregionen sind in der Lage, eine neuronale Landkarte des Proto-Selbst vor der Interaktion und dann ein Proto-Selbst unmittelbar nach der Interaktion mit der Welt/dem Körper zu erstellen. Dieser Veränderungsprozess definiert das „**Kern-Selbst**". Das darin entstehende erhöhte Gefühl für Bewusstheit nennt Damasio das „**Kern-Bewusstsein**" – eine „Hier-und-Jetzt"-Erfahrung konzentrierter Aufmerksamkeit. Eine dritte, höhere Gruppierung neuronaler Strukturen ist dann verantwortlich für das „**erweiterte Bewusstsein**" (*extended consciousness*), in dem neuronale Landkarten „dritter Ordnung" die Veränderungen im Kern-Selbst über die Zeit hinweg auswerten. Auf diese Weise wird es dem Gehirn möglich, ein „**autobiografisches Selbst**" zu entwickeln, das die Geschichte des Individuums aufzeichnet, sie mit gegenwärtigen Erfahrungen vergleicht und es auf die Zukunft vorbereitet.

Ein wesentlicher Aspekt des Selbst ist der einer „**Autonoesis**" oder „Selbst-Erkenntnis", wie sie in autobiografischen Erzählungen aufscheint. Die Bindungsforschung hat festgestellt, dass eine der wichtigsten Vorhersagewerte für die Bindung eines Säuglings an das Elternteil die autobiografische narrative Kohärenz dieses Elternteils ist (Hesse, 1999). Die narrative Kohärenz oder frei übersetzt etwa den „erzählerischen Zusammenhang" kann man untersuchen, indem man den freien und flexiblen Informationsfluss feststellt, wenn eine Person die Geschichte ihres Lebens erzählt, beginnend mit ihrer Erinnerung an ihre frühesten Erfahrungen. Dies wird mit dem Instrument des **Adult Attachment Interview** gemessen, in dem man als erwachsener Mensch die eigenen Erinnerungen an die frühesten Erfahrungen mit ihren eigenen Eltern berichtet. Der so gemessene Bindungsstil, der bei Erwachsenen „Bindungsrepräsentanz" genannt wird, scheint zusammen mit der „Feinfühligkeit" (attunement) der (zukünftigen) Eltern die entscheidenden Faktoren zu liefern, die selbst ein Jahr vor der Geburt eines Kindes voraussagen lassen, wie sein Bindungsstil sein wird: sicher, unsicher oder desorganisiert (Fonagy et al., 1991).

Bindungsstörung

Wenn zur desorganisierten Bindung häufige, wiederholte, unvorhersehbare und willkürliche Traumata hinzukommen – oder wenn desorganisierte Bindung aufgrund solcher Traumatisierungen entstanden ist –, dann entwickeln Kinder in der Regel eine **Bindungsstörung**. Der Münchner Pädiater Karl-Heinz Brisch hat in seinen Büchern (2001, 2003) solche Folgen gewaltsam zerstörter Bindungserfahrungen benannt:

- Bindungslosigkeit (das Kind fürchtet und meidet jede Form von Bindung);
- Promiskuität (jede/r Beliebige wird als „beste Bindungsperson" gewählt);
- Übererregung (jede Trennung von einer Bindungsperson wird vermieden);

- Hemmung (sich der Bindungsperson anzunähern);
- erhöhtes Unfall-Risiko (weil die Eltern danach wenigstens für kurze Zeit aufmerksam sind);
- Rollenwechsel/Parentifizierung (das Kind muss die Elternrolle übernehmen, die Eltern benehmen sich „kindisch“);
- psychosomatische Auffälligkeiten (das Kind reagiert körperlich auf Irritationen hoch erregt).

Traumatisierte Eltern, die nicht an ihrer Traumatisierung bewusst gearbeitet haben, um sie zu integrieren, werden mit hoher Wahrscheinlichkeit desorganisiert gebundene Kinder „produzieren“ (Brisch, 2002).

Developmental Traumatology

Ergänzt werden solche Befunde von den neuesten Forschungsergebnissen der so genannten „Developmental Traumatology“, in denen konkrete Folgen nicht nur von desorganisierten Bindungserfahrungen, sondern unmittelbar von Kindesmisshandlungen untersucht werden. Neben Daniel Siegel ist Michael DeBellis, Psychiater an der Universität Pittsburgh, ein herausragender Vertreter dieses neuen Faches. In einem jüngst veröffentlichten Überblicksbeitrag schreibt er: „Der überwältigende Stress früher Verlust- und Misshandlungserfahrungen in der Kindheit ist verbunden mit Veränderungen biologischer Stress-Systeme und hat schädliche Einflüsse auf die Hirnentwicklung. Letztere wird durch Gene geregelt, die äußerst empfindlich auf – insbesondere frühe – Lebenserfahrungen reagieren.“ (DeBellis, 2001)

Die psychobiologischen Folgeerscheinungen von Kindesmisshandlung fasst DeBellis zusammen im Begriff **umweltbedingte komplexe Entwicklungsstörung**. Konkret: Kindesmisshandlung ist

- umweltbedingt, weil sie von erwachsenen Bezugspersonen gegen Kinder ausgeübt wird;
- sie verursacht eine komplexe Störung, das heißt, auf allen Ebenen von Denken, Fühlen, Verhalten, sozialen Beziehungen, Leistungen und Fähigkeiten – und auch im Gehirn selbst sowie in der sonstigen körperlichen Funktionen können erhebliche Beeinträchtigungen auftreten;
- Entwicklungsstörung bezieht sich nicht nur darauf, dass sich das Sozialverhalten und die motorischen Fähigkeiten aufgrund von Misshandlungen verschlechtern können. Sondern frühe Misshandlung und auch früher Verlust und Vernachlässigung wirken sich sogar, wie wir heute wissen, negativ auf die Entwicklung von Nervenzellen, Synapsen (also Verbindungsstellen von Nervenzellen), bestimmten Hirnstrukturen wie dem Pons, also der Brücke zwischen den Großhirnrinden und dem Hippocampus – dem Archiv unseres Gedächtnisses – aus.

Wer sich über die Auswirkungen früher Traumata auf die Hirnphysiologie, die Hirnentwicklung, die kognitiven Fähigkeiten sowie das emotionale und soziale Leben einen genaueren Überblick verschaffen möchte, kann neben den Arbeiten von Daniel Siegel (1999 und 2001) und DeBellis (2001) auf folgende Publikationen aus den letzten Jahren zurückgreifen: Bremner et al., 1995, 1997; Cahill, 1997; Driessen et al., 2000; Egeland & Susman-Stillman, 1996; Ellason et al., 1996a,b; Foa & Hearst-Ikeda, 1996; Hesse & Main, 2000; Irwin, 1999; van der Kolk et al., 1997; Lyons-Ruth & Jacobvitz, 1999; Markowitsch et al., 1998, 1999; Mueser et al., 1998; Mukerjee, 1995; Nijenhuis et al., 2002; Sapolsky, 1996; Scaer, 2001; Schore, 2002; Solomon & George, 1999; Stein et al., 1997 a und b; Weinstein et al., 2000; Widom & Kuhns, 1996; Zumbeck, 2001.

Hier ein Überblick über die Zusammenhänge – wobei die Faktoren sich wie in einem Teufelskreis oder besser: einer Abwärtsspirale – auch gegenseitig beeinflussen können (siehe De Bellis, 2001):

Misshandlung und Vernachlässigung in der Kindheit

⇓

PTSD-Symptome

⇓

Veränderungen der Katecholamine und der HPA-Achse

⇓

Veränderungen im Hirnstoffwechsel
(z.B. verstärkter Verlust von Neuronen)

⇓

Nachteilige Auswirkungen auf die Entwicklung des Gehirns (kleineres Hirnwachstum, kleineres Corpus Callosum [„Brücke"], kleinerer Hippocampus ...)

⇓

Negative Auswirkungen auf die kognitive und psychosoziale Entwicklung

Diese geradezu dramatischen Auswirkungen früher Traumata lassen deutlich werden, wieso viele Betroffene, die auch später im Leben noch traumatisiert werden, mit einer komplexen posttraumatischen Belastungsstörung bzw. einer dissoziativen Identitätsstörung reagieren können, wie sie in Kapitel 1, 2 und 5 beschrieben werden.

Welche Schäden es in der Entwicklung einer kindlich traumatisierten Persönlichkeit geben kann, dafür einige Beispiele (nach Perry, 2002):

Beispiele für Entwicklungsschäden nach Traumata

Entwicklungsverzögerungen	***körperlich, seelisch, sprachlich, geistig-kognitiv***
Essverhalten	Nahrungsmittel horten; „essen, als gäbe es bald nichts mehr"; Anorexie (Hungern), Bulimie (Ess-Brech-Sucht), Fresssucht; Wachstumsprobleme; Schluckbeschwerden
Stressabbau-Verhalten	Haare und Nägel kauen; mit dem Kopf gegen die Wand schlagen; schaukeln; ständiges Singen oder Pfeifen; sich selbst kratzen, schneiden oder verbrennen ...
Emotionales Verhalten	Depressionen und Ängste; wahllose Anhänglichkeit/Klammern
Unpassende Nachahmung	auch von Misshandlungs-Verhalten
Aggression	Mangel an Empathie; Druck, um sich zu schlagen, andere – besonders Schwächere – zu verletzen; sadistische Grausamkeit

In späteren Jahren gibt es häufig noch gravierendere Probleme, wie folgende Zusammenfassung der klinisch relevanten Folgen von frühen Traumata zeigt (nach De Bellis, 2001):

Entwicklung und Diagnostik-Bereiche

PTSD-Symptome

Säugling	**Bindungs-Störung**	**Internalisierende Störungen**	**Externalisierende Störungen**	**Kognitive und Lern-Störungen**
Frühe und mittlere Kindheit	Bindungs-Störung	Trennungsangst Major Depression Dysthymia Chronische PTSD	Aufmerksamkeits-Defizits- und Hyperaktivitäts-Störung =ADHD Verhaltens-Störungen (oppositional defiant disorder) Suizidversuche	Symptome Überdauernder Entwicklungsstörung Schlechte Schulleistungen
Jugend	Verhaltensstörungen, Alkohol- und Drogenmissbrauch Persönlichkeitsstörungen Dissoziative Störungen			
Erwachsene/r	Erhöhtes Risiko, die eigenen Kinder zu misshandeln			

Um zu verhindern, dass es zu einer intergenerationellen Weitergabe von Traumata kommt – mit anderen Worten: dass eine Generation misshandelter Kinder zu Eltern wird, die wieder ihre Kinder misshandeln, die wieder zu Eltern werden, die ... – muss sowohl Eltern als auch Kindern mit Bindungsstörungen geholfen werden. Dabei lautet die Devise: So früh wie möglich. Hierbei hat es sich erwiesen, dass es keineswegs besser ist, ein Kind bei seinen misshandelnden Eltern zu lassen, nur um eine irgendwie vorhandene Bindung zu erhalten. Die Gefahr ist dabei viel zu groß, dass die Probleme des Kindes eher chronifiziert werden. Zu befürchten sind dann weitere gravierende Entwicklungs- oder sogar Persönlichkeitsstörungen, vielleicht der Suizid des Kindes bzw. Heranwachsenden.

Besser ist es, bei Misshandlungen – zumindest, wenn erkennbar ist, dass sich die Eltern nicht helfen lassen wollen oder sich auch nicht innerhalb einer kurzen Zeit verändern können – das Kind aus der Familie herauszunehmen und in eine Pflege- oder Adoptivfamilie zu vermitteln. Ein Heim ist zwar eine schlechtere Lösung als eine gute Pflege- oder Adoptivfamilie. Doch moderne Heime haben heute häufig auch ein Bezugspflegesystem, in dem Kinder und Jugendliche gute, korrigierende Bindungserfahrungen machen können (Schleiffer, 2001). **Der Satz „Jede Familie ist besser als das beste Heim" ist jedenfalls ganz offensichtlich falsch**.

Wie mit dem verstörten Kind umgehen?

Doch wie mit dem verstörten Kind konkret umgehen? Je kleiner das Kind ist, desto unmittelbarer sollte das nonverbale, liebevolle **körperliche Umsorgen** der Erwachsenen dem Kind ein heilsames und sicheres Bindungsangebot machen. Hierbei muss der Erwachsene natürlich kontinuierlich und verlässlich für das Kind da sein. Bedeutsam ist offenbar, dass die erwachsene Bezugsperson ihr Verhalten auf die Reaktion des Kindes abstimmt und es weder über- noch unterfordert.

Glücklicherweise scheint die Psyche des kleinen Kindes durchaus in der Lage zu sein, eine **sichere Bindung** zu einer selektiven Auswahl einiger Erwachsener herzustellen, zusätzlich zu den Eltern. Großeltern und andere Verwandte, Tagesmütter, Babysitter und andere frühe Bezugspersonen können eine bedeutende Rolle als Bindungsobjekte spielen. Und natürlich Pflege- und Adoptiveltern. Zusätzlich werden oft PsychotheraupeutInnen benötigt, um dem Kind, oder später der jugendlichen oder erwachsenen Persönlichkeit – und ggf. auch systemisch dem (Pflege-)Familiensystem – beizustehen und bei der Integration der so disparaten frühen Erfahrungen zu helfen.

In der Psychotherapie und anderen „heilsamen Beziehungen" kann es bei früh traumatisierten Menschen manchmal Jahre dauern, bis aus dem „Ur-Misstrauen", welches das Kind an die Stelle des zerstörten Urvertrauens setzen musste, eine zumindest tragfähige Arbeitsbeziehung geworden ist. Bei erwachsenen, vielfach traumatisierten Menschen kann die

Therapie oft gar nicht bis zur Trauma-Durcharbeitung fortschreiten, weil die Hauptarbeit darin besteht, dem wichtigsten Ziel näher zu kommen: sich überhaupt auf andere Menschen beziehen und einlassen zu können (Rothschild, 2002).

Je früher die Behandlung anfängt, desto größer die Chancen, dass das Kind, der jugendliche oder erwachsene Mensch diesen Schritt noch schaffen kann. Wer allerdings im ersten Lebensjahr durchgängig verwahrlost und extrem vernachlässigt wurde, kann einen solchen wichtigen Schritt hin zu einer vertrauensvollen Beziehung manchmal überhaupt nicht mehr hinbekommen. HelferInnen sollten dann nicht verzagen oder gar sich selbst die Schuld geben, sondern auf pragmatische Weise versuchen, die häufig wichtigsten Störungsbereiche anzugehen. Meist ist das Hauptproblem die **Affektregulation**, also der Umgang mit oft extremen Gefühls- und Spannungszuständen; außerdem gilt es, für Selbstverletzungen und antisoziales Verhalten bessere Alternativen zu finden und wesentliche Unterstützung zu geben in den Bereichen soziale Integration, Körper-Wahrnehmung und -pflege, Tag-Nacht-Rhythmus, Leistungs- und Konzentrationsfähigkeit.

Gelingt es, traumatisierten Kindern früh zu helfen, ist sozusagen noch mehr „drin“. Allerdings: Ein früh durch Verluste, Vernachlässigung oder Misshandlung traumatisiertes Kind benötigt teilweise eine Unterstützung, die sich von der für nicht-traumatisierte Kinder unterscheidet.

Empfehlungen für die Arbeit mit traumatisierten Kindern

Hier einige Empfehlungen für Menschen, die mit traumatisierten Kindern arbeiten (wollen), es sind vor allem sehr einfache Hinweise (u.a. nach Perry, 2002):

- Das Kind umsorgen: Viele, vor allem kleine Kinder brauchen es, gehalten, gewiegt und geherzt zu werden. Allerdings nur, wenn sie dies selbst wollen!
- „Seltsames“ und abweichendes Verhalten verstehen: Wenn Kinder z.B. Lebensmittel horten, kann man dies als „stehlen“ ahnden – man kann es aber auch (besser) als häufiges Ergebnis von Hunger in der Kindheit betrachten.
- **Ein misshandeltes Kind sollte nicht nach seinem chronologischen, sondern nach seinem emotionalen Alter behandelt werden**. Viele traumatisierte Kinder regredieren oder haben kleine innere Selbst-Anteile, die mit Außenstehenden Kontakt aufnehmen, die getröstet, gehalten, liebevoll angenommen werden wollen. Wenn möglich, sollten die Bezugspersonen also dem Kind einerseits helfen, diese kleineren Anteile zu trösten, andererseits – und dies gilt insbesondere für abgespaltene Persönlichkeitsanteile des Kindes – helfen, sie zu verstehen und zu integrieren (siehe auch Putnam, 1997; Silberg, 1996).

- **Konsequent, vorhersagbar und wiederholend** sollte das Verhalten des Erwachsenen sein. Denn viele traumatisierte Kinder mögen keine Überraschungen, nicht einmal positive, und reagieren empfindlich auf Veränderungen im Tagesablauf sowie auf chaotische und unübersichtliche Situationen.

- **Angemessenes soziales Verhalten** muss oft buchstäblich vorgelebt und dabei dem Kind erklärt werden, warum man etwas tut: „Ich schreibe jetzt einen Einkaufszettel, weil ...".

- Das misshandelte Kind zum „Co-Trainer" machen und dabei ein ähnliches Verhalten wählen, wie es dem Kind schwer fällt. Zum Beispiel: „Beide Mannschaften wollen immer nur die Besten als Mitspieler haben. Wenn du einer Mannschaft alle Guten zuteilst, werden sie ziemlich sauer sein. Also ..."

- Häufig hilft einfach nur ruhiges Zuhören und Sprechen und mit einem Kind gemeinsam zu entspannen. Dabei bestimmte Themen behandeln wie:
  1. Alle **Gefühle** sind in Ordnung.
  2. Wie kann ich mich verhalten, wenn ich wütend oder ängstlich oder traurig bin?
  3. Wie kann ich herausfinden, was andere Menschen fühlen?
  4. Wie kann ich Worte finden für meine eigenen Gefühle?

- Dabei wird es für den Erwachsenen wichtig sein, realistische Erwartungen auf die Kinder zu richten. Daher hilft es oft, früh herauszufinden, auf welchen Gebieten ein Kind **Begabungen** hat und auf welchen seine Fortschritte eher langsam sein werden.

- Geduld ist sicher eine wesentliche Voraussetzung der Arbeit mit misshandelten Kindern. Diese Geduld wird immer wieder überfordert werden, das ist ganz normal. **Supervision** ist daher häufig unerlässlich; manchmal sogar eine eigene (weitere) Psychotherapie, um mit den unbewältigten Problemen fertig zu werden, die das Kind im Erwachsenen anstößt (siehe auch Stamm, 2002).

- Eigene **Ressourcen** kennen, wiederfinden und pflegen ist nicht nur für die Kinder, sondern auch und gerade für die Erwachsenen wichtig! Dazu gehört auch, Entspannung auf Gebieten zu suchen, die gar nichts mit der Arbeit und der Tätigkeit für das Kind zu tun haben.

Eine sichere Bindung fördern

Falls Sie es auch komplexer mögen: Daniel Siegel (2001) unterscheidet fünf grundlegende Elemente, mit deren Hilfe Bezugspersonen eine sichere Bindung in ihren schutzbefohlenen Kindern fördern können. Wenn Sie diese Elemente studieren, werden Sie feststellen, dass wir sie auch auf die eventuellen späteren heilsamen, z.B. therapeutischen Beziehungen zwischen TherapeutIn und KlientIn übertragen können:

1. **Wechselseitige Einstimmung** (*collaboration*)
   In einer stimmigen Kommunikation mit dem Säugling kommt es normalerweise zu einer direkten Reaktion hinüber und herüber, die in Qualität und Timing aufeinander abgestimmt ist. (Sozusagen das gemeinsame „Gaga" auf höherer Ebene.) Diese Kommunikation hat ihr Fundament in nonverbalen Signalen, die ausgetauscht werden: Augenkontakt, Gesichtsausdruck, Stimmlage, Körpergesten und Zeitpunkt sowie Intensität der Reaktionen sind solche grundlegenden Aspekte nonverbaler Signale. In der Psychotherapie nennen wir dies „Rapport halten durch Pacing" (siehe u.a. Kaiser Rekkas, 2001).

2. **Reflexiver Dialog** *(reflective dialogue)*
   bedeutet, mit Worten die innere Erfahrung jedes Mitglieds der Dyade, also der Zweierbeziehung, zu fokussieren und dies miteinander zu teilen. Die Bindungsperson, die dieses Prinzip beherrscht, erkennt die vom Kind ausgesandten Signale, macht sich einen Reim darauf und spiegelt dies dem Kind auf solche Weise zurück, dass für das Kind „Bedeutung" entsteht – auch wenn es vielleicht erst sehr viel später in der Lage sein kann, diese Bedeutung selbst in Worte zu fassen. Solche innere Erfahrungen oder „seelischen Zustände", die der erwachsene Mensch bei sich selbst und beim Kind wahrnimmt und dem Kind zurückspiegelt, können sein: Emotionen, Wahrnehmungen, Gedanken, Absichten, Erinnerungen, Vorstellungen, Überzeugungen und Einstellungen. Indem die erwachsene Person sich direkt auf diese Aspekte des Seelischen bezieht, kann sie im Kind den Eindruck erwecken, dass subjektive Erfahrung sowohl bedeutsam als auch kommunizierbar ist. Und dass sie auch Gegenstand gemeinsamen Fühlens und Sprechens sein kann. Mit anderen Worten: Die Seele selbst wird zum Gegenstand des Austausches zwischen zwei Seelen. Auf diese Weise entwickelt das Kind etwas, das Siegel „**mindsight**" nennt: die Fähigkeit der Psyche/Seele (mind), sich eine einsichtsvolle Vorstellung (sight) von der Psyche anderer und von der eigenen Seele zu machen. Martin Buber hat sicher etwas Ähnliches gemeint, als er sagte: „Alles wirkliche Leben ist Begegnung." In der Psychotherapie werden wir solche Aspekte stets wiedererleben. Wenn ich etwa mit einer dissoziativen KlientIn arbeite, muss ich häufig einen Satz sagen wie: „Alles von allen Anteilen in Ihnen ist wichtig!" Und mich auch entsprechend verhalten. Diese Ermutigung zu „mindsight" ist tatsächlich für die meisten früh traumatisierten Menschen etwas Neues!

3. **„Reparieren" und Anknüpfen nach unterbrochener Kommunikation** (*repair*)
   Das Wiederanknüpfen an eine unterbrochene Zweierkommunikation ist heilsam und wichtig für das Kind. Manchmal sind die Erwachsenen zu stolz dazu – dann lassen sie das Kind allein in einer vielleicht schambesetzten Isolation. Längere Kontaktunterbrechung, besonders in Verbindung mit Feindseligkeit und Demütigung, kann sich schrecklich auf das sich entwickelnde Selbst eines Kindes auswirken. Es wird sich dann verlassen und einsam fühlen. Umgekehrt kann ein Reparieren der unvermeidlichen

Kontaktunterbrechungen – kein Erwachsener kann und sollte immerzu für das Kind da sein – sich ganz selbstverständlich einstellen. Allerdings setzt es voraus, dass die erwachsene Person ihre Fürsorglichkeit auf konsistente, vorhersehbare, nachdenkliche, absichtsvolle und durchdachte Weise dem Kind anbietet. Für PsychotherapeutInnen heißt das: Wir sollten nicht darauf warten, dass unsere früh in ihrer Entwicklung gestörten KlientInnen einen „abgerissenen Gesprächsfaden" von selbst wieder aufgreifen. Sondern wir TherapeutInnen müssen die Beziehung halten und die unterbrochene Kommunikation stets aufs Neue wieder anknüpfen.

4. **Kohärente Geschichten** (*coherent narratives*)
Erwachsene mit einer flexiblen Fähigkeit, ihre eigenen Erfahrungen über die Zeit hinweg zu integrieren, scheinen auch in der Lage zu sein, integrierende zwischenmenschliche Kommunikation mit ihren Kindern zu leben. Außerdem können die Erwachsenen die Kinder über die Welt des Selbst und der anderen etwas lehren, indem sie mit ihnen das teilen, was Siegel die „**Ko-Konstruktion von Geschichten über Lebensereignisse**" nennt: gemeinsam erfundene oder gefundene Geschichten, die sich auf Handlungen wie auf den Charakter der Handelnden beziehen. Sie lassen Geschichten zu einer gemeinsamen Geschichte werden. Auch in Therapien – jedenfalls den längeren – gibt es eine „gemeinsame Geschichte": „Wissen Sie noch, wie Sie damals zu mir kamen und wie es Ihnen damals ging? Und wie ich erst mir Unverständnis reagiert habe? Was war es noch, was geholfen hat?" sind wichtige Fragen, die eine KlientIn dabei unterstützen können, ihre eigene Entwicklung zu verstehen.

5. **Emotionale Kommunikation**
Glücksmomente voller Vitalität miteinander zu teilen, scheint als Erstes von entscheidender Bedeutung dafür zu sein, dass ein kleines Kind eine positive Einstellung zu sich selbst und anderen gewinnt. Gleichbedeutend aber ist es, wenn der/die Erwachsene in der Lage ist, in unbehaglichen und unglücklichen Augenblicken des Kindes den Kontakt zu ihm zu halten. Dies hilft ihm, aus solchen Zuständen wieder herauszukommen und sich im Leid selbst zu trösten. Und als Drittes sollten Erwachsene aufmerksam dafür sein, wann ein Kind ihre Nähe braucht und wann es allein gelassen werden will. Respekt und Achtsamkeit für sich ändernde Bedürfnisse sind ein wichtiger Teil einer emotional aufeinander eingestimmten Kommunikation.
Auch eine gute PsychotherapeutIn (als spätere Bindungsperson, die der früh traumatisierten KlientIn noch einmal, oder zum ersten Mal, eine sichere Bindung anbietet) verändert ihr Verhalten mit der Zeit ganz bewusst: Anfangs zeigt sie sich vor allem herzlich und warm, tröstend, achtsam, leise und behutsam. Mit der Zeit **fördert** und „nährt" sie nicht nur, sondern **fordert** die KlientIn auch immer mehr. Zum Beispiel – was anfangs zu heikel wäre, weil es die frühe Verlassenheitserfahrung wieder aktiviert – fordert die TherapeutIn mit der Zeit die KlientIn auch zu Konfliktgesprächen heraus, um die Möglichkeiten der aktiven Beziehungsgestaltung auf Seiten der KlientIn zu verbessern

und ihr darin ein „Sparringspartner" zu sein. Und schließlich gegen Ende der Therapie lässt sie ab und zu durchscheinen, dass sie – die TherapeutIn – selbst durchaus ein Mensch mit Fehlern und Schwächen ist. Dies hilft der KlientIn, von der Idealisierung der TherapeutIn wegzukommen und sich selbst und die andere selbstbewußt „in Augenhöhe" zu sehen.

Dies alles klingt sowohl praktikabel als auch philosophisch – und ist es auch: Begegnung ist heilsam, könnte man all diese Vorschläge zusammenfassend kommentieren.

Ob wir die traumatisierten Kinder als Kinder oder als Jugendliche oder Erwachsene sehen: Ihnen **auf achtsame und respektvolle Weise zu begegnen** und ihnen dabei zu helfen, sich selbst zu verstehen und sich auf andere Menschen einzulassen, wird die entscheidende Hilfe für sie sein. Denn eines hat die Bindungsforschung als Trost für uns alle bereit:

Auch unsicher und desorientiert gebundene Menschen können im Laufe des Lebens **eine „sichere Bindung" lernen**. Allerdings kommt dies nicht von allein. Sondern nur, wenn sie dies **gezielt in Beziehungen oder in einer Psychotherapie** lernen. Dass es überhaupt erlernbar ist, dass frühe Traumata integrierbar sind und desolate Bindungserfahrungen sich in gute, sichere Beziehungsfähigkeit verwandeln können – das ist die gute Nachricht.

Kapitel 5: Welche Diagnosen kann man nach Traumata bekommen, und was taugen sie?

„Die Ergebnisse der neurobiologischen Stressforschung, ihre Hypothesen über die inadäquate Prozessualisierung traumatischer Gedächtnisinhalte und die neurophysiologischen und biochemischen Antworten des Gehirns auf das Traumaereignis lassen viele uns lieb gewonnene Axiome [Grundannahmen] tiefenpsychologischer Schulen über Neurosenentstehung in neuem Licht erscheinen ... So scheint nichts mehr so zu sein, wie es einmal war, kaum ein Stein des Freudschen metapsychologischen Gebäudes ruht passgenau auf dem anderen – auch hier ist Postmoderne angesagt."

– *Jochen Peichl*, 2001

Traumatisiert worden zu sein, ist keine Störung oder Krankheit. Gewalt oder andere körperlich und/oder seelisch lebensbedrohliche Situationen durchlitten zu haben, hat zunächst einmal gar nichts damit zu tun, ob man gesund oder krank ist.

Doch nicht selten bleiben körperliche und/oder seelische Schäden nach Gewalteinwirkungen zurück. Und das kann schon nach einem einmaligen extrem stressreichen Ereignis bei einer ansonsten kerngesunden Persönlichkeit der Fall sein, wie es die seit 1991 im Diagnosehandbuch ICD-10 aufgenommene **„Reaktion auf schwere Belastungen und Anpassungsstörung" (F 43)** der Fall ist. Hier wird davon ausgegangen, dass „das belastende Ereignis ... der primäre und ausschlaggebende Kausalfaktor (ist); die Störung wäre ohne seine Einwirkung nicht entstanden." (Dilling et al., 1993, S. 155) Inhaltlich werden vor allem das quälende Wiedererleben belastender Elemente aus dem Trauma, Vermeidungsreaktionen sowie Symptome von Übererregung (Schreckhaftigkeit, Wut) beschrieben – eben die drei Bereiche der Posttraumatischen Belastungsstörung (PTSD). Um diese Diagnose jedoch voll zu erfüllen, muss die Reaktion mehr als vier Wochen andauern, also schon chronisch geworden sein. Im DSM-IV wiederum gibt es die **Akute Belastungsstörung,** hier werden sehr differenziert vor allem die dissoziativen Phänomene betrachtet. Mindestens drei dissoziative Symptome wie Depersonalisierung, Derealisierung, dissoziative Amnesie, Gefühl der emotionalen Taubheit oder des Losgelöstseins sind zur Erfüllung der Kriterien für diese Diagnose erforderlich. Schon wenn die Symptome mehr als zwei Tage anhalten, kann die Diagnose gestellt werden (siehe auch Frommberger et. al., 1999).

Meist aber warten TherapeutInnen ab, bevor sie eine klinisch relevante Diagnose stellen: Dauern die Symptome mehr als vier Wochen an? Unter Umständen sogar mehr als drei Monate? Dann könnten die Kriterien der Posttraumatische Belastungsstörung bzw. der chronischen Posttraumatischen Belastungsstörung erfüllt sein.

Symptome der Posttraumatischen Belastungsstörung

Hier die Symptome, welche die chronischen Folgen nach Trauma kennzeichnen:

Die Posttraumatische Belastungsstörung:

- Wiedererleben (von Teilen) der belastenden Erinnerung in Form von Gedanken, Albträumen, Flashbacks, Pseudohalluzinationen ...
- Bei Kindern auch: Nachspielen der belastenden Szenen, ohne dass Erleichterung eintritt; viele Alpträume mit stark ängstigenden Inhalten, das Kind handelt wieder wie im Trauma ...
- Starke gefühlsmäßige und körperliche Belastungssymptome bei allem, was an das Trauma erinnert;
- Anhaltende Vermeidung von Reizen, die an das Trauma erinnern;
- Unfähigkeit, wichtige Aspekte des Traumas zu erinnern (Amnesie)
- Gefühl der Losgelöstheit von der Umgebung (Derealisation) bzw. vom Körper (Depersonalisierung) bis hin zu Identitätsstörungen;
- Gefühl der Entfremdung von anderen; Unfähigkeit, zärtliche Gefühle zu empfinden; Gefühl, eine eingeschränkte Zukunft zu haben; vermindertes Interesse am sozialen Leben; Verlust von Spiritualität ...
- Erhöhte Erregung: Schlafstörungen, Reizbarkeit, Konzentrationsstörungen, Hypervigilanz, Schreckreaktionen ...

Bemerkenswert ist, dass die beiden großen Diagnosehandbücher – das ICD-10 und das DSM-IV (Dilling et al., 1993; American Psychiatric Association, 1994) – die PTSD unterschiedlich eingruppieren: Das ICD-10, von der Weltgesundheitsorganisation herausgegeben, sortiert sie unter „Neurotische, Belastungs- und somatoforme Störungen“ ein, während das DSM-IV sie unter die Angststörungen eingruppiert. Nijenhuis et al., 2003, plädieren dafür, sie in Zukunft unter die dissoziativen Störungen einzusortieren. Es bleibt abzuwarten, ob dies geschieht – es gibt allerdings einige Anzeichen dafür: Das ICD-10 richtet sich noch nach dem DSM-III, während das DSM-IV bereits die dissoziativen Störungen erheblich in ihrer Bedeutung verstärkt hat. Da das ICD sich, mit wenigen Abweichungen und jeweils nach einigen Jahren der Latenzzeit, nach dem DSM, das von der amerikanischen Psychiatervereinigung herausgegeben wird, zu richten pflegt, spricht einiges dafür, dass wir in etwa 10 Jahren die PTSD unter den (chronischen) dissoziativen Störungen wiederfinden.

Es hat, historisch betrachtet, lange gedauert, bis aus vielen Einzelbefunden und -störungsbildern wie der „Kriegsneurose", dem „Shell shock" (Granatenschock) – als Nachwirkungen bei Kriegsteilnehmern entdeckt –, oder dem „Survivor syndrome", dem Überlebenden-Syndrom, das bei Holocaust-Überlebenden und Folteropfern festgestellt worden war, eine gemeinsame Diagnose entstand (siehe u.a. Ehlers, 1999; Kinzie & Goetz, 1996). Das DSM, das dem ICD ja immer eine gute Nasenlänge voraus ist, nahm die Diagnose im Jahre 1980 auf – übrigens zeitgleich mit der Borderline-Störung und der multiplen Persönlichkeitsstörung; Letztere wurde eine DSM-Überarbeitung und später als Dissoziative Identitätsstörung bezeichnet.

Heute kann man sich kaum noch vorstellen, welche Revolution es bedeutet hat, die Diagnose Posttraumatische Belastungsstörung ins Diagnosehandbuch aufzunehmen, und zwar so radikal, wie dies geschah: Unter Umständen sollte *ein einziges* Ereignis solch schwer wiegende Folgen haben können? Tatsächlich brauchte es bis Ende der 70er Jahre des 20. Jahrhunderts, bis ein gemeinsames Bündel von Symptomen der PTSD, durch zahlreiche Doppelblindstudien überprüft, als von allen anderen Symptombündeln differenzierbar festgestellt war. Vor allem Judith Herman (1992, deutsch 1996 u. 2003) ist dies zu verdanken. Sie hat unter anderem in ihrem Buch „Die Narben der Gewalt" eine Art Synopse hergestellt und konnte zeigen, dass die Beschwerden von vielen Inzestüberlebenden und Vergewaltigungsopfern so verschieden nicht sind von denen, die Soldaten nach Kampfeinsätzen oder Folteropfer, Kriegsflüchtlinge oder Überlebende von Katastrophen zeigen. Hermans Schüler Bessel van der Kolk führte, teilweise mit ihr zusammen, ihre Arbeiten dann am Harvard-Forschungsinstitut weiter und konnte mit seiner Arbeitsgruppe bahnbrechende neurophysiologische Beweisführungen erbringen: Ja, ein Trauma kann charakteristische Folgen für Körper und Seele haben, die sich von den Folgen anderer Lebensereignisse unterscheiden (siehe van der Kolk et al., 2000).

In diesem Buch werden vor allem die Folgen von **chronischen Traumatisierungen** betrachtet. Und da gibt es ganz erhebliche Folgen, sowohl körperlich als auch seelisch als auch für das soziale Leben, die in unterschiedlichen Diagnosen gebündelt werden können.

Körperliche Schäden: Leitfaden für Helfer

Was die **körperlichen Schäden** angeht, so sind die Psychotraumatologen nach wie vor eifrig bemüht, ihren ärztlichen KollegInnen die Zusammenhänge „zwischen Trauma und Soma" deutlich zu machen, um traumatisierten KlientInnen eine Odyssee durch das organmedizinische Gesundheitswesen zu ersparen. Häufig nämlich hilft es, die körperliche Dimension der Schäden zwar sorgfältig zu beachten und zu versorgen, doch parallel dazu die seelischen Zusammenhänge zu beachten und gegebenenfalls psychotherapeutisch zu behandeln.

Zum einen kann eine in Psychotraumatologie geschulte ÄrztIn unter Umständen Misshandlungen an Kindern und Frauen früher und besser erkennen, etwa wenn diese immer wieder mit **„unerklärlichen" Verletzungen oder Unfällen** („Den Kopf am Schrank gestoßen" – „Die Treppe hinuntergefallen" etc.) in die Praxis oder Ambulanz kommen. Sowohl Fremd- als auch Selbstverletzungen von Unfällen zu unterscheiden, erfordert eine spezielle Fortbildung, die leider nicht alle Ärzte haben. Zum anderen müssen Menschen nach Gewalterfahrungen oder Katastrophen nicht nur körperlich versorgt werden, sondern brauchen auch oft seelische Nachbetreuung. Leider werden nach wie vor viele Berufsgruppen nicht ausreichend über die Folgen von Traumata informiert. So fehlt z.B. ein Hinweis bei den somatisch orientierten Ärzten, dass die Heilung von Wunden nach Traumata unter drei Bedingungen erheblich besser fortschreitet:

1. Wenn die Betroffenen sich als **Opfer** der Tat fühlen können, und nicht (was viele, nicht nur die tatsächlich Schuldigen, aufgrund einer ersten Verzerrung glauben) sich mitschuldig oder gar alleinschuldig fühlen; infolgedessen sollte **Psychoedukation**, also die Aufklärung über Trauma und die Folgen ein wichtiger Bestandteil jeder unmittelbaren Erstversorgung sein. Dabei scheint es zwei Möglichkeiten zu geben, sich als Helfer möglichst *wenig* hilfreich zu erweisen: Wenn man nämlich entweder so tut, als wäre gar nichts geschehen oder als dürfe es der traumatisierten Person nichts ausmachen („Na komm schon, stell dich nicht so an!" – „Indianer kennt keinen Schmerz") – oder so zu tun, als sei das Trauma bestimmt die ultimative Katastrophe („Darunter wirst du ein Leben lang leiden." – „So etwas verwindet man nie.") (Possemeyer, 2002). Auch die im so genannten „**Debriefing**" vorkommende Notwendigkeit, unmittelbar nach dem Ereignis auch über die eigenen Gefühle sprechen zu sollen, hat sich bei manchen Menschen als eher schädlich denn nützlich erwiesen. Stattdessen ist ein sorgfältig akzeptierendes und respektvolles Umgehen mit der/dem Betroffenen am besten: Lassen Sie sie/ihn in Ruhe, wenn sie/er das will, aber bleiben Sie aufmerksam und bieten Sie sich immer wieder an, lautet die Devise (in Band 2 werde ich darauf näher eingehen).

2. Wenn auch seelisch der **Stabilisierung**sprozess und die Regeneration nach dem Schock des Traumas gezielt mit begleitet wird. Selbst in der Unfallforschung hat sich gezeigt, dass die Genesung traumatisierter Menschen erheblich schneller voranschreitet, wenn man ihnen hilft, einen „Sinn für die Zusammenhänge" (**sense of coherence**") in Bezug auf die Traumatisierung zu finden (Frommberger et al., 1999).

3. Wenn die HelferInnen – ÄrztInnen, Einsatzkräfte, Pflegekräfte, Pfarrer, Mitarbeiter von Beratungsstellen, PsychotherapeutInnen ... – ihrerseits einen intensiven **Informationsaustausch** über therapeutische Maßnahmen und Therapieerfolge pflegen.

Eine der zentralen Aufgaben der in den letzten Jahren gegründeten **Zentren für Psychotraumatologie** und „**Traumanetzwerke**" in Europa besteht darin, sämtlichen Berufsgruppen, die mit der Behandlung von Gewaltüberlebenden und Katastrophenopfern zu tun haben, mindestens ein Grundwissen, besser noch ein fundiertes Wissen über die leib-seelischen Zusammenhänge nach Traumata zu vermitteln. Eine – sicher unvollständige, aber mit zahlreichen Links versehene – Adressenliste findet sich im Anhang.

Meine Empfehlung an die KollegInnen: Bilden Sie sich fort, und zwar sowohl in Bezug auf Monotraumata (Typ-I-Trauma genannt) und den Einsatz im Katastrophenfall als auch über komplexe PTSD (Typ-II-Trauma), wie sie durch frühe und langjährige Misshandlungen entsteht. Sich nur mit einer der Trauma-Formen auseinander gesetzt zu haben, genügt nicht für die alltägliche Praxis. Beide Formen von Traumatisierungen sind in ihrem Ausprägungsgrad, ihrem Erscheinungsbild, ihrer Prognose sehr verschieden.

Weiter zur vorwiegend organischen Seite der Traumatisierungen.

Mögliche körperliche Beeinträchtigungen, Störungen und Erkrankungen nach körperlichen und sexuellen Misshandlungen:

- Folgen von Knochenbrüchen (z. B. *Battered Child Syndrome*, *Battered Woman Syndrome*);
- genitale Verstümmelungen; Geschlechtskrankheiten;
- Aids;
- Blasen- und Darmerkrankungen; Schließmuskelschwäche;
- Pilzerkrankungen im ganzen Organsystem (Kind durfte/konnte nur verschimmelte Nahrung essen);
- Schmerzzustände und Bewegungseinschränkungen durch inneres und/oder äußeres Narbengewebe;
- „Phantomschmerzen", insb. chronische Unterbauchschmerzen (siehe u.a. Frommberger, 2000; Heim et al., 1998; Toomey et al., 1993);
- chronische Immunschwäche (besonders nach chronischen Traumata);
- häufige Infekte;
- schlechte Wundheilung;
- erhöhtes Risiko von Tumoren;
- Abhängigkeit von Beruhigungs-, Schmerz- und/oder Schlafmitteln;
- Magersucht, Bulimie, Fettsucht (Gothelf et al., 1995; Vanderlinden & Vandereycken, 1995);
- erhöhtes Risiko von rheumatischen und neurologischen Erkrankungen (z.B. Multiple Sklerose).

Im Literaturverzeichnis finden Sie weitere Hinweise dazu; Sammelbeiträge: Dallam, 2001, sowie Scaer, 2001.

Störung im Bereich Konzentrations- und Leistungsfähigkeit

Weitere Störungen können auftreten im Bereich der Konzentrations-, Merk- und allgemeinen Leistungsfähigkeit:

- schlechte oder stark schwankende Schulleistungen; „Versagen" in Prüfungssituationen;
- häufiges Fehlen aufgrund von Traumatisierung(sfolg)en, Schwächezuständen und Erkrankungen oder aufgrund von Selbstverletzungen oder Suchtverhalten; das Kind/der bzw. die Jugendliche respektive Erwachsene kommt in der Schule, der Ausbildung, im Beruf nicht mehr mit;
- erhöhtes Risiko, eine Aufmerksamkeits-Defizitstörung (ADS) bzw. eine Hyperaktivitätsstörung (ADHD) zu entwickeln.

Störungen der Affekt- und Impulskontrolle

Störungen der Affekt- und Impulskontrolle sind ebenfalls häufig:

- impulsives und riskantes Verhalten im Straßenverkehr, als Fußgänger oder beim Fahrrad-, Rollerblade-, Motorrad- oder Autofahren;
- Wutdurchbrüche, Verwickelt-Sein in Schlägereien, Gewalt in der Partnerschaft und gegenüber Kindern;
- impulsives Suchtverhalten (Trinken bis zum Umfallen, alles Geld verspielen etc.);
- Impulskäufe; Verschuldet-Sein; Stehlen; evtl. weiteres kriminelles Verhalten wie Erpressung und Raub;
- stark schwankende Gefühle sich selbst oder anderen gegenüber; Folge u.a.
  - intensive, aber kurzlebige Beziehungen;
  - Schwanken zwischen „Himmelhochjauchzend" und „Zu Tode Betrübt";
  - Schwanken zwischen Idealisierung und Entwertung von Menschen, eigenen Plänen und Zielen etc.;
  - Gefühl der Abhängigkeit von der „Führung durch andere" bei gleichzeitiger Rebellion gegen alle Autoritäten;
  - häufiges Gefühl, nicht anerkannt und verstanden oder ungerecht behandelt zu werden;
  - trotz der starken Gefühlsschwankungen untergründig chronisches Gefühl von Leere und Langeweile;
  - häufige und plötzliche Suizidimpulse und -versuche;
  - kompensatorisch: Zwangsrituale.

Natürlich sind solche Folgen von mangelnder Affekt- und Impulskontrolle, wenn vorübergehend auftretend, teilweise normale und entwicklungsbedingte Auffälligkeiten. Wenn jedoch ein Kind oder Jugendlicher heranwächst und die Außenstehenden bemerken können, dass es keine Reifung, keine Weiterentwicklung der Persönlichkeit gibt, dann könnte es sich um chronische Folgen von Traumatisierungen handeln.

Persönlichkeitsstörungen

So sind wir allmählich von den körperlichen und Leistungsmerkmalen zu den psychischen Auffälligkeiten gekommen, die nach Traumatisierungen auftreten können. Einige der genannten Symptome gelten auch als Kriterien für sogenannte Persönlichkeitsstörungen. Hierzu eine kritische Anmerkung:

Persönlichkeitsstörungen sind im Wesentlichen Störungen der Beziehungsfähigkeit (siehe auch Kapitel 4.). Sie werden von Außenstehenden nach Beziehungsversuchen mit den Betroffenen (z.B. nach einem diagnostischen Aufnahmegespräch) gestellt – und vielleicht ist die ÄrztIn nur irritiert oder verärgert gewesen, hat etwas nicht verstanden; hinzu kam eine Selbstverletzung der PatientIn – und schon hat sie die Diagnose „weg". Die amerikanische Psychotherapeutin Marsha Linehan hat ein beeindruckend klares und nachgewiesenermaßen erfolgreiches Therapieprogramm für BorderlinerInnen entwickelt, die Dialektisch-Behaviorale Therapie (DBT, Linehan, 1998). Tatsächlich sind weit über 80 Prozent der Menschen, welche die Diagnose „Borderline-Syndrom" bekommen, weiblichen Geschlechts. Linehan beschreibt die Situation schlechthin, bei der eine junge Frau (diese Diagnose wird eher jüngeren Frauen „angeklebt") das „Borderline-Etikett" bekommt: Nach einer Selbstverletzung oder einem Suizidversuch ist sie in der geschlossenen Abteilung einer Psychiatrischen Klinik gelandet, benimmt sich „störrisch" beim Aufnahmegespräch – und schon ist es passiert (Linehan, 1998).

Etwa drei Viertel aller Persönlichkeitsstörungs-Diagnosen heißen „Borderline", respektive „emotional instabile Persönlichkeit vom Borderline-Typus". Der Rest verteilt sich auf „histrionische Persönlichkeit" (die gute alte „Hysterie"), „narzisstische Persönlichkeit", „paranoide Persönlichkeit", „schizoide Persönlichkeit", „dissoziale Persönlichkeit", „anankastische (zwanghafte) Persönlichkeit", „selbstunsichere (ängstliche, vermeidende) Persönlichkeit" „dependente (abhängige) Persönlichkeit" und „passiv-aggressive Persönlichkeit".

Im Grunde will der Diagnostiker damit nur sagen: Diese Person ist so durch und durch instabil (oder selbstunsicher oder zwanghaft oder ängstlich oder schwankend im Selbstwert oder von ihren Gefühlen abgeschnitten oder selbstbezogen ...), dass es ein Teil ihrer Persönlichkeit geworden ist. Das mag für die KollegInnen von Bedeutung sein, die diese Persönlichkeit therapeutisch begleiten sollen – aha, denken sie beim Blick auf den Arztbericht, hier haben wir es mit einer schwierigen Persönlichkeit zu tun, bei der Einsicht und Heilung dauern können.

Anders sieht es für die Betroffenen selbst aus: Wer eine Persönlichkeitsstörungs-Diagnose bekommen hat, wird rasch bemerken, wie stigmatisierend das sein kann. Man gilt als „Borderliner", als „Narziss", als „Hysterikerin" (histrionische Persönlichkeit), als „abhängige (dependente) Persönlichkeit" oder sogar als „antisoziale Persönlichkeit" (Krimineller) etc. Und jede Persönlichkeitsstörungs-Diagnose macht sozusagen durch die Hintertür die Betroffenen selbst für ihre Störung verantwortlich. Dabei haben unzählige Studien in den letzten Jahrzehnten eindeutige Ursache-Wirkungs-Zusammenhänge gezeigt:

Traumatisierungen wie frühe Vernachlässigung, Verwahrlosung, körperliche, seelische und/oder sexuelle Gewalt erklären mehr als 80 Prozent aller Persönlichkeitsstörungsdiagnosen.

So kann man heute sagen: Längst nicht alle, die solche Traumata erlebt haben, erfüllen die Kriterien einer Persönlichkeitsstörung. Doch von denjenigen, die eine Persönlichkeitsstörungsdiagnose bekommen, haben weitaus die meisten schwere, da frühe und langjährige Traumatisierungen erlebt.

Dissoziation

Wenn man bedenkt, dass Persönlichkeitsstörungsdiagnosen dazu führen können, dass man als schwerbehindert gilt, dass man von den privaten Versicherungen entweder gar nicht oder nur mit erheblichen Aufschlägen versichert wird, dass man so gut wie keine Chance auf den Abschluss einer freiwilligen Lebensversicherung oder einer Krankentagegeldversicherung hat und dass es den Overkill für die Berufskarriere bedeuten kann, jemals eine solche Diagnose auch nur als „V.a." – also „Verdacht auf" – in irgendwelchen Akten stehen zu haben, dann sollten ÄrztInnen und PsychologInnen doch sehr viel **vorsichtiger mit solchen Diagnosen** werden. Vielleicht sollten sie stattdessen lieber danach schauen, ob es sich bei dem Beobachteten um Folgen von Traumatisierungen handelt, und dann die korrektere Diagnose stellen, nämlich eine der Formen von PTSD, also posttraumatische Belastungsstörung. Hier kommen dann vor allem die neuen Diagnosen DESNOS (Disorder of Extreme Stress) bzw. „**komplexe posttraumatische Belastungsstörung**" in Frage, da diese ausdrücklich die Probleme der Affektregulation mit benennt (hierzu weiter unten mehr). Außerdem scheinen alle Diagnosen, die den Hauptabwehrmechanismus bei Traumata, nämlich **Dissoziation**, in den Vordergrund stellen, von größerer Aussagekraft zu sein als die Persönlichkeitsstörungsdiagnosen (Literaturtipps zu diesem schwierigen Thema Persönlichkeitsstörungen und/oder traumabedingte Störung finden Sie auf Seite 93).

Was die dissoziativen Störungen angeht, also nicht die normale Alltagsdissoziation, sondern pathologische oder sogar chronische Dissoziation, so hat Bettina Overkamp in ihrer empirisch fundierten und die neuere Literatur auswertenden Dissertation festgestellt: „Nur relativ wenige Menschen (10–15%) reagieren auf ein Trauma sofort mit einer chronischen Dissoziation, obwohl vorübergehende dissoziative Symptome weit verbreitet sind (Marmar et al., 1998; Nijenhuis et al., 1998; Rodin et al., 1998; Ross-Gower et al., 1998; Irwin 1996, 1999; Putnam 1995; Chu & Dill 1990)." Aber: „Die Wahrscheinlichkeit des Auftretens einer pathologischen Dissoziation erhöht sich deutlich bei wiederholten Traumatisierungen ... Die Prävalenz [das Vorkommen] allgemein diagnostizierbarer, klinisch signifikanter Störungen nach Traumata variiert von circa 5 Prozent nach Unfällen bis zu über 50 Prozent nach Kriegserlebnissen sowie 70 bis 95 Prozent nach Vergewaltigung (Maercker & Schützwohl, 1999)" (Overkamp, 2002).

Da dies so ist, sollte eine Diagnostik auf dissoziative Störungen nach stattgefundenen Traumatisierungen zur Routine gehören – in jedem Fall aber nach wiederholten, chronischen Traumatisierungen.

Im Diagnosehandbuch ICD-10 (Dilling, 1993) werden folgende **dissoziative Störungs-Diagnosen** unterschieden (siehe auch Kapitel 2):

- dissoziative Amnesie (F 44.0);
- dissoziative Fugue (F 44.1);
- dissoziativer Stupor (F 44.2) – damit ist die Verringerung oder das Fehlen von Willkürbewegungen oder normaler Reaktionen auf Außenreize gemeint, wobei körperliche Ursachen ausgeschlossen sein müssen;
- Trance- und Besessenheitsstörung (F 44.3), die oft im religiösen Zusammenhang auftritt (etwa bei schamanischen Ritualen);
- dissoziative Störungen der Bewegung und der Sinnesempfindung (F 44.4-F44.7);
- sonstige dissoziative Störungen; dazu gehören das heute so gut wie nie mehr diagnostizierte „Ganser-Syndrom" („Vorbeiantworten") = F 44.80, die multiple Persönlichkeitsstörung, im DSM-IV (und überhaupt international heute) als Dissoziative Identitätsstörung bezeichnet = F 44.81 und vorübergehende dissoziative Störungen in Kindheit und Jugend = F 44.82.

Zu diesen Diagnosen lässt sich sagen, dass kaum eine davon – außer der Dissoziativen Identitätsstörung – in Arztberichten als alleinige Diagnose auftaucht, sondern meist in Kombination mit der Diagnose einer Posttraumatischen Belastungsstörung. Besonders die dissoziativen Störungen, die sich verändernd auf die gesamte Persönlichkeit auswirken, sind wichtig zu identifizieren und auseinander zu halten.

Wie lassen sich schwere dissoziative Störungen begreifen?

Da sie mein Spezialgebiet sind, habe ich mir hierzu im Laufe der vielen Jahre, die ich KollegInnen ausbilde, ein paar optische „Umsetzungen" einfallen lassen, die solch eine komplizierte Materie hoffentlich etwas leichter verständlich machen. Hier zunächst ein paar Grafiken dazu im Überblick:

A

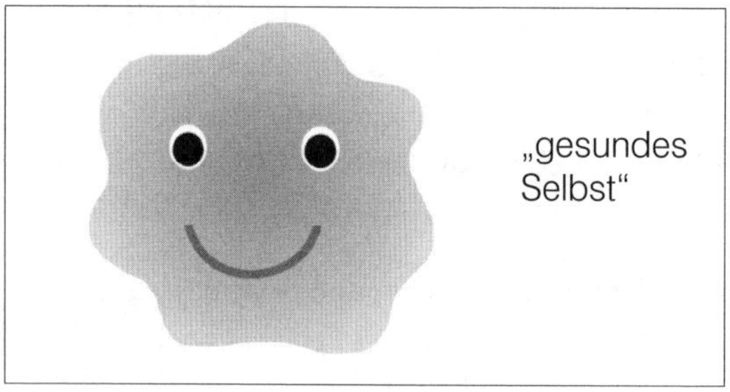

B

ANP

⇓

EP(s)

C „Korken-auf-der-Flasche"-Modell: DDNOS = starke dissoziative Persönlichkeit, nicht multipel; hier: große biografische Amnesien

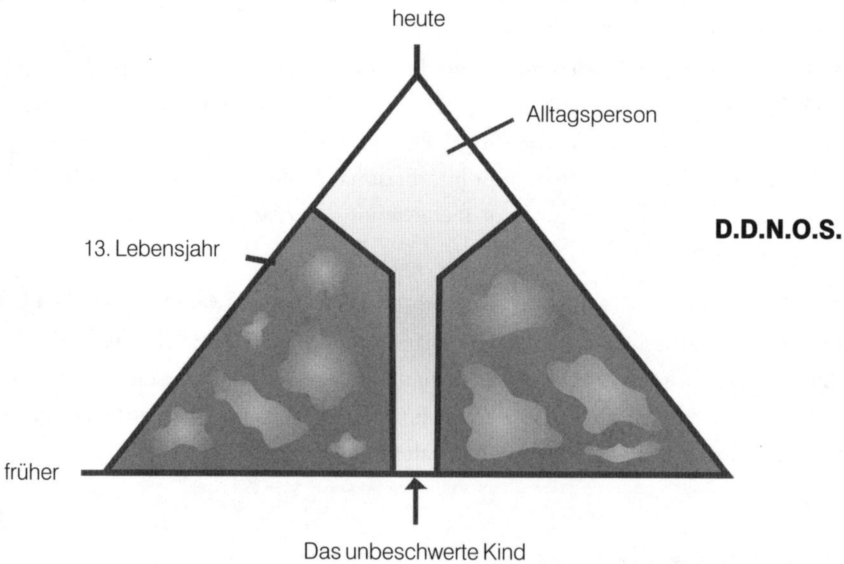

Dissoziative Identitätsstörung (DIS), hier: in mehreren Schichten angelegtes Persönlichkeitssystem mit unterschiedlicher Binnenkonstellation

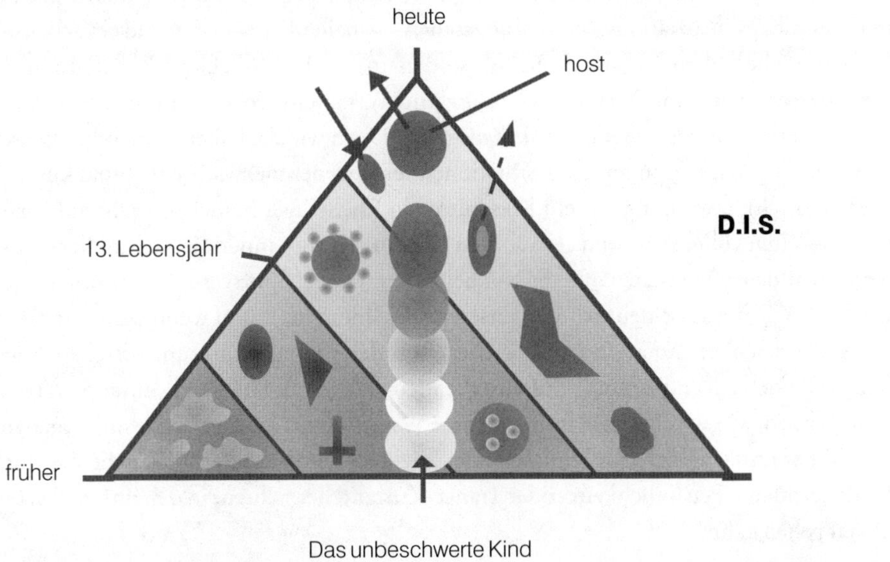

D „Margerite": Teilabgespaltene Selbstanteile: Ego State Disorder, bislang noch als DDNOS gekennzeichnet

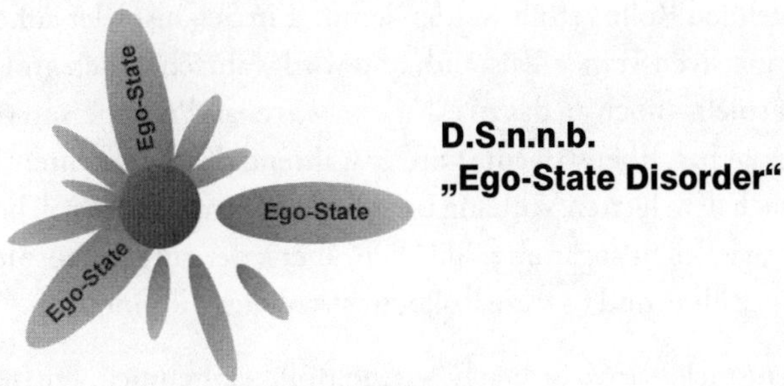

E Zerfallene „Margerite": Vollabgespaltene Selbstanteile: Dissoziative Identitätsstörung (DIS)

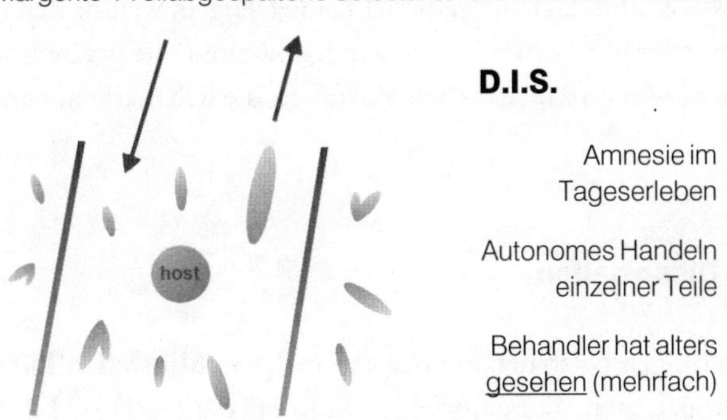
host
D.I.S.
Amnesie im Tageserleben
Autonomes Handeln einzelner Teile
Behandler hat alters gesehen (mehrfach)

A. Persönlichkeitszustände

Der „Smiley“ soll auf leicht ironische Weise andeuten, dass wir „Simpels“, die wir uns um ein – von Alltagsdissoziationen einmal abgesehen – ganzheitliches Leben und eine ebensolche Identität bemühen, so ganz „rund“ nie sind in unserer Persönlichkeit. Es fällt uns mehr oder weniger leicht, uns Wissens-, Gefühls- und Verhaltensbereiche aus unserer Persönlichkeit „herbeizuholen“, wenn wir sie benötigen. Doch wir alle haben manchmal Wissen zur Verfügung, das uns in anderen Situationen fehlt; benehmen uns manchmal kindlich (oder kindisch), etwa wenn wir ein Klassentreffen Ehemaliger besuchen, während wir zu anderen Zeiten völlig ernst und „erwachsen“ sind, auch vom innersten Gefühl her – etwa wenn wir anderen Menschen in ihrer Not beistehen. Unser „Sportvereins-Ich“ unterscheidet sich möglicherweise deutlich von unserem „Business-Ich“, und wenn wir mit unserer PartnerIn im Schlafzimmer sind, mag wieder ein anderer Teil von uns zum Vorschein kommen. Und noch ein anderer mag Außenstehenden völlig fremd bleiben – unser privatestes Allein-Ich: So, wie wir nur sind, wenn wir eine Weile mit uns selbst in „Klausur“ gegangen sind. Wir könnten jedes dieser Ichs als einen – vielleicht wandelbaren, vielleicht aber auch überdauernden – Persönlichkeits- oder Trance-Zustand betrachten, in den unsere Persönlichkeit gehen kann.

Es gibt Menschen, die das sehr intensiv tun: Schauspieler zum Beispiel. Sie müssen verschiedene Selbst-Anteile haben – und auch eine Art „Leere“-Zustand, der mit dem Inhalt einer zu spielenden Rolle gefüllt werden kann. Ein Schauspieler auf der Bühne ist also in einem sehr intensiven Trance-Zustand, und wird wahrscheinlich große Mühe haben, sich – während er spielt – noch an das zu erinnern, was er als Privatperson vor wenigen Stunden getan und gesagt hat. Ebenso wenig wird er während des Stücks intensiv darüber nachdenken, was er nach dem letzten Vorhang tun wird. Er kann zwar zu solchen Gedanken „hinüberswitchen“, vielleicht sogar unwillkürlich, aber jeder gute Schauspieler wird sich wieder mental auf die Bühne und in seine Rolle zurückzwingen können.

Was ein Schauspieler bewusst macht – eine Rolle einnehmen, entweder eine, die er mit einem Teil von sich selbst identifiziert, oder auch eine fremde Rolle –, das machen manche Menschen unbewusst, und das kann sehr viel Leid erzeugen, weil sie den jeweiligen „Rollenwechsel“ kaum oder gar nicht selbst erzwingen können. Sie geraten, wie die Kliniker sagen, in „Ego states“ – in verschiedene Ich-Zustände, die sich markant voneinander unterscheiden können.

B. Strukturelle Dissoziation

Nach Traumatisierungen entstehen auf der Ebene der **strukturellen Dissoziation** – wie die führenden europäischen Traumaforscher Onno van der Hart und Ellert Nijenhuis aus den Niederlanden zusammen mit ihrer internationalen Arbeitsgruppe herausfanden – häufig zwei unterschiedliche Formen von Zuständen:

Der „anscheinend normale Persönlichkeitsanteil" (**ANP**) – auch Fassade oder Gastgeber-Persönlichkeit genannt. Sie weiß nichts von der überwältigenden Stresserfahrung des Traumas. Traumatisierte Menschen können sich ohne besondere Anstrengung tatsächlich in ihrem Alltagsbewusstsein und ihrer „normalen biografischen Erinnerung" (die an die episodische Qualität des Hippocampus-Systems gebunden ist, siehe Kapitel 2) kaum oder gar nicht an ihr Trauma erinnern, jedenfalls nicht an die emotionalen Qualitäten dieses Traumas und dessen raumzeitliche Einordnung in die eigene Biografie. Meist sitzt man im Alltagsbewusstsein mehr oder weniger „wie der Korken auf der Flasche" und bemüht sich, sich die Schrecken von „damals" sozusagen vom Hals zu halten. Diese Erfahrungen sind abgespalten in getrennten Zuständen oder „Emotionalen Persönlichkeitsanteilen" (**EP**s). Es kommt also zu einer Spaltung in Wissen und Gefühl, zumindest in Bezug auf die Traumaerfahrung. Der ANP oder „Apparently normal part of the personality", den man bei ausgeprägter Dissoziation der Persönlichkeit auch „host" – GastgeberIn – nennt, ist eine Art Steuerungsinstanz, die im Alltag funktionieren kann, und versucht, einen oder mehr emotionale Persönlichkeitszustände, die „Emotional parts of the personality" (EPs) in Schach zu halten. Dabei hat die ANP aber ein Problem: Sie kann nicht gleichzeitig eine EP sein. Sie wird manchmal von solchen Zuständen „überwältigt", doch sie kann sie nicht selbst verkörpern. Ellert Nijenhuis hat dies in eindrucksvollen Studien gezeigt: Wenn man einer solchen ANP oder „Alltags-Person" eine selbst geschriebene Geschichte über ein von ihr erlebtes Trauma vorliest, wird sie darauf im Gehirn reagieren wie auf irgendeine fremde Geschichte. Liest aber eine EP – etwa ein traumatisiertes „Innenkind" oder ein entsprechender Ich-Zustand in einer Persönlichkeit – dieselbe (eigene) Traumageschichte, erfolgen im Gehirn die Reaktionen, die immer stattfinden, wenn traumatische Erinnerungen „angetriggert", also ausgelöst werden: Die Hirnregionen des Amygdala-Systems feuern und die Person bekommt heftige gefühlsmäßige und körperliche Reaktionen: Angst, Schmerz ... (Nijenhuis, van der Hart & Steele, 2002).

Am besten untersucht sind solche Spaltungen bei Vietnam-Veteranen und anderen Soldaten, die teilweise sogar ihre Traumatisierungen ohne jeden Affekt berichten können.

Der Göttinger Stressforscher Gerald Hüther glaubt, dass solche Abspaltungsprozesse eine teils unbewusste, teils bewusste Strategie des traumatisierten Menschen sein können: „Wenn es einem Menschen nach einer solchen traumatischen Erfahrung nicht gelingt, die unkontrollierbare Stressreaktion irgendwie anzuhalten, so ist er verloren, denn die dadurch ausgelösten Destabilisierungsprozesse können lebensbedrohliche Ausmaße annehmen." Daher versuche er, „mit allen Mitteln, die traumatische Erfahrung und die posttraumatisch immer wieder aufflammenden Erinnerungen an das erlebte Trauma unter Kontrolle zu bringen." Was sich bislang an Abwehrmechanismen bewährt hatte, ist „ad absurdum geführt", da es ja trotzdem zum Trauma gekommen ist. „Die einzige Strategie, die ihm nun noch Linderung verschaffen kann, ist die Abkoppelung der traumatischen Erfahrung aus dem Erinnerungsschatz ... Auf diese Weise entstehen zunächst kleine, durch ihre wiederholte ‚erfolgreiche' Nutzung aber schließlich immer breiter und effektiver werdende zentralnervöse ‚Umgehungsstraßen' und ‚Umleitungen'." Diese Umleitungen können dann, so Hüther, derart gründlich genutzt werden, „dass bei manchen PTSD-Patienten die Erinnerung an das traumatische Erlebnis schließlich nicht mehr abrufbar ist. Bei manchen wird die gesamte emotionale Reaktionsfähigkeit und damit auch die basale Aktivität und Aktivierbarkeit der HPA-Achse permanent unterdrückt." (Hüther, 2001a)

Andere Menschen können nach Traumata nicht ganz so durchgängig abspalten, dass sie sozusagen gar nichts mehr vom Trauma spüren. Viele entwickeln zwar ein Alltags-Ich (ANP), das „blande" ist, also sich weitgehend Erinnerungen und generell gefährliche Emotionen vom Hals hält. Doch in Albträumen und anderen „über sie kommenden" emotionalen Zuständen (EPs) werden sie überflutet von den schrecklichen Erinnerungen und können diese dann keineswegs „im Zaum halten".

Auch viele andere traumatisierte Menschen erleben eine solche Spaltung: An der Oberfläche funktionieren sie, doch in „Nischen des Alltags" – beim Tagträumen, Spülen, nachts, zwischen Traum und Wachen oder in Albträumen – werden sie heimgesucht von dem abgespaltenen Horror.

C. DDNOS

Eine andere Form von chronischer Dissoziation, die wir häufig im klinischen Bereich finden und für die es (im DSM-IV) bisher nur die unbefriedigende **Diagnose „Dissoziative Störung nicht näher bezeichnet" (DDNOS)** gibt, ist im Dreieck unter C zu sehen. Hier habe ich eine Dreiecksform gewählt, weil viele dieser Persönlichkeiten sich eher als „eingeschnürt" empfinden denn als ganze, runde Persönlichkeit. Der linke Schenkel des Dreiecks ist die Zeitachse. Im unteren Bereich ist zu sehen, wie durch traumatische Einwirkung die kindliche Persönlichkeit sich in Zustände oder sogar Teilpersönlichkeiten abgespalten hat; doch irgendwann (hier beispielsweise: im Alter von 13 Jahren) hörten die Gewalterfahrungen auf. Wenn der junge Mensch dann die Gelegenheit – etwa durch einen Wechsel der Umgebung und Bezugspersonen – bekommt, noch einmal eine kohärentere Entwicklung zu machen, entwickelt sich oft eine Alltagsperson (ANP) mit kleinen Erinnerungen (das ist der schmale „Kanal nach unten") an die Kindheit, überwiegend werden die guten Erinnerungen zugänglich sein.

Die Persönlichkeitsstruktur sieht dann so aus: große biografische Lücken bis zum 13. Lebensjahr, bis auf wenige positive Momente aus der Kindheit. Dann eine zusammenhängende Identität. Wenn diese Persönlichkeit in Ruhe reifen kann und sie kaum an ihre Vergangenheit erinnert wird, hat sie keine Alltagsamnesien. Und doch fühlt sie sich seltsam „abgeschnitten" von der Basis, den Kindheitserfahrungen und dortigen Reifungsprozessen und Gefühlen. Sie sitzt sozusagen „wie der Korken auf der Flasche", denn das Material und die Teile ihrer Persönlichkeit, die sie „nach unten gedrückt" und nicht mehr in ihrer „eigenen" Erinnerung hat – die EPs und andere Persönlichkeitsanteile „von früher" – werden nicht der Erinnerung zugänglich sein, aber gelegentlich „aufkochen" oder „brodeln", wie es nicht bewältigte, unintegrierte, mit anderen Worten: chronisch dissoziierte Lebenserfahrungen zu tun pflegen.

Dass es sich um eine solche Struktur der Persönlichkeit handelt, erfährt die Persönlichkeit selbst unter Umständen nur dadurch, dass von dem „unterdrückten" Material etwas plötzlich wie ein Geysir nach oben „schießt", und dann die Alltagsperson große Mühe hat, wieder „den Korken auf die Flasche" zu bekommen.

Beispiel:
Fiona Stern (Name geändert) dachte immer: „Ich hatte eine schöne Kindheit – bin auf dem Land groß geworden, mit Kühen und Pferden ...". Sie arbeitete fleißig, machte auf dem zweiten Bildungsweg Abitur und begann zu studieren, übernahm sich als passionierter „Workoholic" aber und begab sich zur Studienberatung. Dort fragte die Beraterin unter anderem, ob sie etwas aus ihrer Kindheit erinnere, etwa ihre Einschulung. „Natürlich nicht", lachte Fiona. Erst als die Beraterin nicht mitlachte, sondern sie seltsam ansah, begann sie zu überlegen: Ob sich andere Menschen tatsächlich im Detail an etwas aus der Kindheit erinnern? Doch dann vergaß sie diese Irritation wieder, legte ein Prüfungsfach ab und kam im Studium wieder zurecht. Leider hatte sie chronische Polyarthritis (Rheuma), so dass schon die Knochen angegriffen waren und es unsicher war, ob sie ihren Studienabschluss auch in einen Beruf umsetzen könnte. In einer Kur gab es unter anderem eine „Rebirthing"-Sitzung, an der sie teilnahm: Man lag auf dem Boden, hechelte eine Weile und ließ die Bilder kommen. (Anmerkung: Heute – so hoffe ich doch sehr – würde die entsprechende TherapeutIn erst einmal eine Traumaausbildung machen, um Menschen helfen zu können, die durch das Hyperventilieren, hier: Hecheln, in Trauma-Abreaktionen geraten – denn während eines Traumas hat ein Mensch sehr oft Schwierigkeiten mit dem Atmen und hyperventiliert; dies später im Leben einfach so zu machen, reicht meist völlig aus, um ungebetene Traumaerinnerungen zu bekommen!)

Plötzlich sah Fiona ein Bild, so plastisch, als wäre es wirklich im Raum: ein großer Penis und die Hand ihres Vaters. Sie hörte eine Kleinkindstimme weinen und benötigte lange, um zu realisieren, dass sie selbst das war. Und die Therapeutin hatte große Mühe, sie aus diesem Zustand wieder in den erwachsenen zu reorientieren.

Dieses Erlebnis schreckte sie so auf, dass sie beschloss, nun doch psychotherapeutische Hilfe zu suchen. Und so kam sie zu mir, wobei sie gleich sagte: „Aber bitte keine Körpertherapie wie Rebirthing, nie wieder!" Ganz vorsichtig arbeitete ich mit ihr daran, dass sie lernte, ihr Innenleben ein wenig zu erforschen und doch stabil zu bleiben. Sie machte unter anderem die „Stunde für sich" (Huber, 1995) ganz regelmäßig. Und so lernte – um mit der Terminologie der strukturellen Dissoziation zu sprechen – die ANP, also die Alltagsperson, nach und nach, zunächst ganz aus der Ferne, als würde sie nur eine Ahnung davon bekommen, ihre EPs, ihre emotionalen inneren Zustände und abgespaltenen Persönlichkeitsanteile kennen und realisierte, dass ihre Kindheit wohl nicht so problemlos gewesen war, wie sie gedacht hatte ...

D. Aufspaltung in Ego-States

Im Vergleich zum „Smiley" und der zweiteiligen ANP-EP-Spaltung sowie im Vergleich zum „Korken-auf-der-Flasche-Modell" zeigt die „Margarite" eine Persönlichkeit, die auch im Heute tief gespalten ist. Hier sitzt die Alltagsperson oder ANP in der Mitte und viele Zustände, die schon mehr sind als nur simple Erinnerungspakete oder EPs: ganze Bereiche der Persönlichkeit sind in Ego-States oder Ich-Zustände aufgespalten – daher die eingeschnürte oder eingekerbte Form im Vergleich zum fast runden „Smiley". Dies soll andeuten, wie viel schwerer es Menschen mit einer **Ego state disorder** – so nennt man diese chronifizierte Form der dissoziativen Störung – fällt, von einem Ich-Zustand zum anderen zu kommen (Watkins & Watkins, 1997). Um das Bild anders zu deuten: Es könnte sich auch um ein Steuerruder handeln, und der Teil in der Mitte muss sich äußerst bemühen, das Ruder immer wieder „herumzureißen", also von einem Ich-Zustand in den nächsten möglichst adäquat zu wechseln. Es kann sogar zu Teilabspaltungen kommen, die dann im Alltagsbewusstsein kaum noch steuerbar sind – dies wird durch die Blütenblätter angedeutet, deren Kontakt zum Zentrum „abgerissen" ist.

Ein Beispiel:

Renate Freundlich (Name geändert) kommt zu mir mit der Frage: „Bin ich wohl multipel?" Und erklärt, dass sie von der dissoziativen Identitätsstörung gehört hat: „Irgend etwas daran trifft auch auf mich zu." Nach einer sorgfältigen Diagnostik kann ich sie beruhigen: Nein, sie ist nicht multipel. Doch es ist ganz deutlich: Sie hat sehr verschiedene Anteile in sich und leidet zum Teil erheblich darunter, dass sie „so verschieden ist". In ihrem Beruf ist sie „ganz die tolle berufstätige Frau", aber in der Theater-AG, in der auch einige Kollegen sind, „da spiele ich manchmal ganz obszöne Rollen, oder auf derbe Weise den Clown, das ist mir hinterher immer sehr peinlich". Bei mir erscheint sie manchmal wie ein draufgängerischer, aber charmanter kleiner Junge mit Knickerbockern und Schiebermütze – irgendwie erinnert sie mich dann an den kleinen Jungen auf dem Plakat mit Charly Chaplin als „Tramp". Ein andermal kommt sie mit zartesten Blüschen, spricht leise und ängstlich wie ein kleines Mädchen. Dann wieder wirken ihre Bewegungen eckig und ungelenk und sie kann „brutale" Sätze äußern. Immer wieder bricht etwas aus ihr heraus, und sie schildert, dass sie große Mühe habe, die verschiedenen Anteile zu akzeptieren, geschweige denn, sie zu steuern.

Multipel ist sie jedoch nicht, weil sie keine pathologischen Alltags-Amnesien hat; sie weiß immer, wann sie in welcher Rolle ist, und mit einiger Konzentration schafft sie es auch, von einem Persönlichkeitsanteil zum anderen zu wechseln. „Die kommen eher so aus mir hervor", sagt sie. „Mit Mühe kann ich es verhindern oder zulassen, aber trotzdem irritiert es mich, und ich frage mich oft: Wer bin ich denn *eigentlich*?"

Ein pures Rollenspiel ist es aber auch nicht, denn sie fühlt sich von außen gesteuert: Je nachdem, wer oder was gerade auf sie zukommt (die Chefin, ihr Berufsalltag, ihr Sohn, ihr Mann, ihre Theater-AG-Mitspieler etc.), „wechselt" sie ihre Identitäten. Meist ist dies funktional. Doch wenn sie durcheinander ist, kann auch schon mal zur Unzeit ein anderer Teil der Persönlichkeit nach außen „rutschen", und das ist ihr dann äußerst peinlich.

In der Anamnese ergibt sich: Schon als Kind hat sie sich oft „weggeträumt" in andere Wesen und Identitäten. Und das musste sie offenbar auch, denn sie schildert, sowohl vom Großvater als auch vom Vater sexuell misshandelt worden zu sein. Niemand half dem Kind, niemand sprach über die namenlosen Schrecken mit ihr, also hat sie, die über eine starke dissoziative Fähigkeit verfügt, sich selbst geholfen und unterschiedliche Ich-Zustände geschaffen, darunter einige, die von der Gewalt nichts wussten, aber durchaus kreative oder auch „heimliche" Selbst-Anteile verkörperten. Als Erwachsene hadert sie mit dieser Fähigkeit: Jetzt möchte sie lernen, selbst zu bestimmen, welche Teile von ihr nach außen hin sichtbar werden und welche nicht. Und sie möchte zu einer integrierten kohärenten Persönlichkeit zusammenwachsen.

Entstehung der Ego State Disorder

Wie lässt sich die **Entstehung** einer solchen Ego State Disorder erklären? Frank Putnam, einer der Pioniere der Dissoziationsforschung, beschreibt den Vorgang der gesunden Ich-Entwicklung sinngemäß so (Putnam, 1997): Ein Kind kommt mit etwa fünf Ich-Zuständen auf die Welt, von denen drei einfach unterschiedliche Schlafmuster sind und zwei mit der Nahrungs- und Kontaktaufnahme zu tun haben. Beim Heranwachsen – auch sein Gehirn muss ja allmählich wachsen, siehe hierzu das Kapitel 4 – gerät das Kind zunächst in einen Zustand nach dem anderen, ohne dies steuern zu können. Solche Zustände – anfangs nicht mehr als Assoziationsmuster aus Wahrnehmungen und Empfindungen, später kommen Gedanken und Erinnerungen hinzu – vervielfältigen und wiederholen sich.

Ganz allmählich lernt das Kind zwei wesentliche Dinge:

a) Wie es einen **unangenehmen Zustand beenden** kann – anfangs durch Unmutsäußerungen wie „Nöckeln", Weinen, Schreien, später durch komplexere verbale (Bitten und Betteln ...) und nonverbale (am Rock der Mutter zupfen, sich selbst trösten, ablenken ...) Verhaltensweisen;

b) wie es einen **angenehmen Zustand herstellen** und aufrechterhalten kann – anfangs durch Wohllaute, später Lächeln, Lachen (dann lacht auch das Gegenüber! Babys sozialisieren ja durchaus auch ihre Bezugspersonen) sowie nach der Brust greifen, nach Spielzeug greifen, schaukeln, ein Lieblingsbuch anschauen, der Mutter auf den Schoß klettern ...

Wenn ein Kind früh traumatisiert wird, dann wird die Entwicklung dieser beiden Fähigkeiten behindert, die ganz wesentlich dafür sind, ein Selbst-Gefühl zu fördern. Ein Kind, das misshandelt wird, kann diesen unangenehmen Zustand nicht selbst beenden, es kann nicht bestimmen, wann ein angenehmer Zustand beginnt, und es findet oft kein anderes Mittel außer innerlich „wegzugehen" – also zu dissoziieren –, um in einen anderen Ich-Zustand zu kommen.

Auf der nächsten Stufe lernt das gesunde Kind dann, **Metakognitionen** über sich anzustellen:

1. **Wer bin ich eigentlich** – über verschiedene Zustände hinweg?
2. **Was gehört *nicht* zu mir** – auch wenn ich mich manchmal so fühle oder verhalte –, weil es nicht mein „Eigentliches" ist?

Auch in dieser Phase kann durch Traumatisierungen schwerer Schaden in der kindlichen Entwicklung angerichtet werden: Ein Kind, das auf ein und dasselbe Verhalten einmal eine positive, einmal eine negative und einmal gar keine Reaktion erhält, kann die Fragen: Wer bin ich? Und was gehört nicht zu mir? vermutlich kaum oder gar nicht beantworten.

Ein Beispiel:

Die kleine Sarah ist ein unerwünschtes Nachzügler-Kind. Ihre Mutter überlässt sie schon als Baby weitgehend sich selbst. Wenn Sarah in Not gerät, nützt ihr kein Quengeln, sondern sie muss laut schreien, damit sie vielleicht – vielleicht! – bekommt, was sie braucht. Ihre Mutter findet, Sarah sei ein „nerviges Kind". Sie lässt sie oft schreien (keine Reaktion); manchmal gibt sie ihr, was sie braucht, vielleicht sogar – wenn sie gut gelaunt ist – mit der anerkennenden Bemerkung: „Du bist aber durchsetzungsfähig!" (positive Reaktion); aber es kann genauso gut sein, dass sie das Kind schlägt: „Sei endlich ruhig – du bist ein unerträgliches Kind, so mag dich keiner!" (negative Reaktion). Sarah ist verwirrt. Sie kann nicht bestimmen, wie ein unangenehmer Zustand aufhört, kann einen angenehmen nicht gezielt erreichen, weiß nicht, ob ihr Verhalten gut oder schlecht – daher auch nicht, ob sie selbst „gut" oder „böse" ist ... Aber da Sarah über eine gute Dissoziationsfähigkeit verfügt, schafft sie sich unterschiedliche Ich-Zustände. Sie achtet dabei sehr genau auf ihre Mutter: Was mag die Mutter jetzt gerade von ihr wollen? Und dann versucht sie, genau dieser Erwartung zu entsprechen. Statt sich also selbst zu sehen und ihr Innenleben zu ordnen (so bin ich nun mal – und das kann ich oder will ich nicht ...) lernt Sarah, sich selbst aus der Perspektive der jeweils anderen zu sehen. Oder auch nur aus der Vorstellung davon, wie die anderen sie vielleicht sehen oder haben wollen. Aber das „böse Kind" gibt es auch, und das kommt dann manchmal zum Vorschein und tut auch etwas „Böses" ...

Chronische Dissoziation

Vom Ergebnis dieses Prozesses erzählt ein Zitat aus dem amerikanischen Buch „Loving to survive" von D.L. Graham: „Wenn der Terror lange anhält, betrachten sich die Kinder in ihrem ganzen So-Sein schließlich durch die Augen des Täters und erzählen uns das. Wenn wir sie fragen, was sie selbst dazu denken und fühlen, erzählen sie, wie die misshandelnden Eltern sich fühlen und über sie denken. Wenn wir sie darauf hinweisen, was sie da gerade tun und unsere Frage wiederholen, sagen sie: ‚Ich weiß nicht'." (Graham, 1994)

Der Grund ist einfach, wie es Harvey Schwartz in seinem eindrucksvollen Buch „Dialogues with forgotten Voices" (2000) schildert: Misshandelte und vernachlässigte Kinder sind sozusagen die „Geiseln ihrer Eltern" und überlebensabhängig von ihnen. Eine Mutter, die ihr Kind im Stich lässt und verrät, ihm Gewalt antut und es vernachlässigt, bedroht damit sein Überleben, zumindest in den ersten Lebensjahren. Also werden Kinder wie Sarah geradezu hypnotisiert darauf starren, was „der mächtige Mensch da draußen, von dem ich überlebens-abhängig bin" tut und denkt. Gleichzeitig gibt es aber von innen kommende Impulse und Reaktionen auf vergangene Erfahrungen, die sie selbst, die ihr Körper und ihre Seele, gemacht haben. Folge: Es wird entweder einen dauernden Machtkampf geben zwischen ihren eigenen und den Interessen der wesentlichen Menschen um sie herum. Oder sie werden – wenn sie sehr gut dissoziieren können – viele unterschiedliche Teile entwickeln: Mamas Liebling, Papas Liebling, die Ängstliche, die Wütende, die Hilflose, die Böse, die Heimliche ...

Sie werden Traumaerinnerungen aus bestimmten Zeiten abspalten: Das hilflos schreiende Baby; die Dreijährige, die vom Großvater befummelt wurde; die Siebenjährige, die im Winter von der Mutter ausgesperrt wurde, etc.

Bei der chronischen Dissoziation unterscheiden wir also im Wesentlichen drei Stufen:
a) Primäre oder peritraumatische Dissoziation: unmittelbar während des traumatischen Geschehens;
b) sekundäre Dissoziation: Aufspaltung in eine „Fassade", eine Alltagspersönlichkeit, die versucht zu funktionieren (ANP) – und dem emotionalen Innenleben, das die Arbeitsgruppe um den niederländischen Traumaforscher Onno van der Hart „emotional personalities" (EPs) nennt;
c) tertiäre Dissoziation: die Spaltung in Funktionsbereiche der Persönlichkeit, die weit über die duale Spaltung Fassade-Innenleben hinausgeht und entweder eine Ego State Disorder oder eine dissoziative Identitätsspaltung zur Folge hat; nach der strukturellen Theorie der Dissoziation kann es auf dieser Ebene mehrere ANPs und mehrere EPs geben.

Diese Letztgenannte ist beispielhaft im Dreieck und in der zerfallenden Margerite (S. 121) dargestellt: Es gibt dann einerseits einen (Ego State Disorder) oder mehrere **(Dissoziative**

Identitätsstörung) funktionstüchtige Alltagsanteile (host oder ANP); ansonsten wechseln sich verschiedene teilweise oder voll abgespaltene Ich-Anteile aus unterschiedlichen Schichten der Persönlichkeit ab, die ihrerseits wieder unterschiedliche „Cluster" oder Zuordnungen bilden können.

Für das notwendige Auseinanderhalten von schwerer dissoziativer Störung mit teilabgespaltenen Ich-Anteilen und der Dissoziativen Identitätsstörung mit voll abgespaltenen Ich-Anteilen gibt es von unserer Fachgesellschaft ISSD – der *International Society for the Study of Dissociation* – einen Vorschlag, den der amerikanische Kollege Paul Dell (2001) formuliert hat – ein Vorschlag, derzeit empirisch überprüft, der in die nächste Ausgabe des DSM, das DSM-V, aufgenommen werden soll:

„Komplexe dissoziative Störung"

Die komplexe dissoziative Störung ist gekennzeichnet durch ein durchgängiges Muster dissoziativen Funktionierens, bei dem eine mangelnde Integrationsfähigkeit des Bewusstseins in den Bereichen des Gedächtnisses, der Wahrnehmung und der Identität vorliegt. Zudem existieren zwei oder mehr unterscheidbare Identitäten (bzw. Persönlichkeits- oder Selbstzustände), die wiederholt die Kontrolle über das Verhalten der Person übernehmen.

Kriterium A: Das dissoziative Funktionieren äußert sich durch das Vorhandensein folgender dissoziativer Symptome:

- Gedächtnisprobleme, z.T. schwere Amnesien für autobiografisches Material;
- Depersonalisation;
- Derealisation;
- Flashback-Erleben, Alters-Regression;
- pseudoneurologische Symptome;
- weitere somatoforme Symptome;
- Trancezustände.

Dies kann mit der Manifestation von teil-abgespaltenen (B-Kriterien) sowie voll-abgespaltenen Identitätszuständen (C-Kriterien) einhergehen, welche man an folgenden Kriterien erkennen kann:

Kriterium B: Subjektiv erlebte Ausprägungen teil-abgespaltener Identitäts-Zustände:

- nicht zu sich gehörig erlebtes Sprechen, Denken, Fühlen und Verhalten;
- zeitweise nicht zu sich gehörig erlebte Fertigkeiten oder Fähigkeiten;
- Pseudohalluzinationen, z.B. Stimmenhören in Form von kindlichen Stimmen, inneren (widerstreitenden) Dialogen oder verfolgenden Stimmen (Differentialdiagnose: Schizophrene Psychose);

- irritierende Erfahrungen von verändertem Ich-Erleben und Verunsicherung über das eigene Ich (z.B. auch Gedankeneingebungen);
- nicht zu sich gehörig erlebte, teil-abgespaltene Ich-Zustände, mit denen die TherapeutIn in Kontakt tritt.

Kriterium C: Objektive und subjektive Ausprägungen vollständig abgespaltener Identitäts-Zustände:

- krasse Diskontinuität im Zeiterleben: Gefühl von „Zeit verlieren" und/oder „Herauskommen", Fugue-Episoden;
- nicht erinnerbares Verhalten;
- von anderen beobachtetes Verhalten, an das man sich nicht erinnern kann;
- Finden von Sachen in seinem Besitz, an deren Erwerb man sich nicht erinnern kann;
- Evidente Anzeichen für kürzliches Verhalten, an das man sich nicht erinnern kann;
- Entdecken von Selbstverletzungen oder Suizidversuchen, an die man sich nicht erinnern kann.

Dissoziative Identitätsstörung

Sind alle drei Kriterien erfüllt, liegt eine **Komplexe Dissoziative Störung i.S. einer Dissoziativen Identitätsstörung** vor. Werden nicht alle Kriterien erfüllt, handelt es sich um ein Teilbild, das derzeit als Dissoziative Störung nicht näher bezeichnet (DDNOS) diagnostiziert werden würde (siehe auch Gast, 2002).

Um diese Diagnose etwas mehr mit „Fleisch und Blut" zu erfüllen: Bei der dissoziativen Identitätsspaltung kommt es zu einem Auseinanderdriften von verschiedenen Bereichen der Persönlichkeit, die in sich dann wiederum aufgespalten unterschiedliche „Existenzformen" und unterschiedliche Grade von „Autonomie" erreichen können. Dies wird tertiäre Dissoziation genannt. Entscheidend für die Diagnostik ist das NIMH-Zusatzkriterium: Die DiagnostikerIn muss zu mehreren unterschiedlichen Zeitpunkten dieselben voll abgespaltenen Selbst-Anteile *gesehen* haben.

Im Wesentlichen lässt sich die tertiäre Dissoziation in vier Bereiche unterteilen, die hier zunächst stichwortartig aufgeführt werden:

Dissoziative tertiäre Spaltung:

1. **„Das Opfer"** – Gefühle, Schmerzen, Wahrnehmungen, Handlungen während des Traumas, meist zersplittert in:
   - psychosomatischen Schmerz; Somatisierung;
   - Opferidentität: „Bin selbst schuld"; „Ich bin so hilflos – hilf mir doch! (Erlernte Hilflosigkeit);
   - Süchte, um nichts (mehr) zu spüren;

- „Ruhe nach dem Sturm", Fühllosigkeit, jede Bewegung bringt den Schmerz; Depressivität, u.U. Suizidalität.

2. **„Beobachter"** – depersonalisierte, distanzierte Teile der Persönlichkeit:
   - neutraler affektferner, funktionierender Teil;
   - Wächter, der innerlich für Ordnung sorgt;
   - liebevoller Helferanteil, „Engel" etc.;
   - täterloyaler Teil (gleichgültig dem Opfer gegenüber).

3. **„Täteridentifizierte** (Identifikation mit dem Aggressor, oft im Moment des äußersten Schmerzes) und
   selbstbeschützend aggressive Anteil/e" (die Aggressivität des „bösen", abgelehnten Kindes und der aufbegehrenden Jugendlichen):
   - sadistisch-quälender Persönlichkeitsanteil; hat u. U. Spaß an der Macht über Leben und Tod;
   - reiner Affektdurchbruch: Hass pur;
   - ideologisch die Täterseite vertretender Teil („Sex mit Kindern ist geil");
   - zynischer, aggressiver, aber u.U. auch
   - beschützender Anteil („Outlaw", „Django" ...).

4. **Das „unbeschwerte Kind"** ohne Trauma – entwickelt sich zum **host (ANP)** (Gastgeberpersönlichkeit oder „Fassade") bzw. zu den hosts – oft zusammen mit täterloyalen, die Gewalt verleugnenden Anteilen („Die Schläge haben mir nicht geschadet" – „Meine Eltern wollen nur mein Bestes.").

Die Unterteilung in diese vier Bereiche: Opferanteile, Beobachteranteile, Täter- und selbstaggressive Anteile und „unbeschwerte" bzw. fassadenhafte" Anteile entspricht nicht nur den hauptsächlich vorfindbaren Anteilen in dissoziativ gespaltenen Menschen. Sie spiegelt auch die **Täter-Opfer-Spaltung** und die Spaltung in „wissende" und „unwissende" Bereiche der Persönlichkeit wider, die während des traumatischen Geschehens stattfindet.

Bei Traumatisierungen, die sich über lange Zeit häufig wiederholen, kann es zur Verfestigung dieser Spaltung kommen. Im Extremfall kann eine dissoziative Identitätsspaltung entstehen, wie sie im Bild der „zerfledderten Margerite" in Abbildung E (siehe Seite 121) zu sehen ist. Hier gibt es keine „koordinierte Ordnung" mehr innerhalb der Persönlichkeit, sondern Außenreize (z.B. Umgebungswechsel) und innere Impulse bestimmen, welcher Teil der Persönlichkeit wann nach außen kommt. Der „**host**", also der Gastgeber-Anteil oder ANP – das ist der Teil der Persönlichkeit, der gegenwärtig am besten den gegenwärtigen Alltag regeln kann – entspricht dem Alltagsbewusstsein der „simplen", nicht dissoziativ gespaltenen Persönlichkeiten. Dieser host ist in der Regel ein „unwissender" Teil, hat also selbst kaum oder gar keine traumatischen Erinnerungen. Meist hat diese Teilpersönlichkeit jedoch sehr viel Angst, weil sie bemerkt, dass ihr viele „Fehler" unterlaufen, dass sie im Alltag Zeit verliert. Zeit, in der sie offenbar gehandelt hat, aber sie kann sich nicht mehr oder nur noch schemenhaft daran erinnern. Sie gewöhnt sich an, nicht mehr so genau nachzusehen, was in der Zeit wohl so alles gewesen ist, und vermutet, sie sei sehr „vergesslich" oder würde eben viel „tagträumen". Meist hat sie das auch schon in der Kindheit getan: hat sich weggeträumt aus der unangenehmen Realität. Oder ist morgens aufgewacht mit Schmerzen und blauen Flecken, aber nur noch dem Hauch einer Ahnung, dass da irgend etwas Schreckliches war in der Nacht. Doch jeder Versuch nachzudenken, bringt Kopfschmerzen, daher versucht sie sich eher abzulenken.

Nur selten bemerken Außenstehende, dass ein Mensch sich derart aufgespalten hat.

Ein Beispiel:
Lothar Nahl (Name geändert) kommt als Kollege in meinen Fortbildungskurs. Er setzt einen kleinen Bären vor sich hin. Anfänglich tut er so, als sei dies nur eine Marotte von ihm, nach dem Motto: „Mein Bär ist mein Maskottchen, er begleitet mich überall hin." Doch mit der Zeit sehe ich, wie er während der Fortbildung mit diesem Plüschtier spricht, wie er ihm zuzuhören scheint, ihn – wie auf dessen Kommando – irgendwo anders hinsetzt. Lothar tut dies automatisch, ohne dass er sich kontrollieren kann. Die Teilnehmer links und rechts schauen ihn manchmal erstaunt an, aber das scheint er gar nicht zu bemerken. In einer Pause gehe ich zu ihm hin und hocke mich neben seinen Stuhl, auf Augenhöhe mit dem kleinen Bären. „Und was meint der Bär – hat er übrigens einen Namen? – zu unserem Thema von heute?" – „Er heißt Lotti und ist eine Sie, und sie fürchtet sich ein bisschen" sagt Lothar, mit hoher leiser Stimme. „Wisst ihr was, Lothar und Lotti, ich glaube, wir sollten uns mal in Ruhe zusammensetzen und überlegen, ob das hier die richtige Umgebung für euch ist." Ich gebe meiner Stimme einen scherzhaften Ton, doch etwas in Lothar hat dies als Bedrohung aufgefasst, ich könnte ihn vielleicht aus der Fortbildung ausschließen. „Eh, was soll der Quatsch!", kommt eine grollende Stimme aus Lothars Innerem. „Schmeißen Sie uns bloß nicht raus. Wir sind nicht multipel!" – „Ah ja?", schmunzele ich. „Dann sollten wir doch mal nachher gemeinsam nachdenken, was jetzt das Richtige ist. Bleibt ihr nachher noch da?" Ein ängstlicher Blick, ein zögerndes Nicken. Und ich weiß, dass mir eine Überzeugungsarbeit bevorsteht: Unintegrierte Multiple – also Menschen mit einer dissoziativen Identitätsspaltung, die ihre Anteile noch nicht bewusst koordinieren können – dürfen nicht an meinen Therapeuten-Fortbildungen teilnehmen, da bin ich ganz streng. Erst einmal eine Psychotherapie machen, die Persönlichkeit koordinieren lernen, dann in Ruhe explorieren, ob Traumatherapie wirklich das richtige Fortbildungsziel ist, und danach – wir werden sehen ...

Bedingung für dissoziative Identitätsstörung

Fünf Bedingungen sind es, die zusammenkommen müssen, damit eine dissoziative Identitätsstörung entstehen kann:

1. schwere, langjährige Misshandlungen, beginnend zwischen Geburt und sechstem Lebensjahr (nur ein bis vier Prozent sind andere Traumatisierungen, etwa todesnahe Situationen in früher Kindheit oder sehr schmerzhafte operative Eingriffe, verbunden mit längerer Trennung von den Bezugspersonen);
2. Geschlecht weiblich (nur 10 bis 20 Prozent der dissoziativ identitätsgespaltenen Menschen sind männlich);
3. sehr gut ausgeprägte Fähigkeit zu dissoziieren;
4. kein „gutes Objekt", also kein Elternteil oder nahe Bezugsperson bietet dem Kind kontinuierlich und verlässlich eine sichere Bindung an;
5. niemand hilft in der Kindheit und Jugend, das traumatische Geschehen zu realisieren, also ins Bewusstsein zu heben und zu verarbeiten (siehe auch Putnam, 1989 – deutsch: 2003 – und 1997; Kluft & Fine, 1993; Ross, 1997).

In meinem Handbuch über multiple Persönlichkeiten (Huber 1995) findet sich mehr über diese extreme dissoziative Spaltung und die Folgen. Hier nur so viel: An multiplen Persönlichkeiten, also Menschen mit einer dissoziativen Identitätsspaltung, können wir viel lernen und erkennen darüber, weshalb Dissoziation ein so erfolgreicher Abwehrmechanismus ist – aber auch, wie schwer es ist, dauerhaft mit unwillkürlichen Dissoziationen leben zu müssen.

Grundsätzlich unterscheiden wir drei „Entitäten", drei dissoziative Einheiten der chronisch dissoziierenden Persönlichkeit:

a) dissoziative *states*, also unterschiedliche Zustände, in denen sich die Person befinden kann;
b) dissoziative *fragments*, also Splitter der Persönlichkeit, die einzelne Fähigkeiten oder kleine assoziative Verbindungen von z.B. alterstypischen Wissensfragmenten oder Erinnerungen darstellen;
c) dissoziative *alters*, das sind „Alter Egos", Teilpersönlichkeiten mit einem eigenen „Ich", eigenen Wissensbereichen und einer typischen Art, sich auf sich selbst, die Umwelt und andere Menschen zu beziehen.

Dissoziative Zustände finden wir in vielen Menschen, die gut dissoziieren können. Wenn sie sehr ausgeprägt sind und unter Umständen auch schwer zu verändern, könnte es sich um eine Ego State Disorder („Margerite") handeln. Und bei der Dissoziativen Identitätsstörung finden wir auch *alters*, also auch voll abgespaltene Selbst-Anteile.

Radikale (pathologische) Dissoziation kann

a) die Persönlichkeit vor dem Überflutetwerden schützen;
b) zur Aufspaltung und Desorganisation der Persönlichkeit beitragen.

Dem Vorteil, durch Dissoziation dem Entsetzlichen der traumatischen Wirklichkeit zu entkommen, steht also der Nachteil gegenüber, später das Abgespaltene

a) entweder integrieren zu müssen oder
b) mit einer durch „seltsame Zustände" oder gar abgespaltene Selbst-Anteile gequälten Persönlichkeit dauerhaft leben zu müssen, die ohne intensive und oft langjährige bewusste Arbeit (z.B. in einer Psychotherapie) nicht mehr integriert werden kann.

Trauma-Exploration bei Kindern

Wie erfragen Profis denn nun korrekterweise das ganze Feld der möglichen seelischen Beeinträchtigungen nach Traumata? Beginnen wir mit den Kindern. Hier haben vor allem zwei Autoren Pionierarbeit geleistet: Joyana Silberg (1996) und Frank Putnam (1997). Von Letzterem stammen einige wichtige Hinweise darauf, wie (Schul-)Kinder nach Traumata exploriert werden können. Ich habe sie mit seinem Einverständnis nach seinem Buch zusammengestellt, und sie können als diagnostische Hinweise gelten. Einen Fremdbeurteilungsfragebogen, der von Carlson & Putnam entwickelt wurde, finden Sie im Anhang. Die direkten Fragen an Kinder richten sich zunächst einmal auf die unmittelbaren Folgen traumatischer Dissoziation. Dies kann zum Beispiel so aussehen:

Fragen nach Amnesien und auffälliger Vergesslichkeit

Bekommst du manchmal Hausaufgaben oder Tests zurück, und du kannst dich nicht erinnern, sie gemacht zu haben? [Falls ja:] Kannst du mir ein Beispiel dafür erzählen? (oder) Kannst du mir mehr darüber erzählen?

Wolltest du schon mal etwas Bestimmtes machen und hast festgestellt, dass du das schon fertig gemacht (erledigt) hattest? (Beispiel, falls ja)

Machst du manchmal etwas oder gehst irgendwo hin und weißt nicht, warum? (Beispiel, falls ja)

Wunderst du dich manchmal über dich, weil du plötzlich etwas weißt, aber du weißt nicht, woher du es weißt? (Beispiel ...)

Ist es manchmal schwer für dich, herauszufinden, ob du eine Sache schon erledigt hast oder nur daran gedacht hast, sie zu erledigen? (Beispiel ...)

Gehst du manchmal los, um etwas zu tun, und vergisst unterwegs, was du tun wolltest? (Beispiel ...)

Glaubst du insgeheim, dass du so gut im Schauspielern oder Lügen bist, dass du dich sogar selbst austrickst? (Beispiel ...)

Stellst du manchmal fest, dass du dich nicht an Sachen erinnern kannst, an die du dich deiner Meinung nach erinnern solltest? (Beispiel...)

Sagen manchmal Leute zu dir, du müsstest dich doch an etwas Bestimmtes erinnern, aber du kannst dich wirklich nicht erinnern? (Beispiel ...)

Depersonalisierung/Derealisierung

Hast du manchmal das Gefühl, als wärst du wie im Nebel, oder kommen dir manchmal die Dinge um dich herum so unwirklich vor, als wärst du in einem Traum? (Beispiel ...)

Kommt dir dein Spiegelbild manchmal so vor, als wenn du das gar nicht wärst? (Beispiel ...)

Hast du manchmal das Gefühl, wie neben dir zu stehen und dich zu beobachten, als wärst du jemand anderes? (Beispiel ...)

Kommen dir manche Teile deines Körpers (zum Beispiel deine Hände) oder sogar der ganze Körper so vor, als gehörten sie nicht zu dir? (Beispiel ...)

Erfahrungen passiver Beeinflussung

Hast du manchmal starke Gefühle, die sich für dich so anfühlen, als wären das eigentlich gar nicht deine eigenen Gefühle? (Beispiel ...)

Hast du manchmal den Eindruck, dass du deinen Körper nicht dazu bringen kannst, das zu tun, was du gerade tun willst? (Beispiel ...)

Stellst du manchmal fest, dass du dabei bist, etwas zu tun, was du gar nicht tun willst, aber du kannst nicht damit aufhören? (Beispiel ...)

Identitätsänderung

Passiert dir das manchmal, dass dich jemand mit deinem Namen anspricht, aber du weißt im Moment gar nicht, dass das dein Name ist? (Beispiel ...)

Benimmst du dich manchmal ganz anders als sonst, und fühlst du dich dann auch wie jemand anderes? (Beispiel ...)

Hast du eine besondere, geheime Freundin oder einen geheimen Freund, der oder die überall mit dir hingeht und den oder die andere Leute nicht sehen können? (Beispiel ...)

Trancezustände und Zeitverlust

Kommt es dir manchmal so vor, als wüssten alle in der Schule etwas, das man ihnen gesagt hat, aber das du nicht weißt? (Beispiel ...)

Passiert es dir manchmal, dass die Klasse sich mit einem ganz anderen Thema beschäftigt, aber du hast es nicht mitgekriegt? (Beispiel ...)

Stellst du manchmal fest, dass Zeit vergangen ist und du dich nicht daran erinnern kannst, was in der Zeit passiert ist? (Beispiel ...)

Hast du einen bestimmten Ort in deinem Innern, an den du gehst, oder ein bestimmtes Bild, das du dir vorstellst, wenn es dir nicht gut geht? (Beispiel ...)

Akustische Halluzinationen

Streitest du dich manchmal laut mit dir selbst? (Beispiel ...)

Hörst du manchmal Stimmen in deinem Kopf? (Beispiel ...)

Manchmal reden Kinder, die sich fürchten oder einsam sind, innerlich mit jemandem. Machst du das auch manchmal? (Beispiel ...)

Achtung: Entscheidende Hinweise ergeben sich aus den Beispielen, diese daher wörtlich notieren!

Zur Erläuterung für die Fachleute hat Frank Putnam die wichtigsten Symptombereiche bei Kindern und Jugendlichen so gebündelt (1997, S. 234 ff.):

Symptome und Verhaltensweisen bei Kindern und Jugendlichen mit pathologischer Dissoziation

Primäre dissoziative Symptome

Amnesien und Gedächtnissymptome:

- Amnesien, Blackouts, Zeitverlust für komplexes Verhalten (wie Gefühlsausbrüche, körperliche Auseinandersetzungen, soziale Aktivitäten);
- überraschende Vergesslichkeit für wichtige Informationen (z.B. Namen von besten FreundInnen; Gegenstände in eigenem Besitz; erneutes Fragen nach Erlaubnis von Aktivitäten, die sie gerade schon gemacht haben);
- inkonsistente und wechselhafte Fähigkeiten und Eigenschaften (z.B. in Bezug auf Schulleistungen, Sport, Kunst, Musik, soziale Fertigkeiten);

- inkonsistente und dramatisch wechselnde Gewohnheiten und Vorlieben (z.B. verschiedene Lieblingsfarben, Nahrungsmittel, Kleidungsstücke);
- Fugue-Episoden (sich an einem anderen Ort wiederfinden und nicht wissen, wie man dort hingekommen ist);
- Flashbacks und intrusive Erinnerungen an Traumatisierungen (u.U. einschließlich abrupter, stark schwächender körperlicher Symptome);
- Amnesien für die Quelle von Informationen (z.B. überrascht sein von eigenen Kenntnissen in einem Leistungstest oder über musische oder sprachliche Fähigkeiten);
- fehlende autobiografische Information (Unfähigkeit, wichtige persönliche Daten oder wichtige frühere Erlebnisse zu erinnern).

Dissoziative Prozess-Symptome:

- tranceähnliche Abwesenheitszustände („alles leer", „weiß nichts mehr", starrt lange auf einen Punkt, exzessive Tagträume);
- akustische Halluzinationen (Hören von Stimmen – gewöhnlich, aber nicht immer, *im* Kopf –, von unterschiedlichem Geschlecht, Alter und Gefühlszuschreibungen);
- schnelle Verhaltensregressionen (z.B. babyhafte Verhaltenszustände);
- passive Beeinflussungs-Erfahrungen (Unfähigkeit, trotz ernsthafter Anstrengungen das eigene Verhalten zu kontrollieren; körperliche Kämpfe mit sich selbst; zwanghafte Masturbation; Selbstverletzungen trotz Anstrengungen, diese zu vermeiden);
- distinkte (stark unterschiedliche) Persönlichkeitszustände; elaborierte (stark ausgeprägte) Teil-Identitäten; überdauernde, lebhafte imaginäre Spielgefährten mit der Auswirkung, sich passiv beeinflusst zu fühlen („Das hat ‚er' gemacht, nicht ich").

Weitere posttraumatische Symptome

- Symptome des Wiedererlebens (Flashbacks und intrusive Erinnerungen), Reinszenierungen, traumatisch spielerisch Ausagieren, ängstigende Träume ohne erkennbaren Inhalt, pavor nocturnus – nächtliche Angstattacken);
- Vermeidungssymptome (Einschränkungen in der Spielfähigkeit, sozialer Rückzug, verminderte Affektbreite, Verhaltens-Regression oder Verlust entwicklungsadäquater Fähigkeiten und bereits erreichter Entwicklungsschritte);
- Hyperarousal (ADS- bzw. ADHD-ähnliches Verhalten, neue Ängste, Befürchtungen oder Aggressionen).

Sekundäre Symptome

- Depressionen;
- Ängste;
- Affektlabilität (Irritabilität, rasch wechselnde Gefühlszustände);
- geringes Selbstwertgefühl;
- Somatisierung (rasch wechselnde körperliche Beschwerden – z.B. Kopfschmerzen, Bauchschmerzen, ungewöhnliche Schmerzen ohne eindeutige organische Ursache).

Tertiäre Symptome

- Suizidgedanken oder -versuche;

- Selbstverletzungen;
- Verhaltensauffälligkeiten (Aggression, oppositionelles oder zerstörerisches Verhalten);
- sexuelle Verhaltensprobleme;
- Leistungsprobleme (Lernschwierigkeiten, Konzentrationsschwierigkeiten, leichte Ablenkbarkeit, Schwierigkeiten beim Lösen von Problemen, bei denen vorher erlernte Information angewendet werden soll).

Als Fremdbeurteilungsinstrument für Kinder – vor allem durch Eltern, aber auch Lehrer und Erzieher – hat Frank Putnam einen Fragebogen geschaffen, den ich schon vor etlichen Jahren übersetzt habe und der schon in vielen Beratungsstellen und Kindertherapie-Einrichtungen eingesetzt wird. Er ist im Anhang 1 abgedruckt.

Weitere Diagnostikinstrumente

A-DES/J-DES und FDS

Weitere Diagnostikinstrumente für dissoziative Störungen bei Jugendlichen sind die Adolescent-DES (**A-DES**, im Deutschen auch unter **J-DES** bekannt, wobei DES für „Dissociative Experiences Scale" steht) sowie für Erwachsene der Fragebogen für dissoziative Symptome (**FDS**), der von Freyberger et al. (1999) herausgegeben wurde. Beide sind Selbsbeurteilungs-Fragebögen. Da erfahrungsgemäß eine hohe Fehlerquote darin liegt, wenn die Betroffenen den Fragebogen *allein* ausfüllen sollen – etwa ein Viertel der hoch dissoziativen Jugendlichen bzw. Erwachsenen werden dann *nicht* gefunden („false negatives"), empfehle ich bei diesen Fragebögen Folgendes, um die Trefferquote zu erhöhen:

1. Den Fragebogen unter Begleitung einer erfahrenen TherapeutIn ausfüllen; diese achtet darauf, ob es während des Ankreuzens zu auffälligen **Veränderungen** der Persönlichkeit („Switches") kommt; oder ob die KlientIn plötzlich mit anderer Stimme spricht; oder ob sie mit sich selbst spricht, als wäre sie jemand anderes – etwa „Nein, ich hab dir doch gesagt, das kenne ich nicht, nun lass mich in Ruhe!", „Das dürfen wir hier nicht verraten" etc.

2. Für jede Antwort, die signalisiert, dass die KlientIn das entsprechende dissoziative Phänomen kennt (also bei A-DES und FDS: alle Antworten, die sie bei mehr als 0 Prozent ankreuzt), wird sie gebeten, ein **Beispiel** zu nennen. Dies ermöglicht es der KlinikerIn festzustellen, ob die KlientIn die Frage verstanden hat; ob sie nur so tut als ob, aber das Phänomen tatsächlich doch nicht kennt; und schließlich: wie gravierend das Phänomen von ihr wahrgenommen wird.
   So wird etwa in beiden Fragebogen sinngemäß gefragt, ob man es kennt, „wie neben sich zu stehen" und sich selbst von außen zu betrachten. Wenn jemand ankreuzt: Ja, das

kenne ich, zu etwa 40 Prozent meiner Zeit mache ich das, und dann um ein Beispiel gebeten wird, könnten unterschiedliche Antworten kommen; etwa:
„Ich beobachte immer genau, was ich tue" oder:
„Wenn ich aufgeregt bin, bekomme ich manchmal Kopfweh, und dann kriege ich gar nicht mit, was passiert, weil ich dann wie aus dem Körper rausgehe; dann sehe ich mich von außen etwas tun und sagen, und kann gar nichts mehr steuern."
Es lässt sich unschwer vorstellen, dass beide Antworten auf völlig andere innerpsychische Vorgänge hindeuten, und nur die zweite verweist auf ausgeprägte Depersonalisierung.

3. **„Es darf mehrere Antworten geben"** ist ein wichtiger Zusatz bei allen Fragebogen zu dissoziativen Störungen. Denn das ist ja gerade das Problem des dissoziierenden Menschen: Die Gastgeberin oder ANP könnte viele Fragen mühelos bei 0 Prozent ankreuzen: „Kenn' ich nicht, kenn' ich nicht, kenn' ich nicht ..." Demgegenüber kann es ausgeprägte emotionale Zustände oder Alter-Egos geben (EPs), in denen sie sehr wohl solche Phänomene kennt ...

Van Ijzendoorn & Schuengel (1996) haben eine Meta-Analyse bei der „Urmutter" dieser Fragebogen, der DES (Dissociative Experience Scale) durchgeführt; ihrem Beitrag sind ebenfalls wichtige Hinweise zu entnehmen.

DIS-Q und SDQ-20

Ein weiterer, besonders in den Niederlanden und Belgien verwendeter Selbstbeurteilungs-Fragebogen ist der **DIS-Q** (auf deutsch abgedruckt in Vanderlinden & Vandereycken, 1995; Studie: Vanderlinden et al., 1993). Er empfiehlt sich besonders, wenn eine Kombination von (Verdacht auf pathologische) Dissoziation und **Essstörung** vorliegt.

Immer bedeutsamer im psychosomatischen Bereich wird die Erkenntnis, dass viele Körpersymptome, die tiefenpsychologisch als „Konversion" bezeichnet werden, nichts anderes sind als **somatoforme Dissoziation.** Hierzu gibt es den von Bettina Overkamp übersetzen und von der Arbeitsgruppe um den europäischen Nestor der Dissoziationsforschung, Onno van der Hart, entwickelten **SDQ-20**, abgedruckt in Anhang 2.

Der A-DES ist ebenso wie der FDS ein Screening-Instrument, das bedeutet: Man kann danach keine eindeutige Diagnose stellen (ebenso wenig wie nach dem Eltern-Fragebogen), aber man hat einen Übersichtswert, der darauf hinweist, wie stark eine Person chronisch dissoziiert, und wenn man sicher gehen kann, dass die dissoziativen Symptome nicht nur im Zusammenhang mit einer hirnorganischen Erkrankung oder nach Substanzmittelmissbrauch auftreten, dann kann man sagen: **Diese Person dissoziiert chronisch, weil sie traumatisiert worden ist.**

SKID-D

Zur Differentialdiagnostik, also zur genaueren Differenzierung der verschiedenen dissoziativen Diagnosen, eignet sich am besten das – inzwischen auch im Handel erhältliche – SKID-D – das Strukturierte Interview für Dissoziative Störungen nach den Kriterien des DSM IV –, das in Deutschland von Ursula Gast und ihrer Arbeitsgruppe an der Medizinischen Hochschule Hannover herausgegeben wurde (Gast et al., 2000; siehe hierzu auch: Steinberg, 1993).

Das SKID-D

- dient dazu, Art und Schweregrad dissoziativer Symptome im Rahmen von diversen Störungen zu erfassen, die im Diagnostischen und Statistischen Manual Psychischer Störungen (DSM-IV, 1997) unter den so genannten Achse I- und Achse-II-Störungen zusammengefasst sind. Gefragt werden kann also z.B. nach dem Anteil von Dissoziativität bei Angststörungen, insbesondere bei Posttraumatischer Belastungsstörung und Akuter Belastungsstörung, Affektiven Störungen, Psychosen, Essstörungen und Persönlichkeitsstörungen.
- Mit seiner Hilfe kann man den Schweregrad dissoziativer Hauptsymptome bewerten, nämlich **Amnesie, Depersonalisation, Derealisation, Identitätsunsicherheit und Identitätsänderung.**
- Gemäß den DSM-IV-Kriterien folgender Störungen kann man damit Diagnosen stellen: **Dissoziative Fugue, Depersonalisationsstörung, Dissoziative Identitätsstörung, Nicht Näher Bezeichnete Dissoziative Störung** sowie **Trance-Störung**. Das SKID-D kann auch bei der Diagnostik der **Akuten Belastungsstörung** benutzt werden.

Aufbau des SKID-D

1. Kurze psychiatrische Vorgeschichte und Fragen nach dem derzeitigen seelischen Funktionsniveau.
2. Systematisch werden verschiedene dissoziative Symptome erfragt, wobei Häufigkeit, Dauer und Grad der Beeinträchtigung erfasst werden.
3. Daneben werden organische Faktoren oder Erkrankungen erfragt, die eine Dissoziative Störung ausschließen würden. Bei den offen gehaltenen Fragen werden die Befragten gebeten, jeweils eigene Beispiele für ihre Erfahrungen zu geben, wodurch bei positiven Antworten eine zusätzliche Validierung (Einschätzung auf Gültigkeit) möglich ist.
4. Dann gibt es Fragen nach den beobachtbaren Folgen der Symptome (z.B. Sachen zu Hause finden, ohne sich zu erinnern, wie sie in den eigenen Besitz gelangten).
5. Bei negativer Beantwortung der Eingangsfragen können die nachfolgenden Ergänzungsfragen (allgemeine wären z.B.: „Können Sie mir mehr darüber sagen?" oder „Was meinen Sie damit?") übersprungen werden. Bei positiven Antworten können vom

Interviewer neben den Ergänzungsfragen zur Symptomatik von Identitätsunsicherheit und -wechsel zusätzlich zwei von neun Ergänzungskapitel ausgewählt werden. Auch spontane Ergänzungsfragen sind ein wichtiger Bestandteil des Interviews.
6. Es gibt immer mehrere Fragen zu einem Symptom.
7. Nach Abschluss des Interviews erfasst die UntersucherIn unmittelbar während der Befragung beobachtete Dissoziationsphänomene wie z.B. Amnesien, spontane Altersregressionen (Befragte spricht plötzlich wie ein Kind, versteht Fremdwörter nicht, befindet sich plötzlich wieder in der Vergangenheit etc.) oder tranceartige Zustände.
8. In die Gesamtauswertung gehen die verbalen und nonverbalen Antworten der Befragten ein. Sie umfasst eine Beurteilung des Schweregrades der fünf dissoziativen Hauptsymptome sowie die Gesamtpunktzahl. Abschließend erfolgt eine allgemeine diagnostische Einschätzung darüber, ob eine Dissoziative Störung vorliegt und um welche Art der Störung es sich gegebenenfalls handelt.
9. Wichtig ist auch die Nachbesprechung mit der/m Befragten. Zum einen wird hierbei ihr Mut gewürdigt, sich diesen Fragen zu stellen. Zum anderen wird Dissoziation erklärt, und falls eine Dissoziative Störung vorhanden ist, darauf hingewiesen, dass Dissoziation als eine Art Anpassungsmechanismus zu verstehen sei, um in der Vergangenheit mit sehr schwierigen oder schmerzhaften Erfahrungen fertig zu werden, und dass diese Bewältigungsmechanismen heute noch gegenwärtig und wirksam seien.
10. Abschließend erfolgt der Hinweis, dass dissoziative Störungen auf eine Therapie gut ansprechen und bei adäquater Therapie in der Regel eine gute Prognose haben.

DDIS, IES, PTSS10, PSS und PDEQ

Leider noch nicht so gut validiert, aber ebenfalls gut brauchbar, ist der **DDIS** von Ross (abgedruckt in Ross, 1989 und 1997; Studie von Ross et al.,1989), der in der deutschen Version von Bettina Overkamp übersetzt wurde und als SIDDS kursiert (Overkamp, 1997; 2002).

Erst in den letzten Jahrzehnten ist die Früherkennungsmöglichkeit traumatisierter Menschen durch die Diagnostik der dissoziativen Symptome immer bedeutsamer geworden. Dies wird auch in den meisten Fragebogen für posttraumatische Störungen inzwischen stärker berücksichtigt. Ein inzwischen klassischer Kurz-Fragebogen, der meist nach Monotrauma, also nach einem einmaligen traumatischen Ereignis, sowie in vielen Forschungsstudien verwendet wird, ist die **Impact of Event-Scale** (IES, Horowitz et al., 1979), deren überarbeitete Fassung als **IES-R** (Maercker & Schützwohl, 1999) meist in Forschungsarbeiten Verwendung findet.

Ebenso kurz, aber meiner Erfahrung nach noch nach Monotrauma in der klinischen Praxis besser einzusetzen – in meinen Einsätzen nach dem Kosovo-Krieg konnte ich z.B. dazu gute Erfahrungen sammeln (Huber, 2002) – ist der **PTSS 10**, der in 10 kurzen Fragen die Hauptsymptome der Posttraumatischen Belastungsreaktion sowie der akuten Posttraumatischen Belastungsstörung erfragt (Schade et al., 1998).

Ebenfalls nach Monotrauma (besonders Unfällen) als Selbsteinschätzungs-Fragebogen für die Erhebung von PTSD-Symptomen entwickelt wurde die PTSD Symptom Scale (**PSS**) (siehe Foa et al., 1993; Stieglitz et al., 2001).

Schwieriger ist die Erfassung der Langzeitschäden von Traumatisierungen. Deutlich ist, dass eine **schwere Akutsymptomatik einen wichtigen Vorhersagewert für eine langfristige PTSD** darstellt, insbesondere wenn weitere Risikofaktoren hinzukommen (Haas, 2000). Der **PDEQ** (Peritraumatic Dissociative Experiences Questionnaire) ist gut geeignet, um nach einem Trauma zu erfragen, wie die dissoziativen Symptome während und unmittelbar danach beschaffen waren. Wer während des Traumas stark dissoziiert, wird eher eine PTSD bekommen (Marmar et al., 1998).

Diagnose bei Langzeitschäden

Erst in den letzten Jahren wurde deutlich, dass es für die Langzeitschäden eine eigene Diagnose geben muss. Judith Herman (1994) hat darauf hingewiesen und vorgeschlagen, eine eigene Diagnose „Störung durch extremen Stress" (Disorder of Extreme Stress, **DESNOS**) zu schaffen. Hierfür haben sie sowie Bessel van der Kolk und andere (2000) einen eigenen Fragebogen entwickelt, das strukturierte Interview zur Posttraumatischen Belastungsstörung (IK-PTBS), das dankenswerterweise von Martin Sack und Arne Hofman (2001) für den deutschsprachigen Raum bearbeitet wurde und jetzt unter der Bezeichnung **IK-PTBS**, also Interview zur komplexen Posttraumatischen Belastungsstörung, in Fachkreisen kursiert und noch validiert werden muss. Der Fragebogen ist **im Anhang** vollständig und mit Hinweisen auf die Auswertung abgedruckt.

Die Dimensionen der komplexen posttraumatischen Belastungsstörung DESNOS, wie sie der IK-PTBS abfragt, sind im Einzelnen folgende:

Komplexe Posttraumatische Belastungsstörung
= DESNOS
(Disorder of Extreme Stress not otherwise specified)

1. Störungen in der Regulation von Affekten und Impulsen
   a) Affektregulation
   b) Umgang mit Ärger
   c) Selbstverletzung/Selbstbeschädigung

d) Suizidalität
e) Störungen der Sexualität
f) Exzessives Risikoverhalten

2. Störungen der Wahrnehmung oder des Bewusstseins
a) Amnesien
b) Vorübergehende dissoziative Episoden und Depersonalisierung

3. Störungen der Selbstwahrnehmung
a) Wirkungslosigkeit
b) Stigmatisierung
c) Schuldgefühle
d) Scham
e) Isolation
f) Bagatellisieren

4. Störungen in der Beziehung zu anderen Menschen
a) Unfähigkeit zu vertrauen
b) Reviktimisierung
c) Viktimisierung anderer Menschen

5. Somatisierung
a) Somatoforme Beschwerden
b) Hypochondrische Ängste

6. Veränderungen von Lebenseinstellungen
a) Fehlende Zukunftsperspektive
b) Verlust von persönlichen Grundüberzeugungen

Der auf diesen Symptombereichen aufbauende Fragebogen IK-PTBS stellt ein ausgezeichnetes Mittel dar, um die langfristigen Folgen von Traumatisierungen zu erheben, **ohne dass die Traumata im Einzelnen erfragt werden müssen**. Es gibt nämlich etliche Fragebogen, die viele konkrete Traumatisierungen erfragen; deren Einsatz ist in der Praxis bei schwer traumatisierten Menschen häufig entweder gar nicht möglich, weil die Betroffenen sich weigern oder keinen inneren Zugang zu diesen vergangenen Schmerzen haben (wollen). Oder weil sie so instabil sind, dass die Abfrage einzelner Traumata sie zu unkontrolliertem Wiedererleben (Flashbacks) dieser Schrecken führen könnte und man das daher als verantwortliche TherapeutIn gar nicht erst versucht.

Vergleichsweise gut brauchbare Fragebogen, die Arten von Traumatisierungen erfassen, sind der **Childhood Trauma Questionnaire** (**CTQ**, Bernstein & Putnam 1986) – der einen missverständlichen Namen trägt, denn er fragt nicht Kinder, sondern er fragt Erwachsene nach Traumatisierungen der Kindheit, und der **KTI – Kurzform R,** der vom

Psychotrauma-Institut in Köln unter Leitung von Gottfried Fischer verwendet wird (Adresse siehe Anhang) und Lebenstraumata insgesamt abfragt.

Inzwischen gibt es eine Fülle von Studien, welche die Zusammenhänge von bestimmten Symptomen bzw. Störungen und Traumatisierungen nachweisen, mit anderen Worten: Co-Morbidität von PTSD und anderen Störungen. Hierzu gehören neben den dissoziativen Störungen:

- Depressionen (depressive Episoden und sog. Dysthymien)
- Essstörungen
- Panikstörungen
- Persönlichkeitsstörungen
- manisch-depressive Erkrankungen
- Süchte

(siehe u.a. Haas, 2000)

Borderline als traumabedingte Störung?

Was die Persönlichkeitsstörungen angeht, darunter die am weitaus häufigsten genannte **Borderline**-Störung, so hat sich insbesondere eine englische Arbeitsgruppe um den ehemals an der Londoner Munro Clinic tätigen Anthony Ryle damit beschäftigt, die Entstehung der Störung als eine dissoziative bzw. traumabedingte Störung herauszuarbeiten (Ryle, 1997a und b; Golynkina & Ryle, 1999). Erst langsam und zögernd kamen Koryphäen wie Kernberg und in Deutschland Dulz dazu, ebenfalls den Zusammenhang zwischen der Ich-Struktur-Störung Borderline und der Traumageschichte der Betroffenen als **Ursache** (Traumatisierung)-**Wirkungs**-(Borderline-Störung)**Zusammenhang** zu sehen.

In einem aufsehenerregenden Artikel, der 1999 im angesehenen *British Journal of Medical Psychology* erschien, beschreiben Karya Golynkina und Anthony Ryle, wie man die Borderline-Störung auch verstehen kann: als eine traumabedingte Störung, bei der die Betroffenen verschiedene dissoziative Selbst-Zustände entwickeln. Die so genannte Borderline-Spaltung (am besten bekannt ist die Spaltung zwischen Gut und Böse oder zwischen Bedürftigkeit und Aggressivität) **als eine dissoziative Störung** zu verstehen, macht sehr viel Sinn. Golynkina und Ryle haben eine Methode vorgestellt, diese meist gegensätzlich organisierten Zustände zu identifizieren und mit ihnen zu arbeiten (Golynkina & Ryle, 1999). Sechs Kategorien von solchen Borderline-Selbstzuständen fanden die beiden Autoren heraus:

1. **Ideal**; hierzu gehören *states* oder Selbst-Zustände wie: „Ich vertraue anderen", „Andere bewundern mich", „Andere beneiden mich", „Ich habe die anderen unter Kontrolle" und „Ich bin glücklich".
2. **Misshandler-Wut** nannten die Autoren solche Zustände, bei denen besonders häufig solche Sätze bejaht wurden wie: „Ich will andere verletzen", „Ich kontrolliere die ande-

ren", „Ich fühle mich von Gefühlen überwältigt", „Ich fühle mich außer Kontrolle" und „Ich bin ärgerlich". Häufig gab es hierzu einen reziproken Selbst-Zustand oder eine reziproke Rolle, entweder

3. **Machtloses Opfer** – hier wurden Äußerungen bejaht wie „Andere greifen mich an", „Ich fühle mich schwach" und „Ich habe keine Kontrolle über das, was geschieht" – oder
4. **Ärgerliches Opfer**: eine Rolle oder ein *state,* also Selbst-Zustand, in dem Sätze bejaht wurden wie: „Ich bin schwach", „Ich bin außer Kontrolle", „Ich fühle mich schuldig" und „Ich will andere verletzen". Etwa die Hälfte der Befragten beschrieb auch einen
5. **Coping-Zustand**, in dem sie hauptsächlich das Gefühl hatten, andere zu kontrollieren, und oder einen
6. **Zombie-Zustand**, in dem sie sich „von Gefühlen abgeschnitten" fühlten, wobei 5. und 6. oft eng miteinander verbunden waren.

Aus dieser und anderen Studien heraus entwickelten sie zwei kurze Fragebogen, in denen Betroffene sich selbst einschätzen konnten. Den ersten nannten sie **Personality Structure Questionnaire (PSQ)**, in Anhang 3 abgedruckt, den zweiten **States Description Procedure (SDP),** in Anhang 4 in wörtlicher Übersetzung abgedruckt. Der SDP wird nur angewendet, wenn die Antworten im Kurzfragebogen PSQ auf das Vorhandensein von mehreren unterschiedlichen Persönlichkeitszuständen hinweisen.

Eine Anmerkung hierzu: Häufig sind die Zustände bipolar angeordnet; und häufig sind sie dissoziativ, d.h., die Person kann sich – wenn sie sich in einem Zustand befindet, etwa „Die Wütende" – nicht daran erinnern, wie es sich anfühlt, im entgegengesetzten Zustand zu sein, zum Beispiel „Die Traurige". Ähnlich wie bei den multiplen Persönlichkeiten – die zudem noch völlig amnestisch sein können für das, was sie während anderer Zustände getan haben – kann die Psychotherapie unter anderem darin bestehen, über die verschiedenen Zustände hinweg sich mit dem vertraut zu machen, was der andere „Zustand" oder „Teil" der Persönlichkeit will, welchen Sinn dieser Zustand hat.

Die Betroffenen können lernen, dass sie sich in äußerster seelischer Not in verschiedene Zustände gespalten haben und dass sie durch ein Training diese Spaltung erst einmal so kontrollieren können, dass sie gezielt von einem Zustand in den anderen wechseln können, statt durch die Zustände zu „jagen", ohne sie beeinflussen zu können, was sehr großes Leid macht. Auf Dauer kann es sogar bei einigen – wenn sie nicht weiter traumatisiert werden und ihre Affektkontrolle zunimmt – zu einem Integrationsprozess kommen, der die Trennung zwischen radikal verschiedenen und gefährlichen Zuständen aufhebt und eine „Durchmischung" und damit Selbst-Kontrolle zulässt.

Die Borderline-Störung als eine komplexe posttraumatische dissoziative Störung zu verstehen, ist eine noch junge Sichtweise und sollte weiterentwickelt werden. Meiner Erfahrung nach macht diese Sichtweise sehr viel Sinn. Sie berücksichtigt, dass diese Störung – wie auch die anderen Persönlichkeitsstörungen – eine Beziehungsstörung ist, die durch traumatisierende Beziehungen entstanden ist und sich durchaus verändern lässt. Die Diskussion um Borderline als eine insgesamt komplexe posttraumatische Störung fassen Driessen et al., 2002, zusammen.

Unter Umständen werden wir erleben, dass in den nächsten Jahrzehnten ein noch radikalerer Paradigmenwechsel stattfindet, als wir ihn bislang mit der Einführung der Diagnosen der Dissoziativen Störungen und der Posttraumatischen Belastungsstörungen erlebt haben, nämlich dass eines wieder gesehen wird, das ich in diesem Buch nur betonen kann:

Es sind traumatisierende Lebensbedingungen, die Menschen seelisch zusammenbrechen lassen und ihnen langfristig in Form seelischer Störungen zusetzen. Gelingt es uns, diese Erkenntnis respektvoll in Therapien umzusetzen, können die meisten Störungen besser verstanden und adäquater behandelt werden.

Kapitel 6: Wieso erscheint traumatisierten Menschen der Tod oft näher als das Leben?

„I'm fucked ..." – Letzte Worte des 21-jährigen *Brandon W.*, der sich vor laufender Web-Kamera tötete (*Jutzi* et al., 2003)

„Das Einzigartige, was der Selbstmord dem Kind eines Selbstmörders zu bieten hat, ist die Erkenntnis, dass Sterben eine Möglichkeit ist. Der Tod als Option. Selbst wenn der Gedanke an Selbstmord das Kind erschreckt, wütend oder verzweifelt macht, so bleibt es doch etwas, was es straflos in Betracht ziehen kann, weil ein Elternteil es ihm vorgemacht hat. Auch wenn es nicht von eigener Hand sterben möchte, kann es einen Selbstmord doch niemals ganz ausschließen und sagen: ‚Das würde ich nicht tun.' Sein Erzeuger hat es getan; also könnte auch das Kind es tun. Selbstmord als Möglichkeit – dieser Gedanke hat vielleicht ebenso viele Leben gerettet wie gekostet ... ‚Ich kann jederzeit sterben. Wenn es zu schlimm wird, kann ich es jederzeit tun.'" – *Anne Rivers Siddons*, 2002

Was hier die Heldin eines Romans erlebt, mag vielen Kindern von Suizidanten eine Art seltsamer Trost sein: „Ich kann es jederzeit tun – einer meiner Angehörigen hat es ja auch getan."

Leider ist es real so, dass dies nicht den eigenen Suizid verhindert, sondern die Wahrscheinlichkeit dafür, statistisch gesehen, erhöht (siehe weiter unten).

Besonders häufig werden jene Menschen Gedanken an den „Freitod" hegen, die gegen ihren Willen schon einmal in Todesnähe gezwungen wurden: Wer zwischenmenschliche Gewalt erlitten hat, insbesondere frühe und langjährige Gewalt, wird mit einem untergründigen Gefühl kämpfen, dass das Leben nicht lebenswert sei. Oder als ob es eigentlich schon vorüber sei, seitdem man traumatisiert wurde, man selbst sei nur eine Art „Zombie". Oder man wird zumindest in Krisenzeiten eine Todessehnsucht entwickeln, die sich bis zur akuten Suizidalität steigern kann. All diese Faktoren gehören zur „chronischen posttraumatischen Belastungsstörung". Weshalb das so ist, und welche verschiedenen Motive und Gründe es für Suizidalität geben kann, damit soll sich dieses Kapitel näher beschäftigen.

PTSD und Suizidgefahr

Menschen mit einer Posttraumatischen Belastungsstörung (PTSD) – auch nach nur einmaligem Trauma – weisen bereits eine achtfach erhöhte Rate an Suizidversuchen gegenüber der Allgemeinbevölkerung auf (Frommberger, 2000).

Eigentlich sollte man doch meinen, ein Mensch, der ein Inferno überlebt hat, werde in Zukunft nichts so sehr fürchten wie noch einmal in eine todesnahe Situation zu geraten. Das stimmt auch. Einerseits. Dies gehört zu den Vermeidungsreaktionen, die ja individuell sehr intensiv ausgeprägt sein und mit einem Rückzug in „ungefährliche" Lebensbereiche einhergehen können – im Extremfall kann es sein, dass Menschen gar nicht mehr aus der Wohnung gehen, weil sie jede potenzielle „Gefahr für Leib und Leben" auf ein Minimum reduzieren wollen – dies gehört zur so genannten „Konstriktion". Viele haben also einerseits eine große Furcht vor erneuter Lebensgefahr.

Andererseits erlebt ein Großteil des Drittels der traumatisierten Menschen, die eine längerfristige Posttraumatische Belastungsstörung entwickeln, phasenweise eine seltsame Todessehnsucht oder Lebensmüdigkeit, die wie ein chronisches Leiden werden und eine suizidale Depression, die „Krankheit zum Tode", auslösen kann (Mann, 1998).

Vielleicht „kranken" sie lediglich an dem Sich-nicht-abfinden-Können damit, dass in ihrem Leben etwas geschah, nach dem nichts mehr so ist, wie es vorher war. Vielleicht haben sie abrupt einen nahe stehenden Menschen verloren, mussten einen lebensbedrohlichen Unfall verkraften oder sind Opfer oder Zeuge einer Gewalttat geworden.

Oder sie könnten zu Recht sagen: „Im Vergleich zu meiner Kindheit und Jugend geht es mir jetzt glänzend", doch sie spüren, dass die Misshandlungen, die Verluste und das Unglück ihrer Kindheit in ihnen weiterwirken, untergründig weiterquälen, hinter der Fassade des alltäglichen „Machens" und „Schaffens" Sinnlosigkeit und Einsamkeit hinterlassen haben (Katschnig & Demal, 2000).

In all diesen Fällen wünschen sie sich, stabiler zu sein, gesünder – was auch immer das heißen mag. Vielleicht: weniger Kopf- und andere psychosomatische Schmerzen, weniger Schlafstörungen, weniger hektisch und irritierbar sein bei Stress. Vielleicht wünschen sie sich ein stärkeres Selbstwertgefühl. Möglicherweise wünschen sie sich auch, dass die latente Verzweiflung, die wie ein Nachhall tief verstörender Ereignisse in ihnen nachzuklingen scheint, endlich von ihnen weichen möge.

Wir können nicht behaupten, über Gedanken und Gefühle zum Thema Suizid, Selbsttötung, Selbstmord, den Freitod, oder wie auch immer der Akt der absoluten Selbstvernichtung genannt wird, zu sprechen, ohne dass von einem bestimmten Gefühl die Rede ist: von Verzweiflung.

Wer versucht, sich an den Ursprung der tiefen Verzweiflung, meist den dunkelsten Moment der eigenen Lebensgeschichte, zu erinnern: Wodurch war er gekennzeichnet? War es die ruhige Gewissheit, nun werde es nicht mehr schlimmer kommen, jetzt sei die Talsohle erreicht? Nein, wahrscheinlich nicht. Vermutlich war der schlimmste Moment derjenige, an dem man dachte: *Jetzt ist alles aus.* Jetzt geht nichts mehr. An dem man sich psychisch, vielleicht sogar körperlich, dem Tode nahe fühlte. An dem die erste Lähmung („Freeze") eintrat, etwas erdulden zu müssen, das einfach zu viel war. Man gibt in einer solchen von außen aufgezwungenen Situation nicht gleich auf. Man kämpft sich wieder zurück ins Leben, so gut es geht. Und dann kam der Moment, an dem man die eigene Niederlage eingestehen musste: „Nichts hilft. Ich kann nichts tun. Es ist *unaushaltbar* schrecklich. Und es geschieht einfach. Ich muss es aushalten und kann es doch nicht."

Und man hat es ausgehalten. Möglicherweise hat dieses Erlebnis – insbesondere, wenn es sich wiederholt hat, etwa bei Gewalt in der Kindheit – das eigene Leben so sehr verändert, dass dieser Kampf und sein Ergebnis das zukünftige Leben und den weiteren Lebensweg bestimmt haben.

Die eine oder der andere Überlebende solcher Gewalt mag sogar einen helfenden Beruf ergriffen haben, weil sie sich nach einem solchen traumatischen Ereignis gewünscht haben, ihr Leben möge noch einmal einen neuen Sinn bekommen – nicht das schlechteste Motiv für diese Berufswahl, wenn es denn einhergeht mit dem ernsthaften Versuch der Aufarbeitung auch der eigenen Geschichte.

Wer eine todesnahe Gewaltsituation überlebt – und auch, wer den Suizid eines nahe stehenden Menschen verkraften muss –, wird sich grundlegende Fragen über den Sinn des Lebens stellen.

Zahlen und Fakten zum Thema Suizid

Suizid, der im Volksmund so genannte „Selbst-Mord", ist weit mehr als das. Sich selbst gezielt zu töten, sich vom Leben zum Tod in einem – vielleicht sogar langfristig – gewählten Moment zu begeben, diese Möglichkeit ist als Spezies nur dem Menschen gegeben. Suizid ist die Hintertür, der Notausgang, der unser ganzes Leben lang existiert. Jede/r weiß darum.

Schauen wir uns zunächst ein paar Zahlen und Fakten dazu an, wie viele Mädchen und Frauen, Jungen und Männer Suizid als Notausgang aus ihrem Leben wählen.

- Die Suizidrate nimmt in allen europäischen Ländern kontinuierlich zu.
- Bei genauerem Hinsehen: bei Männern nimmt sie kontinuierlich ab, bei Frauen steigt sie.
- Ausnahme: Alte Menschen – sehr viel mehr ältere Männer als ältere Frauen sterben durch eigene Hand.

- Mehr Männer und ältere Menschen wählen „totsichere" Methoden wie Erhängen, Erschießen, Vergiften ..., verstecken sich zudem und sorgen so dafür, dass ihr Suizidversuch auch „gelingt".
- Bei den Suizidversuchen dominieren Jugendliche und Frauen.
- Das Verhältnis Suizide zu Suizidversuche beträgt mindestens 1:10.
- Über 70 Prozent der Suizidversuche werden von Mädchen und Frauen gemacht.
- Die höchste Zahl von Suizidversuchen findet sich bei weiblichen Jugendlichen: fast 500 auf 100.000 Einwohner.
- In Deutschland bringen sich mehr Ostdeutsche um (20 auf 100.000 Einw.) als Westdeutsche (15 auf 100.000). (Götze & Richter, 2000; Kind, 1992; Otzelberger, 2000; Quinnet, 2000)

In absoluten Zahlen: „In jedem Jahr wählen zwischen 11.000 und 16.000 Menschen in der Bundesrepublik den Freitod" – seit neuestem gibt es sogar ca. 15 Selbsttötungs-Foren im Internet (Jutzi et al., 2003).

Erklärungsansätze

Statt den Zusammenhang zu sehen zwischen lebensbedrohlichen Situationen in der Vergangenheit und einer Todessehnsucht; statt sich Mühe zu geben, die Vulnerabilität, also die Verletzlichkeit von – insbesondere weiblichen – Jugendlichen, Frauen und alten Menschen für die Suche nach dem Freitod zu erklären, dominieren in der Literatur Erklärungsversuche, die mehr oder weniger deutlich dem Opfer die Schuld geben. „Blame the victim" nennen wir das in der Psychologie.

Die bisherigen Erklärungsversuche für die steigende Zahl der Suizide und die enorme Zahl der Suizidversuche, besonders bei Mädchen und Frauen, sind im Grunde ungeheuerlich.

In einem Großteil der Suizidliteratur, etwa bei den Arbeiten von Henseler, wird dem weiblichen Geschlecht ein besonderer Narzissmus unterstellt. In den letzten beiden Kapiteln habe ich darauf hingewiesen, wie eng die Diagnosen von Persönlichkeitsstörungen und Bindungsstörungen mit Traumatisierungen, insbesondere frühen Traumatisierungen, verbunden sind. Doch bis heute wird – vermutlich weil die Suizidliteratur bis vor wenigen Jahren psychoanalytisch dominiert war – dem Realtrauma als Hintergrund weniger Bedeutung beigemessen als dem innerpsychischen Konflikt oder sogar der Persönlichkeitsstörung, die dann aber nicht mit traumatischem Hintergrund, sondern eo ipso erklärt wird: Weil sie so eine Störung haben, begehen Frauen Suizidversuche. Punkt.

Das zweite Argument, das immer wieder angeführt wird: Wer sich suizidiert oder das versucht, will im Grunde einen anderen Menschen töten oder zumindest ihm weh tun. Selbst-Mord wird da verstanden als Aggression, die eigentlich jemand anderem gilt. Dies nimmt die Not der Betroffenen nicht ernst, sondern unterstellt ihnen schlicht eine mörderische Wut auf – in der Regel: die Eltern.

Das dritte ist ein religiöses Argument. Der Mensch, der sich tötet, maßt sich an, was nur Gott darf: Über Leben und Tod zu entscheiden.

Argument zwei und drei laufen auf eines hinaus: Suizid ist Mord. Die Person, die sich tötet, ist schuldig. Konsequenterweise wurden bis vor wenigen Jahrzehnten „Selbstmörder" nicht auf dem normalen Friedhof beerdigt, sondern wie Totschläger anonym auf dem „Schindanger" – als Verbrecher. Und noch heute empfinden Angehörige es als Makel, wenn sich ein Familienmitglied suizidiert hat.

In der Suizidliteratur wird traditionell rundweg geleugnet, was doch selbstverständlich ist: Eine suizidale Frau, ein selbstmordgefährdeter Mann oder ein „lebensmüdes" Kind sind so verzweifelt, dass sie den Tod dem Leben vorziehen. Stattdessen wird vom „Appellcharakter" des Suizidversuches gesprochen und davon, dass mit dem Suizidversuch andere Menschen, vor allem Angehörige und Partner, „erpresst" werden sollten. Ein besonders brutales Beispiel dafür ist noch gar nicht so alt, und ich war verblüfft festzustellen, dass es von einer Frauenforscherin stammt.

In ihrer Doktorarbeit, „Selbstmordversuche von Frauen", erschienen 1995, schreibt Christina Rachor unter anderem:

„Mit Suizidversuchen (können) zusätzliche Zwecke realisiert werden, was diese, auch unabhängig von bewusster oder unbewusster Absicht der Suizidanten, als ‚*Erpressungen*', wie sie hier genannt werden, ausweisen."

„Suizidversuche erscheinen häufig als irrational, da, vereinfacht gesagt, mit einer letal intendierten Handlung etwas fürs Leben erreicht werden soll." (Mit anderen Worten: Frau Rachor weiß, was Frauen „eigentlich" wollen ...)

„Teil II unternimmt eine Unterscheidung des Suizidversuchs-Geschehens nach Subtypen besonders hinsichtlich der sozialen Bedeutung: ‚Appell-Erpressung', ‚reiner' Appell, ‚spielerisch-risikohafter' (parasuizidaler) Typ ... Besonderen Stellenwert haben hier das Moment des ‚Risikos' und des ‚Beweises'." (Jeder Suizidversuch eine Art russisches Roulette?)

„Gerade der destruktive Charakter suizidaler Akte erfordert institutionelle Hilfeleistung, die dieses Verhaltensmuster überhaupt erst in Erscheinung treten lässt ..." (Was logischerweise heißt: Gäbe es keine Beratungs- und Anlaufstellen für Lebensmüde, dann gäbe es das ganze Problem nicht?!)

„Entsprechend des Weiblichkeitsstereotyps ist es eher Frauen ‚erlaubt', diesen Modus zur Anerkennung ihrer Hilflosigkeit zu wählen und durch dessen inhärenten Zwang den anderen ungefragt zur Hilfeleistung zu bringen." (Haben Sie auch „zwingen" gelesen?)

„Die Gesellschaft (stellt) abweichende und paradoxale Verhaltens und Kommunikationsmuster wie den Suizidversuch zur Regulierung ihrer Grundparadoxien und den daraus folgenden Konfliktlagen bereit ..., wobei Frauen die Schrittmacher für die Bereinigung der Kommunikationsstörung sind." (Rachor, 1995) (Mit anderen Worten: Lebensmüde Frauen machen es den Herrschenden leicht, indem sie sich selbst „entsorgen"; früher hätte in der linken Literatur gestanden, damit seien sie „Konterrevolutionäre".)

Diese Zitate sind repräsentativ für das Buch – meines Wissens ist es das einzige über dieses Thema im deutschsprachigen Raum, was sehr bedauerlich ist. An manchem, was die Autorin schreibt, ist sicher auch in einigen Fällen etwas dran – wenn wir Suizidversuche als reines soziologisches und politologisches Thema sozusagen aus der Vogelperspektive betrachten wollen, wie die Autorin es tut. Sie ist erkennbar keine Psychotherapeutin und hat offenbar nie mit suizidalen Frauen gearbeitet.

Durch seine – man verzeihe mir das klappernde Bild – abgehobene Schieflage geht das Buch jedoch gänzlich an der Wahrheit vorbei, ja, es weigert sich, die eine, fundamentale Wahrheit anzuerkennen:

Viele suizidale Mädchen und Frauen wollen niemanden erpressen, wollen gar nicht mehr das Leben und die Hilfeleistung anderer, sondern sie suchen den Tod, weil sie so verzweifelt sind, dass das Leben keine „prima Alternative" mehr ist.

Vor diesem Hintergrund erscheint das Buch als ein seinerseits verzweifelter Versuch, genau diese Tatsache zu leugnen.

Suizidalität und Therapie

Meine Perspektive ist hier nicht die einer Soziologin oder Politologin. Sondern die einer Traumatherapeutin. Auch unter uns TherapeutInnen diskutieren wir das Thema Suizid natürlich immer wieder ausgiebig. Denn Todesangst und Todessehnsucht von traumatisierten Menschen zu erkennen, anzuerkennen und wo möglich lindern zu helfen, ist ein wichtiger Bestandteil unserer Arbeit. Von den zahlreichen Diskussionsbeiträgen von Kollegen möchte ich hier die zusammenfassende Erkenntnis eines amerikanischen Kollegen übersetzt wiedergeben, der sich auf das Thema Depression und Suizidalität spezialisiert hat.

„In meiner über 25jährigen Erfahrung als Psychotherapeut, plus meiner Sammlung kontrollierter empirischer Studien, sehe ich eindeutige Hinweise darauf, dass das, was wir psychische Störungen nennen, der kumulative Effekt von Traumata ist. Die am besten untersuchte Störung ist die Depression, und ich kenne über 75 kontrollierte empirische Studien mit insgesamt mehreren tausend Teilnehmern (plus Kontrollgruppen), die Depression (und mehrere andere Störungen) mit Trauma in Verbindung bringen, und zwar mit signifikantem Ergebnis ..., so dass anerkannte Forscher wie z.B. Kentler (der früher an den Einfluss der Gene glaubte ...) heute in dieser Hinsicht den Begriff ‚kausal' verwenden und nicht mehr ‚Korrelation'. Viele KollegInnen teilen solche Beobachtungen: Kindheitstraumata verursachen Depression." (Whitfield, 2002)

Beispiel

Ein Beispiel aus meiner eigenen Praxis soll dies illustrieren. Nur einmal, und ich hoffe, es bleibt bei diesem einen Mal, habe ich erlebt, dass sich eine Klientin von mir suizidiert hat. Es war eine damals rund 30-jährige Frau, ich nenne sie hier Frau Aller, die ich in Krisenintervention übernahm, nachdem sie mir am Telefon erzählt hatte, dass ihre ehemalige Therapeutin ihr keinen Platz mehr anbieten konnte, ihr aber empfohlen hatte, sich an mich zu wenden. Insgesamt habe ich sie rund zehnmal gesehen. In dieser Zeit wurde deutlich, dass sie, die in ihrer gesamten Kindheit massiver körperlicher, seelischer und sexueller Gewalt ausgesetzt gewesen war (wofür es auch Akten gab), sich anlässlich einer Familienfeier wie so oft mit ihrer Herkunftsfamilie getroffen hatte; dass sie nie aufgehört hatte, endlich Gehör und Aufnahme zu finden, sich mit den Eltern zu versöhnen, doch stattdessen wurde sie als Schwarzes Schaf bezeichnet, das unfähig sei, mit den eigenen Kindern umzugehen – sie hatte tatsächlich eine Jugendamtsmaßnahme beantragt und auch bekommen, nachdem ihr Kind nach einem Besuch der Großeltern offenkundig vom Großvater sexuell misshandelt worden war. In den zehn Sitzungen wurde der Klientin deutlich, was nötig war: Sich von den Eltern – mit denen sie eine intensive Hass-Liebe verband – weiter zurückzuziehen, ihre Gewalterfahrung aufzuarbeiten und ihre Kinder vor weiterer Misshandlung zu schützen. Mehrfach versuchte Frau Aller, mit ihren Eltern in diesem Sinne zu sprechen, doch sie erntete Verachtung und Spott – und Ausgrenzung, was ihre Versuche, doch noch den Kontakt zu behalten, eher verstärkte. Eine Dynamik, wie sie in vielen Misshandlungsfamilien zu finden ist. Deutlich war also auch: Wir würden uns dem Thema langsam und mit „zwei Schritte vor, einen zurück" nähern müssen. Würde sie lernen können, so für sich einzustehen, dass sie ggf. auch eine Trennung von der Misshandlungsfamilie schaffen könnte, falls sie dort weiterhin emotional gequält würde?

Frau Aller war in Bezug auf die Kontakte zu ihren ehemaligen Misshandlern – engste Familienangehörige – hin und her gerissen, doch eines wollte sie unbedingt: die Krisenintervention bei mir in eine Langzeittherapie umwandeln. Sie kämpfte bei ihrer Krankenkasse dafür, denn eigentlich war durch die frühere Therapie ihr „Stundenkontingent" für Psychotherapie schon ausgeschöpft. Erstaunlicherweise schaffte sie es: Sie bekam 50 Stunden zusätzlich bewilligt. In die nächste Sitzung brachte sie einen Blumenstrauß und ein Kuscheltier mit und bedankte sich bei mir für die bisherige Arbeit und meine Geduld. „Ich habe mich noch nie so verstanden und aufgehoben gefühlt". Wir sprachen über die nächsten Behandlungsschritte, die ihre Stabilität fördern, den Konsum an Beruhigungs-,

Schmerz- und Schlafmitteln allmählich herunterfahren und sie an das Thema „Sicherheit für mich und die Kinder" heranführen sollten. Als sie mir beim Abschied die Hand schüttelte, hatte ich nicht den Schimmer einer Ahnung, dass ich sie nie wiedersehen sollte.

Am nächsten Morgen in der Praxis hörte ich ihre Stimme auf meinem Anrufbeantworter, und ihre Worte haben sich für immer unauslöschlich in mein Gehirn eingegraben. Sie sagte mit ruhiger und klarer Stimme: „Es tut mir sehr Leid, aber ich kann den mit Ihnen geschlossenen Selbstschutzvertrag nicht einhalten."

Dieser Vertrag sah vor, dass sie, die schon mehrere Suizidversuche hinter sich hatte, bei derartigen Anwandlungen erst zu mir in die nächste Stunde kommen, mir ihre Absicht darlegen und den Therapievertrag mit mir beenden musste. In der Regel führt dies dazu, dass in der nächsten Stunde das Thema der Lebens-Verzweiflung in den Mittelpunkt gerückt wird und am Ende der Stunde ein neuer Vertrag dabei herauskommt, und sei es nur, eine Vertragsverlängerung bis zum nächsten Psychotherapietermin. Wenn dies nicht geht, wird meist eine Klinikeinweisung veranlasst. Dies alles war also nicht mehr möglich.

Und weiter sagte Frau Aller auf dem Anrufbeantworter: „Ich weiß sehr genau, was ich tue. Ich kann einfach nicht mehr, und ich will auch nicht mehr. Das ist nicht Ihre Schuld. Ich habe mich noch nie so verstanden gefühlt und so angenommen, das habe ich Ihnen ja schon gesagt. Ich kann Sie nur bitten, meinen Entschluss zu respektieren. Und ich erinnere Sie an Ihre Schweigepflicht, und an meine Würde."

Der Anrufbeantworter verzeichnete eine Uhrzeit um Mitternacht für diesen Anruf.

Ich dachte noch darüber nach, was ich jetzt tun solle, als das Telefon klingelte. Ein Kripobeamter erklärte mir, Frau Aller sei in der Nacht gestorben, an einer Überdosis Medikamenten in Kombination mit Alkohol. Ob ich ihr die Medikamente verschrieben hätte, sie hätte rund 80 Tabletten geschluckt, wörtlich: „Die wollte ganz sicher gehen." Ich erklärte dem Beamten, dass ich als Psychologin keine Medikamente verschreiben kann, und er wollte sich daraufhin an ihren Hausarzt wenden. Als ich auflegte, war ich wie betäubt, trauerte, fühlte mich schuldig, war phasenweise wütend auf die Klientin – hatte sie mir doch etwas vorgespielt in der letzten Stunde? Dann sah ich sie wieder vor mir, hörte das Band ab, schüttelte den Kopf und war ziemlich durcheinander.

Nach ein paar Tagen rief ich einen Kollegen an, der jahrzehntelange Erfahrung in der Arbeit mit traumatisierten Menschen hatte. Mit ihm ging ich die Gespräche mit der Klientin noch einmal durch. Hatte ich etwas falsch gemacht, etwas übersehen? Mein Kollege sagte schließlich: „Wir kennen eine solche Reaktion. Ich habe das selbst schon in meiner klinischen Praxis erlebt. Wissen Sie, manchmal hat ein Mensch das Leben lang danach gesucht, einmal jemanden zu finden, der oder die zuhört, versteht, endlich, nach all den Jahren. Und plötzlich ist es so weit. Eigentlich – so denkt man dann – muss man jetzt glücklich sein und eine Aufbruchstimmung haben. Aber es kann auch anders kommen: Nun ist es an ihr gewesen, an Frau Aller, sich zu verändern, nun war sie an der Reihe, Schritt für

Schritt vorwärts zu gehen, Entscheidungen zu treffen, Schmerz auszuhalten, den früheren, den jetzigen, und den Schmerz der Veränderung. Und manche merken an dieser Stelle: Ich kann das nicht. Es ist zu spät. In diesem Leben werde ich das nicht mehr schaffen. Vielleicht, weil die Loyalität zu den Eltern, die ihr gleichzeitig so viel angetan hatten, so groß war und blieb – zu groß, um sich zu lösen. Diese Erkenntnis kann sie buchstäblich in eine tödliche Verzweiflung stürzen und den definitiven Suizid auslösen."

Vergleichen Sie diese Geschichte mit den Erklärungsversuchen von Christina Rachor. Appell? Erpressung? Risiko und Spiel? Hat diese Frau gesellschaftliche Widersprüche gelöst, indem sie sich selbst entsorgte, wie Frau Rachor in ihrem Buch nahe legt?

Ich glaube: Nein. Frau Aller war an einem Wendepunkt ihres Lebens angelangt, an dem sie eine Entscheidung fällen musste: Schaffe ich die Veränderung, oder schaffe ich sie nicht. Und sie fällte diese Entscheidung, ruhig, vielleicht auch mit einer gewissen Erleichterung, die ich auch bei der letzten gemeinsamen Sitzung gespürt und falsch als Erleichterung über die von der Krankenkasse bewilligten Therapiestunden gedeutet hatte. Sie hatte sogar, wie ich später von ihrer Mitbewohnerin erfuhr, noch all ihre Angelegenheiten zu Hause geregelt und die Wohnung aufgeräumt, sich von ihrer Freundin verabschiedet, die früher schon bereit gewesen war, sich um ihre Kinder zu kümmern, und hatte überall versucht, den „Überlebenden" etwas von ihrer Not und ihren Schuldgefühlen zu nehmen.

Auch wenn ich ihren Entschluss deswegen nicht für „richtig" halte – wer bin ich, wer sind die Überlebenden, sich anzumaßen, einen Menschen, der mit klarem Bewusstsein Suizid begeht, das Leben aufzwingen zu wollen und dies für eine bessere Alternative zu halten? Frau Aller hatte das Letzte getan, worüber sie noch die Kontrolle hatte: Sie hatte ihr Ende selbst bestimmt und selbst gestaltet.

Wie mag es Ihnen gehen, wenn Sie diese Geschichte lesen? Ich bin immer noch hin und her gerissen zwischen dem Akzeptieren der Entscheidung der Klientin und der Trauer darüber, dass sie nicht am Leben bleiben und in ihrem Sinne besser leben lernen konnte, so wie sie es sich auch gewünscht hatte. Und natürlich bin ich immer noch zornig auf diese Familie, der nichts Besseres eingefallen ist, als ihre Tochter, Schwester und Nichte zum Opfer zu machen, wieder und immer wieder, und dies sogar mit ihrem Kind zu wiederholen.

Inzwischen bin ich um einige Jahre älter, und meine Erfahrungen mit dem Thema Suizidalität sind – nicht nur durch meine psychotherapeutische Arbeit, sondern auch durch die Begleitung hunderter von Lebensgeschichten durch meine Tätigkeit als Supervisorin und Ausbilderin – doch um ein Vielfaches reichhaltiger geworden. Wie gesagt, glücklicherweise ist dies der einzige vollendete Suizid unter meinen Klientinnen geblieben, und auch bei den von mir indirekt begleiteten Therapien ist bislang kein Suizid geschehen. Ebenso wenig wie die meisten Menschen möchte ich einfach nicht, dass jemand stirbt, den oder die ich kenne, und ich versuche professionell und persönlich dazu beizutragen, dass das Leben eine lebbare und bessere Alternative ist. Einmal jedoch musste ich offenbar erfahren, wie begrenzt meine Möglichkeiten sein können. Dies hat zu einer gewissen Bescheidenheit beigetragen, und zu einem Respekt für die Entscheidungen der KlientInnen, ob sie den Notausgang Suizid benutzen wollen oder nicht. Neulich habe ich per Video ein Gespräch mit einer multiplen Klientin über deren Integration aufgenommen. Darin sagte sie unter anderem: „Als ich noch viele war, haben wir immer gewusst, dass du weiterleben und -arbeiten würdest, sollten wir uns umbringen. Das war sehr erleichternd und hat uns geholfen, am Leben zu bleiben. Du hast uns klar gemacht, dass du auf der Seite des Lebens stehst, aber auch, dass du einen Respekt hast davor, dass man nicht alles überleben kann. Wir haben uns ernst genommen gefühlt, gerade diejenige von uns, die so verzweifelt war, und das hat sehr geholfen. Jetzt merke ich, dass es um dieses Thema in mir nicht mehr geht."

Diese Aussage hat mich überrascht, denn sie war nie während der Therapie gefallen, sondern die Klientin hat sie mir erst Jahre später aus Anlass dieses Nachgespräches gesagt.

Mit Suizidalität – den immer wiederkehrenden quälenden Gedanken und Impulsen, sich das Leben zu nehmen – gehen wir in der Traumabehandlung regelmäßig um. Es gehört zu unserem Alltag. Und oft genug wandeln wir auf einem schmalen Grat. Wenn wir bei jedem geäußerten Suizidgedanken gleich die Klientin in die Psychiatrie einweisen würden, dann würden unsere KlientInnen und PatientInnen uns nicht mehr davon erzählen. Doch ihre „lebensmüden" Gedanken gehen dadurch nicht weg. Psychotherapie lebt davon, dass wir offen miteinander über alles sprechen können, was die KlientIn bewegt. Wir müssen also ein feines Gehör und Gespür dafür entwickeln, ob die KlientIn akut so gefährdet ist, dass sie „eine Gefahr für sich selbst oder andere" darstellt. Wenn das der Fall ist, hilft tatsächlich oft eine – vorübergehende – Klinikeinweisung. Wobei wir uns darüber im Klaren sein müssen, dass bei akuter Suizidalität die meisten psychiatrischen Kliniken nichts weiter unternehmen, als die Person auf eine geschlossene Abteilung zu verlegen und ihr Medikamente anzubieten. (Wobei wir schon froh sein können, wenn sie ihr nur angeboten und nicht zwangsweise verabreicht werden.) Dennoch ist es oft wichtig, erst einmal über die akut suizidale Phase hinwegzukommen, indem die Person „vor sich selbst in Sicherheit gebracht" wird, um dann eine Chance zu haben, durch weitere psychotherapeutische Arbeit den Lebensmut (wieder) zu finden. In jedem Fall aber ist die tägliche traumaorientierte Psychotherapie ein Drahtseilakt in Bezug auf (chronische) Suizidalität, die von uns TherapeutInnen nicht nur Takt und Feingefühl, sondern auch im richtigen Moment zupackendes Handeln verlangt.

Grundmotive für Suizid

Meiner eigenen Empirie nach – aus rund 800 Behandlungen von (phasenweise oder chronisch) suizidalen Menschen nach Traumatisierungen – gibt es mehrere durchaus unterschiedliche Grundmotive Traumatisierter, aus dem Leben gehen zu wollen. Ich möchte

Ihnen hier diese drei von mir beobachteten Grundmotive vorstellen und in ein Modell integrieren. Jedem Modell haftet naturgemäß etwas Spekulatives an, und es würde mich freuen, wenn es KollegInnen anregt, dazu mehr zu forschen.

Durch Traumatisierung entsteht eine tief greifende Spaltung, die oft schon angelegt ist im Moment des Traumas, im Moment des „Freeze", der unbewussten, manchmal auch bewussten Erkenntnis: „Jetzt muss ich etwas erdulden, was unaushaltbar ist". Diese Spaltungsprozesse werden „peritraumatische Dissoziation" genannt (siehe Kapitel 2).

Bei Gewaltüberlebenden gibt es eine Art „Sortierprozess" im Zusammenhang mit dieser Dissoziation: Es entstehen Selbst-Zustände, die sich nach „Opfer-identifiziert," depersonalisiert-beobachtend, „vom Trauma unbelastet" und Täter-identifiziert" bzw. „aggressiv-selbstverteidigend" sortieren (siehe das Modell der tertiären dissoziativen Spaltung auf Seite 131f). Wichtig ist mir hier die Spaltung in täteridentifizierte und opferidentifizierte Anteile – die so genannte **„Täter-Opfer-Spaltung"**.

Häufig können wir beobachten, dass ein Mensch später diese beiden Zustände weit auseinander hält. Sie erscheinen fast wie bipolare Zustände: Entweder bin ich ein hilfloses und verzweifeltes **Opfer** (anderer Menschen, der Umstände, des Schicksals etc.) – je nachdem, wie weit diese Opferidentität generalisiert, also wie groß der Anteil dieses Selbstanteils in der Gesamtpersönlichkeit wird – oder ich bin ein aggressiver, verurteilender, zynischer, menschenverachtender täteridentifizierter Mensch. Wie weit dieser Anteil nur selbst-verurteilend (Täterintrojekt) oder auch aggressiv gegen andere, schwächere Lebenwesen (Täteranteil) wird, davon wird abhängen, ob dieser Anteil tatsächlich wiederum für andere Lebewesen zum **Täter** wird.

Psychodynamisch schiebt sich die **Depressivität** (der Begriff stammt ab vom lateinischen depremere – unterdrücken) zwischen die Opferidentifikation und die Täteridentifikation in der Persönlichkeit. So dass es insgesamt drei sehr verschiedene Ebenen in einer traumatisierten Persönlichkeit geben kann, auf denen Suizidalität ein Thema ist:

Opferidentifikation

Affekt:	Lebensangst: „Ich kann das Leben nicht aushalten."
Sehnsucht:	„Es soll endlich aufhören, so weh zu tun ..."
Motiv:	Selbst-Euthanasie
Suizidarten (Beispiele)	➤ im Affekt vor den Brückenpfeiler; ➤ aus großer Höhe fallen lassen; ➤ vor ein Auto werfen; ➤ Tabletten (so viele, wie da sind); ➤ „unerklärliche" Unfälle.

Depression

Affekt: Resignation: „Ich kann nicht mehr hoffen."
Sehnsucht: „Leben lohnt sich nicht, also besser ewige Ruhe."
Motiv: „Bilanzselbstmord"
Suizidarten: (Beispiele)
- viele Tabletten;
- „sichere Methoden";
- sich verstecken, um nicht gefunden zu werden;
- sich aufhängen.

Täteridentifikation

Affekt: Verachtung: „Ade, du hässliche Welt."
Sehnsucht: Am liebsten alle umbringen.
Motiv: (Selbst-)Hass; „erweiterter Suizid"; „russisches Roulette"
Suizidarten (Beispiele)
- die den Körper verstümmeln: Messer, Rasierklinge, Gewehr ...
- die einen besonders qualvollen Tod bedeuten: Rattengift, WC-Reiniger ...
- die andere Menschen mit in den Tod reißen („Beziehungsdrama", „Familientragödie", Terroranschläge).

Hinzu kommen natürlich Suizide und Suizidversuche, die im **Drogen**rausch („Ich kann fliegen!") oder innerhalb von **psychotischen** Episoden („Ich muss den Wolf töten, da ist er!") oder als Ergebnis von schwerer **geistiger Behinderung** bzw. Geisteskrankheit unternommen werden.

Die drei genannten Ebenen – Opferidentifikation, Depression und Täteridentifikation – spielen in der Psychotherapie eine große Rolle. Im ersten Fall müssen wir TherapeutInnen die große Lebensangst der KlientIn verstehen und darauf achten, dass sie sich nicht plötzlich im Affekt tötet, der einer Lebens-Panik entspricht. Auslöser sind oft zusätzliche Krisen (kein Geld mehr, eine Trennung ...), und wo andere Menschen ihrer Verzweiflung verbal Ausdruck verleihen würden, kann es hier zur Kurzschlusshandlung kommen, im Sinne eines „So, jetzt erlaube ich es mir endlich, mich aus dem Leben zu beamen." Anne Rivers Siddons Romanfigur, die es so tröstlich findet, dass der eigene Vater sich suizidiert hat, so dass sie die „Freiheit" empfand, es „jederzeit zu tun" – was ihr auch die Freiheit gab, es eben nicht zu tun – diese Figur wird das erste Mal wirklich ernsthaft suizidal, als eine Krebserkrankung wieder aufflammt. Glücklicherweise lässt die Autorin ihre Protagonistin konkrete Konflikte durchstehen, was sie in ihrer Persönlichkeit so weit reifen lässt, dass ihre Suizidalität verschwindet.

Bei der Depression steht oft ein „Wear-out-Effekt" im Zentrum: Schon so lange hat sie darüber nachgedacht, es in allen Variationen durchgespielt – nun resigniert sie zunehmend, plant die Tat bis ins Letzte und führt sie konsequent durch. Offenbar hatte ich Frau Aller noch nicht lange genug gekannt, um ihre heitere Gelassenheit als den „festen Entschluss zum Schlussmachen" zu erkennen. Dies ist typisch für TherapeutInnen, die solche depressiven Heiterkeiten noch nicht erlebt haben – KollegInnen, die genügend Psychiatrie-Erfahrung haben, sind da oft schon eher gewieft, „la belle indifférence" – die schöne Gleichgültigkeit, hier eines suizidalen Menschen, rechtzeitig wahrzunehmen.

Eine Variation dieses Themas ist die Selbst-Euthanasie tödlich kranker Menschen, die keine Hoffnung mehr auf Besserung kennen und äußerste Beeinträchtigungen bzw. Schmerzen sowie das Angewiesensein auf andere Menschen unaushaltbar finden.

Wobei für das Motiv der „Selbst-Euthanasie" nicht immer eine reale tödliche Erkrankung ursächlich sein muss, sondern es kann auch sein, dass nach (jahrelanger) Traumatisierung in der Person das tief sitzende Gefühl verankert ist: „Eigentlich hätte damals das Leben schon zu Ende sein müssen. Ich muss es – darf es – nur noch vollenden."

Was Suizid aus Täteridentifikation anrichten kann, haben wir durch Amokläufe, durch Selbstmordattentate fast täglich durch die visuellen Medien vor Augen; auch der 11. September 2001 zeigte, dass es Menschen gibt, die bereit sind, aus Hass und durch Hass motivierte Ideologie sich selbst und andere in den Tod zu reißen.

In kleinerem Maßstab berichten auch unsere örtlichen Tageszeitungen häufig über so genannte „Familientragödien". Dies sind in der Regel nichts anderes als Gewaltakte von Männern gegen die mit ihnen verbundene Frau und die gemeinsamen Kinder und stellen eine Art „Amoklauf mit dem Ziel des erweiterten Suizids" dar. Doch auch individuelle Taten können manchmal dieses Grundmotiv haben: Man kann sich selbst so sehr hassen, dass man sich selbst einen grausamen Tod „bescheren" will. Gerade Opfer von Sadisten haben diesen Hass oft so verinnerlicht, dass sie sich am liebsten selbst foltern und schließlich zerfleischen wollen. Bei Menschen mit einer dissoziativen Identitätsspaltung kann es auch dazu kommen, dass voll abgespaltene täteridentifizierte Anteile „die anderen da" endlich töten wollen – wobei „die anderen da" im eigenen Körper wohnen, aber diese abgespaltenen Anteile das nicht wissen oder nicht glauben, dass sie dann auch selbst sterben müssen.

Suizidalität begünstigende Faktoren

Es gibt aber auch noch andere, externe und interne, Gründe dafür, warum eine Persönlichkeit sich eher dem Tode als dem Leben zuneigt.

Suizidalität kann durch verschiedene Faktoren begünstigt werden, dazu gehören:

- **Vorherige Suizide** und vorzeitige Todesfälle in der Familie. (Es ist also doch kein Schutz, sondern eher eine besondere Vorbelastung, wenn sich andere Familienangehörige suizidiert haben!)

- KlientIn wurde **„verflucht“** („Du stirbst früh“, „Du hast es nicht verdient zu leben“, „Du wirst die Nächste sein“).
- **„Programmierungen“** durch Täter im Bereich organisierter Kriminalität („Wenn du uns verrätst, wirst du anschließend ein Messer nehmen...“; „An deinem 30. Geburtstag wirst du ...“); (dazu mehr in Kapitel 8 und in Band 2).
- Bei Persönlichkeitsspaltung (etwa Dissoziativer Identitätsspaltung): **Suizidale Selbstanteile** als „teilautonome“ Bereiche in der Persönlichkeit, mit eigenem Willen und vom Alltagsbewusstsein völlig verschiedener Gedankenwelt ausgestattet, können leicht übersehen werden bzw. außer Kontrolle geraten.
- KlientIn ist selbst **TäterIn** gewesen, bei der Realisierung und psychischer Aufarbeitung dieser Handlungen dekompensiert sie („Ich habe das Recht auf Leben verwirkt.“).
- „Russisches Roulette“ als einzige Form, **Entscheidungsmöglichkeit** zu spüren (siehe auch Kapitel 7).
- Bislang „kontrollierte“ **Selbstverletzung** gerät in einer bestimmten Krisensituation **außer Kontrolle**, zum Beispiel: Wo sie früher nur „geritzt“ hat, beginnt sie sich jetzt zu zerfleischen ...
- „Dammbruch“ in Richtung Selbsttötung, ausgelöst durch den **kumulativen Effekt** mehrerer aufeinander treffender Krisen bzw. kritischer Bedingungen: Einnahme psychisch wirksamer Substanzen (Drogen, Medikamente, Alkohol), akute Lebenskrise, externer Stress, schwere Erkrankung, Schwangerschaft, Überflutung mit traumatischen Erinnerungen ...
- **„Tunnelartige Verengung“**: Lange Gewöhnung an Suizidgedanken, die im Geist oft durchgespielt werden, Abbruch sozialer Kontakte, Arbeitslosigkeit ... bewirken den plötzlichen „Dammbruch“ – oder das „sanfte Hinübergleiten“ von der Phantasie zur Tat.
- Manchmal ist Suizidalität ein Hinweis auf **weiter fortgesetzte Traumatisierung**, über die nicht gesprochen werden „darf“; etwa bei Kindern aus Misshandlungsfamilien oder auch bei Frauen, die entweder noch mit Tätern aus der Herkunftsfamilie verbunden sind oder einen aktuell misshandelnden Partner haben.

Erwin Ringel (bekannter österreicher Suizidforscher) schrieb über Menschen, die sich nach Suizidversuchen in psychiatrische Behandlung begeben (mussten): „Die meisten Patienten waren während der ganzen Kindheit traumatisiert worden, und man fand bei ihnen größtenteils statt Urvertrauen Urmisstrauen, statt Selbständigkeit Unsicherheit und statt Initiative eine beträchtliche Hemmung, oft mit Schuldgefühlen verbunden.“ (in Bronisch et al., 2000)

Sie sehen, wir brauchen die Kategorie „Appell und Erpressung“ gar nicht zu bemühen, um viel zu verstehen. Meiner Meinung nach sollten wir Menschen in ihrer Verzweiflung nicht auch noch denunzieren. Wer die Verzweiflung eines anderen Menschen nicht an sich heranlassen kann und ihn oder sie mit so zynischen Begriffen wie „Erpressung" belegen muss, sollte sich in unserem Beruf dringend eine Supervision suchen, denn es wird sich um eine massive Gegenübertragungsreaktion handeln. Oder vielleicht auch um ein eigenes Problem mit Suizidalität? Hierzu folgende Befunde:

Suizid als Verzweiflung der Helfer?

- Kinder, die sich suizidieren, sind oft überdurchschnittlich intelligent, kreativ und sozial. Sie gelten als besonders empfindsam und verletzbar.
- Erwachsene Helfer in allen Berufen sind besonders suizidgefährdet.
- Ärzte haben ein zwei- bis dreimal so hohes Suizidrisiko wie die Normalbevölkerung.
- Ärztinnen ein fünf- bis sechsmal so hohes!
- Unter allen Ärzten ist die Rate bei Psychiatern am höchsten.

(Quinnet, 2000; Otzelberger, 2000; Bronisch, 2000)

Meine berufliche Erfahrung mit suizidalen Krisen – und welche Klientin, die schwer traumatisiert wurde, hat sie nicht irgendwann, auch und gerade im Laufe der Therapie, nämlich spätestens dann, wenn Traumamaterial durchgearbeitet wird! – meine Erfahrung also ist: In den wenigsten Fällen ist Erpressung das Motiv. Im Gegenteil. Ich glaube, sehr viele suizidale Menschen leiden darunter, dass sie Menschen hinterlassen, die sie mochten und die ratlos, verzweifelt und mit Schuldgefühlen zurückbleiben (würden). Meiner Vermutung nach ist dies der Hauptgrund dafür, warum so viele Suizidversuche von Frauen doch nicht gelingen: Sie haben da noch einen Menschen, dem oder der sie das nicht antun können, und doch gibt es diese Verzweiflung ... Ist das nicht ein viel logischerer Gedanke, der weniger theoretische Vorannahmen braucht, als das Paradox des „Suizids als Erpressung" erklären zu müssen?

Sehr wohl aber ist es manchmal richtig, dass neben der wichtigeren aktuellen Verzweiflung auch ein gewisses Rachemotiv eine Rolle spielen mag, und zwar in Bezug auf die Eltern oder in einer schwierigen Partnerschaft: **„Da seht ihr mal, was ihr angerichtet habt"** – sozusagen der bittere Triumph des Opfers.

Doch ich bin davon überzeugt, dass dies die **untergeordnete, sekundäre** Motivation ist im Vergleich zur aktuellen und meist bereits chronisch vorhandenen Verzweiflung in den genannten Varianten.

Und was ist, wenn „es" passiert ist? Wenn ein Mensch sich suizidiert hat, und man bleibt zurück als Angehörige/r, KollegIn, FreundIn, PartnerIn, TherapeutIn? Dann bleibt nur die **Trauer**, und auch die will gelebt und durchlitten sein, will aufgearbeitet werden wie ein Trauma.

Im nächsten Band „Traumabehandlung" werde ich auch näher auf die so genannte „Trauerarbeit" eingehen. An dieser Stelle bereits einige Literaturempfehlungen dazu:

Bickel & Tausch-Flemmet, 1998; Bowlby, 2001; die Bücher von Canacakis, etwa das von 1994; Cassuto-Rothman, 1998; Cook & Phillips, 1995; Dalichow, 2001; Hosansky, 1996; Jülicher, 1999; Kast, 1994 und 1997; Katschnig & Demal, 2000; Kelley, 2001; Müller & Schnegg, 1999; Neysters & Schmitt, 1993; Specht-Tomann & Topper, 2001; Spiegel, 2000; Staples-Lewis, 1998; Uffmann, 1998; Wolf, 2002.

LeserInnen mit weitergehendem fachlichen Interesse seien auch verwiesen auf: Harvey & Miller, 2000; Hesse & Van Ijzendoorn, 1998; Liotti & Pasquini, 2000; Lyons-Ruth & Jacobvitz, 1999; Malkinson et al., 2000; Tschudin, 1999.

Kapitel 7: Warum erleben viele Traumatisierte den Zwang, sich selbst zu verletzen?

„Ich blute, also bin ich." – *Kristin Teuber*, 2000

Ähnlich wie Menschen mit chronischer Suizidalität (siehe voriges Kapitel), wenn sie denn ihre Gefühle auf ihren Ursprung zurückführten, sagen könnten: „Ich war dem Tod schon einmal so nahe – irgendein Zwang oder eine Sehnsucht führt mich immer dorthin zurück", könnten die Menschen, die sich immer wieder selbst verletzen, auch sagen: „Es hat so furchtbar weh getan. Und etwas zwingt mich, es immer und immer wieder zu wiederholen" (Alderman, 1997).

Bücher aus den letzten Jahren, die sich mit dem Thema der Selbstverletzung auseinander setzen, spiegeln diese Wahrheit wider: „Damit ich den inneren Schmerz nicht spüre" heißt zum Beispiel ein Ratgeber für betroffene Frauen und ihre Angehörigen (Smith et al., 2000). „A bright red scream" – ein hellroter Schrei – nennt Strong (1998) eine Analyse der Selbstverletzung als „Sprache des Schmerzes". Und Teuber (2000) schließlich nennt ihren Ratgeber zum Thema kurz und knapp: „Ich blute, also bin ich".

In allen Fällen stimmt die Erkenntnis mit der überein, die der französische Philosoph und Psychiater Pierre Janet vor rund einhundertzwanzig Jahren hatte:

„Ein Trauma, das man nicht realisiert, muss man wiedererleben oder reinszenieren."
(Janet, 1889, siehe auch Levine, 1994)

Wer diese einfache Wahrheit verstanden hat, kann sich damit einiges erklären, was wir bei schwer traumatisierten Menschen – insbesondere bei Frauen nach sexueller Gewalterfahrung – häufig beobachten können: Sie kratzen, ritzen oder schneiden sich die Arme auf, drücken brennende Zigaretten auf ihrem Körper aus, schlagen mit dem Kopf gegen die Wand, verstümmeln sich im Genitalbereich oder an den Brüsten ... Und meist stehen Angehörige und oft genug auch Profis vor einem Rätsel: Warum macht sie das nur? Warum tut sie sich das selber an?

Reaktionen der Umwelt auf selbstverletzendes Verhalten reichen von Bagatellisieren („Sie kann nichts dafür" – „Macht nichts, ein Pflaster drauf und Schluss") über Entsetzen, Hilflosigkeit und Mitleid („O Gott, all das Blut!!" – „Jetzt haben wir so oft darüber gesprochen, und nichts hilft – sie macht es trotzdem!" – „Das muss doch schrecklich sein, sich selbst so etwas anzutun!") bis hin zu Ärger, Wut und offenem Hass („Schon wieder!" – „Die ist das doch selbst schuld – wer so etwas macht, verdient kein Mitleid" – „Na, dann wollen wir sie mal ohne Betäubung nähen, damit sie ordentlich Schmerzen hat, vielleicht kuriert sie das.")

Gründe für selbstverletzendes Verhalten

Letztlich aber ist all dies Ausdruck der Ohnmacht angesichts eines Zwanges zur Selbstbeschädigung, der häufig keiner Veränderung zugänglich scheint. Außer der unmittelbaren Verbindung: Selbstverletzung ist eine Folge von Traumatisierung, gibt es häufig kein gemeinsames Muster aller Menschen – wie gesagt, meist sind es Frauen –, die sich selbst körperlichen Schaden zufügen. Sondern wir müssen genau hinsehen, um die vielen Gründe, Motive, Anlässe und Zwecke verstehen zu können.

Biologisch betrachtet ist die Sache ganz einfach: Mithilfe der Selbstverletzung „besorgt" sich die Betroffene, aufgrund chronischer Traumatisierung unter einem dauernden Serotoninmangel leidend, körpereigene Morphine (so genannte Endorphine). Und biologisch orientierte Psychiater überlegen bis heute – und haben viele Forschungsgelder darin investiert –, ob die „Kur" nicht einfach darin bestehen könnte, der Patientin ein bestimmtes Medikament zu geben (etwa Naltrexon, einen Morphin-Antagonisten), um damit den Selbstverletzungsdruck zu verringern (siehe u.a. Russ et al., 1994; Simeon et al., 1992; Winchel & Stanley, 1991). Dieser Ansatz kann aber nicht erklären, warum es weit überwiegend Frauen sind, die zum Mittel der Selbstverletzung greifen. Die Frage ist also: Warum?

Warum überwiegend Frauen?

Während die Umstehenden oft hilflos auf einen vollendeten Akt der Selbstverletzung reagieren, haben viele Selbstverletzerinnen ein ganz anderes Gefühl, das sie selten so formulieren, sondern eher nonverbal zum Ausdruck bringen: Sie betrachten Selbstverletzung als vorletzten Akt von Autonomie. Der letzte mögliche autonome Akt ist nach dieser Logik der Suizid.

Wieso Autonomie? Offenbar ist mit Hilfe der Selbstverletzung ein eigenes Handeln, eigenes Eingreifen, eine Form von „Ich bestimme!“ möglich, das die Betreffende auf keine andere Weise erreichen kann.

So dient Selbstverletzung einem wesentlichen Zweck, der meist unbewusst ist: die **Kontrolle** über Affekte, also Gefühlszustände, zu bekommen. Kontrolle in dem Sinn, der traumatisierenden Grunderfahrung nicht mehr so hilflos ausgeliefert zu sein.

Nicht nur der Hintergrund, sondern auch der jeweilige **Auslöser** für einen Akt von Selbstverletzung ist **Stress**. Das ist bei chronisch sich selbst verletzenden Menschen nicht anders als bei Menschen, die sich selten und „zufällig“ schneiden oder verbrennen. Doch was bei „Normalos“ aus Unachtsamkeit, Fahrigkeit oder dem Zwang, mehrere Dinge auf einmal tun zu müssen, passiert, ist bei chronischen SelbstverletzerInnen ein eingespieltes Muster der Stressbewältigung, das bis zu ausgeklügelten Ritualen gehen kann.

Wir alle tun nicht nur vieles, um unsere Gesundheit und unser Wohlbefinden zu erhalten. Sondern die meisten Menschen greifen zumindest hin und wieder zu Mustern der Stressbewältigung, die nicht unbedingt förderlich sind: Das Glas zu viel abends nach einem anstrengenden Tag; das exzessive Arbeiten, um dem privaten Konflikt aus dem Weg zu gehen; das Schlucken von Beruhigungs-, Schmerz- und Schlafmitteln, statt sich mit den Gründen der Unruhe und der Schmerzen zu beschäftigen; das Rauchen; die Partydrogen; der „geklaute Lippenstift“; die Sportexzesse, nach denen Blessuren zurückbleiben; die Süssigkeitenorgien; der Konsumrausch nach stressreichen Arbeitswochen – der Möglichkeiten, sich direkt oder indirekt zu schädigen, gibt es viele.

In meinen Ausbildungskursen spreche ich manchmal über eine von Sigmund Freuds umstrittenen Trieb-Theorien, nämlich dass wir Menschen nicht nur mit einem „Eros“ – einem Lebenstrieb – gesegnet seien. Wobei „Eros“ für Freud nicht nur Erotik und Sexualität bedeutete, sondern auch Lebenserhaltung, Freude, Selbstschutz und Selbstfürsorge sowie alle Handlungsmotive, die lebensschaffend und lebenserhaltend sind. Nach Freud verfügen wir auch über einen „Thanatos“ – einen Todestrieb, bei dem (Selbst-)Vernichtung, (Selbst-)Schädigung und „Böses tun“ im Zentrum stehen.

Anschließend erzähle ich zum Beispiel, dass ich selbst, als ich noch rauchte, ideologisch mein Rauchen so gerechtfertigt habe: „Raucher sind einfach die interessanteren Menschen.“ Und äußere die Vermutung, dass zu den beliebtesten Selbstbeschädigungen diejenigen zählen, die sozial integrativ sind oder zumindest sozial anerkannt werden: Zu viel arbeiten, sich zu viel um Bedürftige kümmern sowie einige der oben genannten Alltags-Selbstschädigungen können dazu dienen, in einer Gruppe von Gleichgesinnten anerkannt zu sein.

Dann gebe ich den KollegInnen als Kleingruppenarbeit auf, darüber zu sprechen, was sie selbst tun, um sich „zugrunde zu richten“. Diese Übertreibung und das gemeinsame

Lachen lassen viele befreit manche eigenen – ansonsten verschämt verschwiegenen – Selbstbeschädigungen äußern. Zumindest die Formen von Selbstverletzungen, die sozial anerkannt sind: zu viel arbeiten, sich von Bedürftigen nicht abgrenzen ...; manche trauen sich auch an die Süßigkeiten-Orgien, das „Glas zu viel" oder ihr Rauch-Muster ...

Diese gemeinsamen Gespräche über eigene problematische Verhaltensweisen fördern das Verstehen der – häufig sehr viel radikaleren – Verhaltensweisen von traumatisierten KlientInnen.

Selbstverletzung dient der Stressbewältigung

Um welche Art von Stress geht es bei traumatisierten Menschen? Zum einen kann es sich um einen aktuellen, äußeren Stress handeln. Sehr häufig sind es Beziehungsprobleme oder -konflikte, die Selbstverletzung auslösen. Oder etwas, das sie in unangenehmer Weise erinnert an Ereignisse, an die sie nicht erinnert werden wollen. Ereignisse, die mit eigenen Gewalterfahrungen zusammenhängen.

Oder es sind innere Auslöser, wie etwa: ein gegebenes Versprechen nicht einhalten können; ein Jahrestag einer Traumatisierung; ein schwelender und sich zuspitzender innerer Konflikt, ein gebrochenes Schweigegebot (etwa, indem sie in der Therapie von Gewalterfahrungen gesprochen haben, die sie laut Täter niemandem erzählen dürfen)...

Von der Psychodynamik her hat die Selbstverletzung eine Doppelfunktion und ist somit **Ausdruck eines inneren Konflikts**. Es geht darum,

- etwas zu **spüren**: den Körper, einen Schmerz, Gefühle, Tränen, nachlassenden Druck, Erleichterung ...

und gleichzeitig

- etwas **nicht zu spüren**: das „Eigentliche", die Realität des Traumas, die Wahrheit des eigenen früheren Leides, die Unmöglichkeit, so weiter zu machen; die ohnmächtige Erschöpfung, die Wut ...

Damit hat Selbstverletzung – um noch einmal Pierre Janets frühe Erkenntnis zu zitieren, die klassische Bedeutung eines Symptoms: Es ist eine **sekundäre fixe Idee**, die von der **primären fixen Idee** ablenken soll: dem unbewältigten Teil der vergangenen (Trauma-) Erfahrung. Und wie bei jeder „Symptom-Trance" ist auch bei der Selbstverletzung die Dissoziation der entscheidende Faktor.

Der Ablauf einer solchen Selbstverletzungs-Attacke sieht in der Regel so aus:

1. Ein Auslöser tritt auf (z.B. Streit mit dem Freund).
2. Sie bekommt unangenehme Gefühle (Angst, verlassen zu werden, und gleichzeitig Wut auf den Freund).

3. Sie denkt schlecht über sich, wobei ihre Gedanken generalisieren: Von dem Ereignis aus werden sie immer allgemeiner und immer selbstkritischer bis selbstzerstörerisch. („Ich bin's ja auch nicht wert, dass er bei mir bleibt." „Alle Leute können mit mir machen, was sie wollen – für die bin ich einfach nur Dreck.")
4. Sie zieht sich von diesen unangenehmen Gefühlen und Gedanken zurück, indem ihre Gedanken beginnen, um die „fixe Idee" der Selbstverletzung zu kreisen. („Da im Bad – ach, meine Haut ist mir zu eng – die Rasierklinge – nein, nicht schon wieder – doch, ich muss, muss, muss es einfach tun.")
5. Sie dissoziiert zunehmend – und von da an hat sie den Auslöser bereits vergessen. („Ah, ich schneide, da ist das Blut; so, jetzt ist es gut.")
6. Wie heißt es so schön: Nichts ist so erfolgreich wie der Erfolg. Die Dissoziation hat, zusammen mit dem Schneiden, ein positives Gefühl erzeugt, nämlich Erleichterung, Entspannung, Wohlgefühl. Damit ist die Wahrscheinlichkeit groß, dass ein Verhalten, das so „konditioniert" wurde, häufig wiederholt werden wird.
7. Leider bleibt es nicht bei dem guten Gefühl, denn sie sieht ihre aufgeschnittenen Arme an, kommt dabei allmählich aus der dissoziativen Trance heraus und sieht: „Oje, ich habe es schon wieder getan." Vielleicht muss die Wunde sogar genäht werden, was die aufkommenden Scham- und Schuldgefühle noch verstärkt.
8. Wenn der dadurch entstehende Druck zu groß wird – vielleicht fällt ihr jetzt auch wieder der Streit mit dem Freund ein –, dann kann eine Abwärtsspirale in Gang kommen: Wieder wird sie schlecht über sich denken, wird dissoziieren, sich schneiden ...

Als Symptom hat Selbstverletzung häufig den Charakter einer **Sucht**. Das Ablaufschema der Selbstverletzung spricht dafür:

- innerer Drang oder Druck;
- Selbstverletzung;
- vorübergehende „Er-Lösung";
- neuer Druck baut sich auf ...

Ähnlich wie bei anderen Süchten oder Zwängen wird Selbstverletzung oft schamvoll versteckt gehalten: Die langärmelige Bluse soll auch im Hochsommer den zerschnittenen Arm verdecken; das zwanghaft herbeigeführte Erbrechen nach heimlichem Fressanfall wird als „Magenverstimmung" erklärt; Schnitte und Verbrennungen werden sich an Stellen zugefügt (Bauch, Genitalbereich, Innenseite der Oberschenkel), die von Außenstehenden normalerweise nicht zu sehen sind ...

Und – der Widersprüche gibt es viele – gleichzeitig enthält die Selbstverletzung (wie übrigens ja auch der Suizidversuch) einen **nonverbalen Hilfeschrei**: Sieh mal, es geht mir so schlecht, dass ich mich zum Krüppel verstümmele; oder so dünn werde, dass ich zum Skelett abmagere, oder ...

Der Hilfeschrei kann auch noch konkreter sein: Sieh mal, ich werde immer noch misshandelt und muss mit der Selbstverletzung **ein Zeichen setzen** ... Kinder und Frauen, die noch in Misshandlungszusammenhängen leben, verwenden häufig Selbstverletzung in dieser Signalfunktion. Tatsächlich reagiert die Umwelt aber leider oft mit Irritation, Ärger und Unverständnis auf diese Art von Zeichen.

Bei stark gespaltenen dissoziativen KlientInnen bedeutet die Selbstverletzung oft auch: „Sieh mal, bei ‚uns' innen ist ein Täterintrojekt tätig und hat ein **inneres sado-masochistisches Folterritual** (re-)inszeniert!"

Manchmal geht es auch um eine **direkte Wiederholung externer früherer Gewalterfahrung**: Das Messer in die Scheide stoßen anstatt des Penis früher; die Brennsalbe auf den Schamlippen erinnert an den brennenden Schmerz im Genitalbereich nach der Vergewaltigung; die verstümmelten Brustwarzen erinnern an die Bisswunden dort, die Täter ihr zugefügt haben; die Würgemale nach der Strangulierung erinnern an die Male von den Händen des Täters; die Wunden dürfen nicht heilen, weil sie damals auch so lange unversorgt blieben und im Grunde – zumindest seelisch – heute noch nicht verheilt sind ...

Selbstverletzung nach sexueller Gewalt wiederholt häufig das **Eindringende und Zerstörende der Gewalterfahrung**: die Schnitte und Stiche durch die Haut, tief nach innen, schwärend ...

Selbstverletzungen nach sexualisierter Gewalt

Besonders problematisch sind Selbstverletzungen nach sexualisierter Gewalt, während derer die Betroffene dem Tode auch durch körperliche Verletzung sehr nahe war. Erfahrungsgemäß gibt es bei einigen der Überlebenden von „Near-Death-Experiences" (Todesnäheerfahrungen) einen sehr starken Druck, die **Todesnähe zu wiederholen** (Silk et al., 1995).

Wiederholt werden auch der **Hass und** die **Verachtung des Täters** für das Opfer. Der Täter benutzte die Überlebende zu seiner Befriedigung wie einen Gegenstand, und statt sich selbst dafür zu hassen, hasst und verachtet er das Hilflose und Ausgelieferte in seinem Opfer. Dies führt oft zu dem Gefühl bei dem Opfer/der Überlebenden, nur „Müll" zu sein, „beschmutzt und besudelt" zu sein, verachtenswert zu sein – und diese Gefühle können Selbstverletzungsattacken auslösen.

Schon damals, als sie – etwa in der Familie – in der Hand des oder der Täter war, hat sie unter Umständen schon Selbstverletzung benutzt, als **einziges Mittel, um „Nein" zu sagen**. Vielleicht hat sie **sich unattraktiv machen** wollen: unförmig dick; oder spillerig dünn; oder mit schwärenden Wunden; oder narbenübersät ... Ich habe sogar mehrfach Frauen kennen gelernt, die sich als Form der Selbstverletzung immer wieder die Vagina zugenäht haben – auch noch Jahre nach der letzten Vergewaltigung!

Es gibt fließende Übergänge zwischen dem traumawiederholenden Charakter von Selbstschädigung und der Selbstverletzung als Täterverhalten. Etwa wenn die Betroffene „russisches Roulette" mit sich selbst spielt: Sich in eine Badewanne voller Rasierklingen legt und zusieht, wie sich die Wanne mit ihrem Blut fülle und erst versucht, aufzustehen, wenn sie merkt, dass sie es gleich nicht mehr kann; wenn sie sich häufig in Extremsituationen begibt, bei denen sie „draufgehen" könnte; wenn sie sich mithilfe von „Rekorden" in ihren Verletzungsritualen (mindestens einen Liter Blut abzapfen, mindestens einmal ohnmächtig geworden sein etc.) quält; wenn sie andere dabei hilflos zusehen lässt, wie sie sich verletzt (die eigenen Kinder; PartnerIn, FreundIn; TherapeutIn ...), und ihnen jede Hilfs- und Eingriffsmöglichkeit verweigert.

Das radikalste Selbstverletzungsverhalten als Täterverhalten ist der „erweiterte Suizid", bei dem der oder die TäterIn das eigene „Draufgehen" damit kombinieren, andere Menschen (Kinder, Zivilisten, Unschuldige) mit in den Tod zu reißen. Hier wird die eigene Verzweiflung kombiniert mit einer angeblich „richtigen Sache": die Kinder oder andere Menschen sollen nicht ins Heim oder vor einem ähnlichen Schicksal bewahrt werden; die Tat soll ein politisches Fanal sein ...

Therapieprobleme

Viele schwer traumatisierte Menschen haben ohnehin das Gefühl, als seien sie chronisch misshandelte und zu kurz gekommene Außenseiter. Die Gesellschaft interessiere sich nicht für sie, im Gegenteil, quäle sie ständig aufs Neue mit Forderungen, die sie nicht bewältigen können. Wie oft habe ich KlientInnen sagen hören: „Immer muss ich büßen! Erst wurde ich gequält, vergewaltigt und habe kaum überlebt. Jetzt muss ich auch noch meine Therapiekosten bezahlen, und gelte als ‚gestört'!" Nach dieser Logik wird dann auch die TherapeutIn zur TäterIn, wenn sie sagen muss, dass die Kassenfinanzierung ausläuft und entweder die Therapie beendet wird oder die KlientIn selbst die Kosten tragen muss. „Ich habe aufgrund der jahrelangen Gewalterfahrungen nicht die Ausbildung und Abschlüsse machen können, die ich von der Intelligenz oder meinen Fähigkeiten her hätte machen können – nun krebse ich mit sehr wenig Geld herum und muss auch noch die Therapiekosten zahlen!" Manchmal wird die Selbstverletzung wie auch andere Torpedierungsversuche der Therapie dann von einer KlientIn eingesetzt, um sich an der Gesellschaft oder der „TäterIn TherapeutIn" zu rächen.

Umgekehrt reagieren dann viele TherapeutInnen – wenn sie, wie es nur allzu oft geschieht, in eine der zahlreichen Übertragungs- und Gegenübertragungsfallen der Traumaarbeit geraten sind – ihrerseits mit Täterverhalten: Sie werden zynisch, beschuldigen die Überlebende, schuld an ihrer Misere zu sein, machen sich über sie lustig, beschimpfen und demütigen sie.

ÄrztInnen geraten besonders leicht durch ihr notwendig gewordenes Verhalten in die Tätersituation, und manche agieren dann auch ihre Wut an der PatientIn aus: Wenn eine ÄrztIn einer Frau einen Magenschlauch in den Mund zwingt, wenn sie sie künstlich ernähren, ihre Wunden vernähen, sie katheterisieren muss (weil die PatientIn z.B. durch Hungern oder Nicht-Trinken oder Drogen oder Medikamentenehmen oder Schneiden etc. ärztliche Hilfe benötigt) und die ÄrztIn sie dabei grob verletzt, nicht sterilisiertes Material verwendet, wenig sorgfältig arbeitet oder den Eingriff ohne Betäubung vornimmt; wenn sie ohne Versuch, die PatientIn zu beruhigen, sie anbindet oder Pflegepersonal anweist, sich nicht von der PatientIn „verarschen" zu lassen, etwa auf ihr Klingelzeichen nicht zu reagieren, wenn sie ...

Glücklicherweise reicht mein Erinnerungsvermögen gar nicht aus, all die brutalen Übergriffe zu schildern, die Klinikpersonal und ÄrztInnen sowie PsychotherapeutInnen an SelbstverletzerInnen begangen haben und die mir im Laufe meiner Berufstätigkeit geschildert wurden. Der „Overkill" an Täterverhalten ist für Überlebende sexueller Gewalt natürlich die erneute Vergewaltigung, diesmal durch jemanden, an den oder die sie sich hilfesuchend gewendet haben. Leider kommt auch das wesentlich häufiger vor, als wir das für möglich halten möchten. Und dann kann es auch ein selbstverletzendes Verhalten sein, wenn die KlientIn oder PatientIn immer weiter zu diesem Arzt oder Therapeuten geht und sich **sexuell und/oder emotional oder verbal misshandeln lässt, weil sie meint, es nicht besser verdient zu haben oder selbst an ihrer Misere schuld zu sein**.

Und schließlich gibt es noch eine Gelegenheit, und zwar in allen Phasen der Psychotherapie, dass plötzlich (noch einmal) Selbstverletzung auftreten kann:

Wenn Selbstverletzung der einzige Ausdruck dafür ist, dass die KlientIn überfordert ist, dass zu schnell zu viel Traumamaterial aufgedeckt oder durchgearbeitet wurde. Auch hier wird deutlich, dass Selbstverletzung häufig anstelle eines verbalen „Neins" oder „Stopps" auftritt und eine Grenze markieren kann, die in der Therapie überschritten wurde. Es wurde zu intim, zu überflutend, zu eindringend, zu viel ...

In jedem Fall sollte Selbstverletzung für die TherapeutIn ein wichtiges Signal sein. Irgendetwas will die KlientIn aussagen, und zwar etwas sehr Wesentliches. Und sie sollte verstanden werden, damit gemeinsam andere, weniger schädigende Versuche unternommen werden können, um Stress abzubauen und sich Gehör zu verschaffen. Ein wichtiger Satz ist hier: „**Lass deine Gefühle sprechen, nicht handeln**!" Eine der wesentlichen Aufgaben von Psychotherapie kann darin bestehen, die Signale der Selbstverletzung zu hören, zu verstehen – und die Selbstverletzung in konstruktives Stresscoping zu verwandeln. Im Band „Wege der Traumabehandlung" werde ich einige Möglichkeiten hierzu vorstellen.

Kapitel 8: Was ist das Besondere an ritueller Gewalt?

„Auch wenn es noch so brutal ist, eigentlich ist es das Zuhause. Und wo will ein Kind hin?“ – *„Pauline“* (in: Ulla Fröhling und „Pauline“, 2001)

Vorbemerkung

Ein solches Kapitel hätte ich Ihnen – und mir – gern erspart. Mir geht es nicht anders als Ihnen – was Sie in diesem Kapitel lesen werden, von dem wollen wir alle nicht, dass es geschieht, und es schockiert, weil hier von sehr bewusster Folter gegen Kinder und Frauen in organisierten Täterkreisen die Rede ist. Mein Rat: Sie sollten dieses Kapitel nur im Detail lesen, wenn Sie nicht selbst von ritueller Gewalt betroffen sind – und wenn doch, dann nur mit fachkundiger Begleitung. Zwar habe ich visuelle Trigger (mögliche Auslöser für Flashbacks in Bildform) vermieden, doch auch im Text können zahlreiche unangenehme Details bei Betroffenen eigene Erinnerungen auslösen. Die vielleicht schwierigsten Textpassagen habe ich kursiv setzen lassen, damit Betroffene diese Schilderungen ggf. überspringen können.

In den letzten beiden Jahrzehnten ist die Aufmerksamkeit weltweit auf eine bestimmte Form von Misshandlung gelenkt worden, die sich noch einmal auf besondere Weise auf die Opfer auswirkt: Rituelle Gewalt. Nicht nur hunderttausende von Kindersoldaten in afrikanischen Ländern werden auf grausamste Weise „abgerichtet“, etwa indem sie in ritualisierter Weise Tiere töten und ihre Fleisch roh essen müssen; indem sie nicht nur selbst extrem gequält werden – auch sexuelle Gewalt ist an der Tagesordnung –, sondern auch andere Kinder und Erwachsene foltern und töten müssen (siehe Keitesi, 2000; Kourouma, 2002).

Das alles können wie hierzulande glauben – es ist schrecklich, doch es ist weit weg. Wie aber ist das? Auch in westlichen Industrienationen werden etliche tausend Kinder durch sexuelle Gewalt in Kombination mit ritualisierter Folter und erzwungenen Misshandlungen anderer Lebewesen „dressiert“, vorwiegend, um in der (Kinder)-Pornoindustrie und zur

Zwangsprostitution in Kombination mit bizarren „magischen Ritualen" benutzt zu werden? (Siehe u.a.: AGJ, 1996; Faller, 1994; Fraser, 1997; Fröhling, 1996; Grandt & Grandt, 1995 und 1999; Huber, 1995; Hudson, 1991; Jonker & Jonker-Bakker, 1997; May et al. 2001; Noblitt & Perskin, 2000a,b; Rennebach et al., 2002; Ritual Abuse Task Force, 1996; Robbins, 1997; Ross, 1995; Sakheim & Devine, 1992; Schwartz, 2000; Shaffer & Cozolino, 1995; Sinason, 1994 und 2002; Smith, 1994; Spencer, 1995; Wieskerstrauch, 2002; Woodsum, 1998.) Bewusst habe ich hier viele Literaturangaben zum Nachlesen hinzugefügt (einige davon sind Sammelbände), damit Sie sehen: So etwas denken sich nicht irgendwelche phantasiebegabten KlientInnen aus (auch wenn es natürlich in Ausnahmefällen vorkommen kann), es ist auch keine „Hysterie" von TherapeutInnen, wie manchmal behauptet wird, sondern es stimmt tatsächlich.

Was ist rituelle Gewalt?

Was vor Jahren noch als vereinzelte Extremtraumata erschien, gehört inzwischen in traumatherapeutischen Praxen und Kliniken sowie in Beratungsstellen gegen sexuelle Gewalt zum harten Alltag. Manche KollegInnen kennen einzelne Fälle, in anderen Einrichtungen sind bis zu einem Drittel der Klientel von diesem Thema betroffen. In einer Umfrage unter 300 ausgewählten Einrichtungen wurden 1999 über 350 Fälle detailliert geschildert; es gab kaum angeschriebene KollegInnen, denen das Phänomen rituelle Gewalt nicht vertraut war (Fröhling, Huber & Rodewald, 2003).

Viele dieser Fälle tauchen auf im Zusammenhang mit so genannten destruktiven Kulten und Sekten, aber es gibt auch andere Zusammenhänge. Daher zunächst einmal eine

Definition:
Rituelle Gewalt ist eine brutale Form der Gewaltanwendung an Kindern, Jugendlichen und/oder Erwachsenen, bestehend aus körperlicher, sexueller und psychischer Misshandlung in Form von Ritualen. Eine genauere Definition liefert Gayle Woodsum, die aus der amerikanischen Selbsthilfebewegung kommt und eine Organisation namens „Looking Up" gegründet hat, in der mehreren zehntausend Aussteigern aus rituellen Gewalt-Zusammenhängen geholfen wurde. Gayle Woodsum hat ein ausgezeichnetes Buch über dieses Thema verfasst, aus dem ich in diesem Kapitel mehrfach zitieren werde (Woodsum, 1998, Hervorhebungen von MH):

„Rituelle Misshandlung beinhaltet wiederholte sexuelle, körperliche, emotionale und mentale Angriffe, kombiniert mit ritualisierten Verhaltensweisen, die geplant und einem zwanghaften Muster zu folgen scheinen ... Die Täter im Bereich rituelle Gewalt fügen zur sexuellen Gewalt **spezielle Misshandlungsformen** hinzu wie: Elektroschocks; das Opfer fesseln; es auf unterschiedliche Weise aufhängen; in Gegenwart des Opfers bzw. am Opfer selbst Verstümmelungen vornehmen; ihm Drogen oder Alkohol einflößen; es einsperren. Ein weiteres Charakteristikum ist die Tatsache, dass die Misshandlungen in ritualisiert-**repetitiver** Form – hinsichtlich Zeitpunkt, Ort und Misshandlungsart – wiederholt werden." (Woodsum, 1998, S. 25)

Rituelle Misshandlung dient der fein abgestimmten **Ausübung von Macht und Kontrolle** über die Individualität, Unabhängigkeit und Freiheit des Opfers – und zwar für das Opfer lebenslang. Das Opfer soll **schweigen** – aus Angst vor verstärkter Misshandlung; aus der Überzeugung heraus, selbst für die Misshandlung verantwortlich zu sein, und aus einer starken Verbindung zur Tätergruppe heraus. Die Täter geben sich viel Mühe, dem Opfer das Gefühl zu vermitteln, es hätte die Misshandlung **gewählt.** Das Opfer hat typischerweise das Gefühl, „bis in den Kern hinein böse" zu sein (siehe auch Schwartz, 2000).

Kultmisshandlung ist rituelle Misshandlung in Form komplexer Rituale, die auch spirituelle Elemente einschließen. Sie finden innerhalb einer organisierten Gruppe statt und dienen u.a. dazu, auch den gesamten Bereich der Sinnstiftung im Sinne der Täter zu manipulieren, etwa die Entscheidung darüber, was gut und was böse, was hassenswert und was heilig sei – und vor allem: Wer wen aus welchen „spirituellen" Gründen quälen und sogar töten darf (AGJ, 1996; Fraser, 1997; Noblitt & Perskin, 2000a,b).

Zwar gibt es auch andere als satanische Rituale, doch die meisten Überlebenden destruktiver Kulte im westeuropäischen Raum schildern, dass sie rituell misshandelt wurden als Bestandteil einer angeblichen „Anbetung Satans" und zum Zweck, sie in satanischen Überzeugungen und Praktiken zu indoktrinieren (Christiansen & Zinser, 2001; Grandt & Grandt, 1999). Rituelle Misshandlung besteht nur selten in einer einzelnen Episode. Gewöhnlich finden die Misshandlungen wiederholt über einen langen Zeitraum hinweg statt.

Zwei Aspekte sind wichtig:

1. Eine Geschichte extremer, überwältigender und nicht verkraftbarer Misshandlungen, die häufig zunächst tief im Persönlichkeitssystem verborgen wird und der dissoziativen Amnesie unterliegt; viele Opfer spalten ihre Persönlichkeit aufgrund der Misshandlungen auf und entwickeln eine dissoziative Störung (siehe Smith, 1994; Noblitt & Perskin, 2000a,b).
2. Die Misshandlungen fanden in einem Kontext statt, in dem sie als wesentlicher Bestandteil der religiösen Überzeugungen des oder der Täter gerechtfertigt wurden.

Rituelle Gewalt stellt das äußerste Ende des Spektrums an emotionaler, sexueller und körperlicher Misshandlung dar. Sakheim & Devine (1992) sprechen sich dafür aus, Unterschiede je nach **Schwere**grad der rituellen Misshandlung und des **Kontext**s der rituellen Misshandlung zu machen. Zufällige, gelegentliche, bewusste, sanktionierte und religiös motivierte rituelle Misshandlungen haben demnach je unterschiedliche Auswirkungen.

Rituelle Misshandlung stellt besonders dann die schwerste Form von Misshandlung dar, wenn sie – wie es die Regel ist – in Form **wiederholter** Traumatisierungen stattfindet. Dies vor allem auch deshalb, weil nicht nur äußerste Schmerzzufügung Bestandteil der Folter ist, sondern auch die permanente Todesdrohung.

Der Kontext ließe sich dann z.B. so beschreiben: Die Klientin wurde rituell misshandelt:

- bei einer Zeremonie eines Satanskults;
- von einem multidimensionalen Kinderprostitutionsring (wir sprechen auch hier semantisch zutreffender von „Organisierter Kinderfolter“);
- von einem psychotischen Verwandten;
- etc.

Die Rolle der Täter und der Opfer

Tätergruppen im Kult- und Kinderprostitutionsbereich sind gewöhnlich mit anderen Tätergruppen gut **vernetzt**. Außerdem sind sie in mindestens einem anderen **Kriminalitäts**bereich aktiv, etwa Pornografie, Drogenhandel, Prostitution, politische Erpressung, Entführungen und (Auftrags-) Morde. Opfer und Überlebende wissen manchmal, möglicherweise aber auch gar nicht von derlei anderer Kriminalität außer ihrer eigenen Misshandlung (Burghoff & Kresta, 2002; Grandt, 1995 und 1999; Woodsum, 1998).

Ziel der Kultmisshandlung ist die komplette, **tägliche Macht und Kontrolle** über das Leben des Opfers, dem jeder Zugang zu wahrer Entscheidungsmöglichkeit, Unabhängigkeit und Freiheit verwehrt wird. Letztlich soll das einzelne Opfer für größere kriminelle Aktivität benutzt werden, bei denen es um **weiterreichende gesellschaftliche Macht** und Kontrolle geht (Woodsum, 1998). Allein der Bereich (Kinder-)Pornografie und Prostitution ist ein weltweiter Industriezweig, bei dem laut Aussagen auf einer WHO-Tagung 2001 mehr Geld verdient wird als mit dem gesamten internationalen Waffenhandel.

Die Opfer fühlen anfangs eine ihnen natürlich scheinende Identifikation mit ihren Misshandlern, da sie mit ihnen verwandt sind oder die **Täter dauerhaft eine bedeutende Rolle in ihrem Leben spielen**. Denn die Täter stammen vielleicht sogar aus der eigenen Herkunftsfamilie des Kindes. In jedem Fall tun sie alles, um das Opfer an sich zu binden: Sie geben vor, seine „eigentliche Familie“ zu sein; „vermählen“ es mit einem Ober-Täter als „Satansbraut“; lassen es von bestimmten Personen regelmäßig von zu Hause abholen; fördern es, dass sich das Opfer in einen der Täter verlieben soll; führen Täuschungsrituale durch, in denen sie so tun, als hätten sie dem Opfer etwas „eingepflanzt“ (s.u.); zwingen es, Sätze auswendig zu lernen, die es gebetsmühlenhaft wiederholen soll und die es auf „magische“ Weise an die Gruppe binden etc.

Die ultimative Viktimisierung geschieht, indem die Täter ihr Opfer nicht nur wiederholt und sorgfältig geplant foltern, wobei die Folter

a) die Form von „heiligen Ritualen“ annimmt;
b) um die Sexualität des Opfers und dessen ureigene Identität kreist;

sondern auch, indem das Opfer gezwungen wird, dieselben Arten von **Grausamkeiten, die es erleiden muss, auch anderen anzutun**. Dazu gehört auch das rituelle Töten von

- Tieren (etwa Katzen und Hunde);
- bei weiblichen, geschwängerten Teilnehmerinnen in Ritualen zwangsabgetriebenen Embryonen („Satanskindern");
- manchmal auch anderer Kinder und Erwachsener.

Außenstehenden erscheinen solche Taten unglaubhaft – doch die Opfer, die reden, erzählen so detailliert davon, dass sie auch von den skeptischen KollegInnen, die ihnen zuhören, eher für glaubwürdig eingeschätzt werden (AGJ, 1996 ; Fraser, 1997; Fröhling et al., 2002 ; Grandt, 1995 und 1999).

In vielen Ländern gibt es Polizeibeamte, die Vorlesungen über rituelle und Kultmisshandlungen halten, wobei sie Fotos zeigen von Leichen, die mit Kultsymbolen verstümmelt wurden oder andere klare Anzeichen aufweisen, im Rahmen von rituellen Aktivitäten ermordet worden zu sein – Aktivitäten, wie sie viele noch lebende Opfer und Überlebende beschrieben haben (Woodsum, 1998, S. 43). Dennoch wird häufig nicht in Richtung rituelle Gewalt ermittelt, wenn ein Mord geschehen ist, selbst wenn in diesem Zusammenhang deutliche Hinweise (etwa entsprechende Symbole, siehe unten) auftauchen.

Da Betroffene so häufig schildern, dass im Zusammenhang mit ritueller Gewalt auch Embryonen bzw. „Babys", manchmal auch ältere Kinder oder Jugendliche oder sogar Erwachsene ermordet worden seien, wird häufig die Frage aufgeworfen, wie so etwas denn in einer zivilisierten Gesellschaft möglich sei bzw. wo denn dann die Leichen blieben. Wenn die Leichen der durch rituelle Misshandlungen Getöteten nicht gefunden und entsprechend zugeordnet werden (s.o.), dann werden sie – so erzählen es Überlebende – als „normale" Verbrechensopfer in die Statistik eingehen – etwa als Drogentote auf der Bahnhofstoilette, oder als Sexualleiche, die im Wald gefunden wurde.

Weitere unappetitliche „Entsorgungswege" von durch rituelle Gewalt Getöteten laut Aussagen von Überlebenden: Die Getöteten seien entweder aufgegessen, verbrannt, in Säure aufgelöst oder auf Mülldeponien oder andere Weise „entsorgt" worden (bei einem inzwischen verurteilten Täter aus dem rituellen Gewaltbereich fand man ein Piranha-Becken mit „Fleischresten" darin). Die getöteten Opfer waren oft entweder Embryonen (von Außenstehenden unentdeckte Schwangerschaften bis zum Zwangs-Abort durch die Misshandler, gewöhnlich im 5. Monat) sowie Kinder, Jugendliche und Erwachsene, die keinen festen Wohnsitz bzw. **keine sozialen Bindungen** hatten und daher nicht in der Vermisstenstatistik auftauchten (siehe auch Woodsum, 1998).

Das Opfer zu zwingen, Grausamkeiten zu begehen, ist der beste Schutz für die Täter, da solche Handlungen des Opfers auch gefilmt werden, und es damit dem Opfer unmöglich erscheint, sich aus der misshandelnden Gruppe zu befreien. Oft ist die Pornoproduktion (hier: Snuff-Videos, also Real-Quäl-und-Tötungs-Filme) der eigentliche Zweck, die Abrichtung der zweitwichtigste, das Verstärken des Schweigegebotes der drittwichtigste Grund solcher Rituale. Der vierte mag darin bestehen, dass manche Täter in manchen

Gruppen tatsächlich glauben, auf diese grausame Weise bei den zu Killern abgerichteten Opfern „Herrenmenschen" erzeugen zu können und die „Weltherrschaft" zu übernehmen – à fond sind alle Gruppen, die rituelle Gewalt anwenden, von ihrer Ideologie her ausgesprochen faschistisch, und es gibt – wie ein Hearing im Bundestag ergab – auch intensive personelle Verflechtungen zwischen Rechtsradikalen und Tätergruppen, in denen rituell misshandelt wird (Rennebach et al., 2002).

Tätergruppen

Die Täter(gruppen) im Falle der Kultmisshandlungen sind also keineswegs nur Satanisten, auch wenn die meisten Überlebenden uns von der Herrschaft einer teufelsgleichen Gestalt erzählen – und „Satanisten" aller Couleur haben derzeit massiven Zulauf (Koltermann, 2002). Opfer und Überlebende haben auch andere religiöse Sekten benannt – wenn sie überhaupt wussten, wie sich die Misshandler-Gruppe nannte (manchmal wurden sie laut eigenen Berichten einfach an einen Ort gebracht, gequält und wieder nach Hause gebracht bzw. am Rande ihres Heimatortes ausgesetzt und haben versucht, alles zu „vergessen", wie es die Täter ihnen aufgetragen haben). Mehrfach genannt – meist in den USA, aber auch vereinzelt in Europa, wurde der Ku-Klux-Klan; häufiger benannt wurden Freimaurer- und andere Logen, Todeskulte, alt- und neofaschistische Gruppen und viele mehr (siehe auch die SPD-Tagung „Satanismus und Rechtsextremismus – Brüder im Geiste?", Berlin, Juni 2002).

Rituelle und Kultmisshandlung ist nicht das Ergebnis irgendeines Überzeugungssystems. Sondern umgekehrt: „**Verschiedene Überzeugungssysteme werden als ‚Maske' benutzt, hinter der Verbrechen begangen werden**. Solange die Botschaften immer gleich sind, machtvoll erscheinen und auf rituelle Weise wiederholt werden, erreichen die Täter damit ihre Zwecke" (Woodsum, 1998, S. 35).

Die wiederholte Kombination von Symbolen, Ritualen und Metaphern schafft zusammen mit allen erdenklichen Formen von Misshandlungen die Basis für die außerordentliche Kontrolle, welche die Täter über das Leben ihrer Opfer ausüben.

Die Geschichte religiöser Begründungen für antisoziales Verhalten

Die Geschichte religiöser Begründungen für antisoziales Verhalten ist lang. Und auch die Gestalt Satans ist uralt. Im Tal des Indus fand man eine im Jahre 3000 v.Chr. hergestellte Figurine; sie stellt einen Mann mit Ziegenkopf dar, der mit übereinander gekreuzten Beinen da sitzt und von Tieren umgeben ist, die ihn anbeten. Ritualisierter Sex als

Fruchtbarkeitsritus und Kindsopfer waren in der frühen semitischen wie in vielen anderen Religionen häufige Praktiken (Katchen, 1992).

Doch es blieb dem Christentum vorbehalten, die **Dualität** zum zentralen Thema zu machen: Hier das Gute, dort das Böse. Hier Gott, dort Satan. Die Guten kämpfen gegen das Böse und umgekehrt, so wie Gott und Satan sich ewig bekämpfen. Das Schicksal der Menschheit wie der einzelnen Menschen entscheidet sich nach der dualen Religionsphilosophie dadurch, wie gut sie waren zu Lebzeiten: Himmel oder Hölle.

Es gibt zwei grundlegende Elemente des Satanismus und aller ähnlichen Kulte:

- die Vorstellung der Welt als letztlich von bösen oder feindseligen Kräften kontrolliert (die Hölle auf Erden) und
- die Figur des Magiers oder „gefallenen Engels" als Helden, der diese feindseligen Kräfte kontrollieren kann.

Seit der Spätantike, so ist es Religionshistorikern aufgefallen, entwickelte immer dann eine (Volks-)Gruppe eine Faszination für „das Böse" oder „schwarze Magie", wenn sie sich für zum Untergang verdammt hielt oder wenn sie sich bewusst antisozial verhielt und eine Art religiöser Rechtfertigung bedurfte.

Seit dem 15. Jahrhundert dokumentierte man in solchen Gruppen die Überzeugung, es sei wünschenswert und möglich, die Macht Satans nicht nur anzubeten und sie um Hilfe zu bitten, sondern sie auch zu manipulieren und zu eigenen Zwecken zu nutzen. (Siehe auch die Bücher von Guido und Michael Grandt: „Schwarzbuch Satanismus", 1995, sowie „Satanismus – die unterschätzte Gefahr", 1999.)

Judith Spencer beschreibt in ihrem Buch „Jenny" die Innenansicht eines satanischen Kults, aus der Sicht eines ihrer weiblichen Opfer. Die Kultideologie wird so zitiert: „Die Bösen können nicht in den Himmel. Wer böse ist, kommt in die Hölle, ein von Satan regiertes Flammenmeer. Diejenigen, die Satan dienen, werden in die Hölle kommen, doch nicht verbrennen." (Spencer, 1995)

Wer sich selbst als „verdammt" oder „dem Untergang geweiht" ansieht, ist anfällig für das Gedankengut destruktiver Kulte. In heutigen Zeiten sind dies „Underdogs" und „Dropouts" sowie die Anhänger jeglicher Gegenkultur, seien es Faschisten oder New-Age-Jünger. Manche davon sind bereit, eine große Portion Quälereien und Demütigungen hinzunehmen, um „ihr eigener Gott" werden zu können, wie dies die Satanisten seit Crowleys Zeiten (Order of The Golden Dawn; Ordo Templis Orientis und Ableger bis heute) versprechen:

> ***„Tu was du willst, ist das (einzige) Gesetz."***
> **Das ist das Gesetz der Täter ritueller Misshandlungen,**
> **für die „Geopferten" gilt dieses Gesetz natürlich nicht.**

Menschen, die sich dafür entscheiden, „bewusst böse" zu sein – z.B. eine sadistische, antisoziale Persönlichkeitsstruktur haben bzw. sich „bewusst bösen" Kreisen anschließen (organisiertes Verbrechen, Kinderpornografieringe etc.) –, zieht es zu destruktiven, pseudoreligiösen Ritualen. Die Tätergruppen sind **zutiefst antidemokratisch** ausgerichtet und haben, wie gesagt, eine erhebliche Affinität zu alt- und neofaschistischen Gruppierungen.

In ihrer Ideologie greifen Satanisten auf Gedanken zurück wie den **Sozialdarwinismus** (*survival of the fittest* – das Überleben der Geeignetsten), Nietzsches Theorie vom „**Übermenschen**" und seinem „Willen zur Macht" sowie auf **faschistisches Gedankengut**. Viele Klientinnen, die von ritueller Gewalt berichten, erzählen auch, dass zu Hause „Mein Kampf" von Adolf Hitler und andere Naziliteratur gelesen wurde; dass männliche Familienmitglieder zu „SS-Kameradschaftstreffen" gingen oder der – in den 90er Jahren verbotenen – „Wiking-Jugend" angehörten.

Hinzu kommen seit Mitte des 19. Jahrhunderts, beginnend in den USA, **okkultistische** und **geheimbündlerische** (z.B. Freimaurer-) Philosophien und Anleihen beim Hinduismus (**Karma**) sowie die Anwendung von **Hypnose** bei Ritualen und zur Indoktrinierung.

Schwarze und weiße (Wicca-)**Magie** als Mittel zur Bewusstseinserweiterung, unter Zuhilfenahme von Drogen, wurde vor allem im 20. Jahrhundert auch in den Kreisen der rituellen Misshandler propagiert. Einer von Crowleys Schülern, Jack Parsons, versuchte Ende der 1940er Jahre zusammen mit Ron Hubbard – später der Gründer von Scientology –, ein „moon child" zu schaffen – ein Dämonenkind mit magischen Kräften. In der Jugendkultur **seit den 1960er Jahren wurde Satanismus populär als „Ästhetik des Terrors"** (Raschke, 1990). Bands wie die Rolling Stones (*Sympathy for the Devil*), die Doors, Alice Cooper, Kiss, und insgesamt die Faszination der Heavy Metal- und Punk- sowie New-Wave-Szene, besonders in den 1980er Jahren, für den Satanismus ließen destruktive Kulte für die Gegenkultur akzeptabel erscheinen. (Diese und viele andere Informationen finden sich auch in den Büchern Grandt von 1995 und 1999 sowie im Sammelband von Sakheim & Devine, 1992.)

Heute ist diese Black- und Death-Metal- sowie „Gruftie"-Szene – die Satanismus einfach „schick" findet, ohne unbedingt zu wissen, was Hard-core-Satanisten so treiben – geradezu riesig. Allein im Raum München existieren annähernd 20 Black- und Death-Metal-Bands mit entsprechendem Zulauf, wie ich selbst im Internet recherchieren konnte.

Anton LaVeys in den 1960er Jahren verfasste „Satanische Bibel" machte die Runde, viele interessierten sich seither für seine „Church of Satan" (die auch in Deutschland Ableger hat); gleichzeitig stieg die Faszination für faschistisches Gedankengut. (Bücher wie „The Occult Reich" oder „Hitler: The Occult Messiah" wurden in den USA Bestseller.) Ebenfalls im gleichen Zeitraum veränderte sich die gesellschaftliche Akzeptanz nicht nur von Softporno, sondern auch von Kinderpornografie, Sadomasochismus, Horror- bis hin zu Snuff-Filmen – und alle, die sich dagegen wehren wollten, wurden massiv diffamiert. Plötzlich galt zum Beispiel die POR-NO!-Kampagne von EMMA (seit den 1990er Jahren immer wiederholt) auch in der „linken“ und „alternativen“ Presse als „spießig“, ja es wurde den Aktivistinnen der Antiporno-Kampagne rechte Gesinnung unterstellt, sie wollten Zensur und einen Law-und-Order-Staat etc.

Woran glauben destruktive Kulte?

Grundüberzeugung der Satanisten und anderer destruktiver Kulte ist, dass Gott entweder die Welt verlassen hat, sich nicht um sie kümmert oder sich sogar gegen sie gewandt hat. Also müssen die Einzelnen ihre eigene Macht des Stärkeren, Überlegenen entwickeln und sich durchsetzen. Im Universum existieren, so die Überzeugung der meisten Satanisten, viele intelligente Wesen, die nach eigener Art und Programmierung handeln: Engel oder Dämonen. Der Mensch (Mann) hingegen sei das einzige Wesen mit einem freien Willen, das die Möglichkeit habe, diese Wesen zu kontrollieren, per schwarzer Magie. Wer diese Möglichkeiten (angeblich) beherrscht, wird Magier, Großmeister, Hexer, Führer etc. genannt.

Eine Subkultur mit antiethischer Einstellung gegenüber der in der jeweiligen Gesellschaft dominanten Religion existierte und existiert in vielen Kulturen. Das Gegenstück zum Christentum ist Satanismus. Das Gegenstück zum Hinduismus ist das „linkshändige Tantra“ (Anbetung der Göttin Kali, insbesondere in ihrer Manifestation als „Durga“, Göttin der Macht). Dazugehörende Praktiken: Alkohol trinken, ritualisierter Sex; Fleisch essen; auch Menschenopfer.

Häufig wird vom organisierten Verbrechen einer Art **Gegenreligion** gefrönt, die ihre Taten rechtfertigt. Beispiel Japan: die Yakuza kontrollieren Glücksspiel, Prostitution, Drogenhandel. Sie haben einen strikten Ehrenkodex, ähnlich wie die Mafia in Italien und andere Verbrecherorganisationen sowie Geheimlogen in vielen Ländern. Demütigende Rituale, der gemeinsame Tabubruch gegenüber der „etablierten Gesellschaft“, Schweigegelübde, die Unterwerfung unter die absolute Macht des Führers und die rituell praktizierte Umdrehung der „etablierten Rituale“ kennzeichnen diese Gruppen (Sakheim & Devine, 1992).

Satanisten und Täter anderer destruktiver Kulte glauben z.B. (oder sie tun zumindest so, als ob sie es glaubten), dass verbotene sexuelle Praktiken, das Trinken von Blut und Urin, Tier- und Menschenopfer ihnen Macht verleihen. Sie drehen das Kreuz um, sagen „Nema“ statt Amen, beten zu Satan in „Schwarzen Messen“, benutzen schwarze und rote statt weiße Kerzen etc.

Grundprinzip ihrer Magievorstellung ist, dass Blut die Lebensenergie enthält. Ritueller Sex (in der Regel als Vergewaltigung von Kindern und Frauen praktiziert) wird meist als Vor- und Nachspiel zu Blutopfern betrachtet; Folter soll das Opfer in einen Zustand maximaler

Erregung versetzen; nach dieser Logik wird ein Lebewesen das Maximum an Lebensenergie im Moment des Todes austreten lassen. Wer dann diese Lebensenergie in sich aufnimmt, eignet sich, so die Überzeugung in destruktiven und Todeskulten, die Lebens- und spirituelle Kraft dieses Wesens an und erhöht seine eigene Macht. Ziel ist das hemmungslose Ausleben aller bösen Triebe – „Tu, was du willst, ist das einzige Gesetz" – sowie der Auf- und Ausbau persönlicher Macht und der („Welt"-)Herrschaft der eigenen antisozialen Gruppe.

Der satanische **Kalender**, nach dem viele Gruppierungen sich richten, basiert auf keltischen Überlieferungen, nach denen das Jahr in eine helle und eine dunkle Hälfte eingeteilt ist. Das neue Jahr beginnt mit dem Eintritt in die dunkle Hälfte an Halloween (31.10.); das dunkle Halbjahr endet am 1. Mai. Rund um beide Tage werden satanistische Rituale gefeiert; ebenso an Lichtmess (2. Februar), und Lammas (2. August). Zusätzlich werden Sonnenwendrituale mit besonderen Foltern und Vergewaltigungen „gefeiert", am 21. März, 21. Juni, 21. September und 21.–25. Dezember. Auch die (Nächte der) Geburtstage der Kultmitglieder sind Anlass für rituelle Misshandlungen, ebenso Vollmond- oder Neumondnächte.

Gängige **Symbole von Gruppen, die rituelle Gewalt als Kultmisshandlungen ausüben**: Ein A im Kreis: Symbol für Anarchie (mag bei der rechtsradikalen Ausrichtung der Gruppen erstaunlich scheinen; ist auch eine gute Tarnung); umgedrehte Doppelaxt: Anti-Gerechtigkeit (hierdurch wird gleichzeitig ein zentrales Symbol der Lesbenbewegung pervertiert); ein Kreis, darin ein schwarzes Kreuz: schwarze Messe; Halbmond mit aufgeklappter Schere: Blutritual; umgedrehtes Kreuz (eine Verhöhnung des Christentums); umgedrehtes, auf der Spitze stehendes Pentagramm im Kreis: Symbol für den Ziegenkopf Satans; umgedrehter „dreiarmiger Leuchter": Symbol für Praktiken sexueller Magie (es werden also auch jüdische Symbole pervertiert); 666, laut Bibel „der Name der Bestie", Aleister Crowleys Symbol; FFF ebenso (F ist der sechste Buchstabe des Alphabets); Hakenkreuz im Kreis: Swastika, sollte ursprünglich die vier Jahreszeiten und Himmelsrichtungen andeuten, Symbol für Nazis; Dreieck oder Kreis, auf den Boden gezeichnet: Ort des Rituals, hier kann ein Dämon „festgehalten" werden (siehe Katchem & Sakheim, 1992).

In Deutschland berichten Überlebende oft auch von der „schwarzen Sonne", die sie als Symbol bei Ritualen an der Wand gesehen hätten. Die „schwarze Sonne" ist das Symbol des **Thule-Ordens** (dem auch Hitler und seine wichtigsten Schergen angehörten – organisierte Tätergruppen betrachten die Jahre 1933 bis 1945 auch als „offene Herrschaft eines unserer Kulte"; diese Art Herrschaft wollen sie wieder errichten). Der Thule-Orden ist ebenso wie zahlreiche satanistische Kulte im Internet vertreten, und bei den meisten Websites kann man sich in wenigen Clicks (Stichwort: Sexualmagie) – wenn man sich ein Passwort geben lässt, manchmal sogar ohne – zu seiner nächsten regionalen Ritualgruppe weiterempfehlen lassen ...

Satanische Gruppen

In Deutschland aktive satanistische Gruppen (laut Guido und Michael Grandt, 1995) sind unter anderem:

Die Process Church of the Final Judgement (Prozeßkirche des Jüngsten Gerichts) 1963 von den Engländern Mary Anne und Robert de Grimston gegründet, huldigt der Dreieinigkeit Jehova-Luzifer-Satan; von großer Bedeutung waren Lehre und Methode der Scientologie-„Kirche". Niedere Satanisten sind „Ziegen", höhere „Schlangen"; Mitglieder tragen graue Uniformen mit silbernem Kreuz und ledernes Dreieck mit Totenkopf (Anklang an die SS); schwarze Roben verweisen auf Jehova, blaue auf Luzifer, rote auf Satan. Verstreute „Glaubensbasis-Gruppen".

Argentum Astrum (A.A.), der „silberne Stern" wurde 1907 von Aleister Crowley gegründet; Verbindung von Magie und Sex. Zeitschrift „The Equinox" oder „Zeitschrift des Golden Dawn äußerer Orden des Ordo Thelema", Berlin. Ab 1940 von Martha Künzel geleitet. 1972 von Michael D. Eschner re-etabliert als **Thelema-Orden des Argentum Astrum**, zunächst in Berlin, dann in der Lüneburger Heide (Lüchow-Dannenberg). Michael Eschner war zwischenzeitlich wegen Körperverletzung einige Jahre im Gefängnis, inzwischen ist er wieder frei und knüpft in seinen Aktivitäten nahtlos an die Zeit vorher an, wie man leicht im Internet recherchieren kann (Stichwort Thelema).

Golden Dawn, 1888 von drei Hochgradfreimaurern der Society Rosicruciana gegründet; eine wüste Mischung aus Magie, Alchimie, Astrologie und Kabbala, integrierte aber auch ägyptische, östliche und theosophische Elemente, Komponenten der Rosenkreuzer und Freimaurer, Astralreisen etc. Logenartig, zersplittert in mehrere Gruppen, deutscher Ableger **Hermetischer Orden der Goldenen Dämmerung**, Berlin.

Fraternitas Saturni, 1925 von Eugen Grosche („Gregor A. Gregorius"), ebenso wie sein Vorbild Crowley bisexuell und sadomasochistisch, gegründet. „Fachrichtungen": Dämonologie, Evokationsmagie und Sexualmagie. In Deutschland gibt es mehr als 50 FS-Gruppierungen. Ein zeitweiliger „Großmeister": „Janada", alias Walter Jantschik, sagte einem Journalisten im Interview u.a.: *„Ich bin für die Opferung von Menschen. Es sollten sowohl Tiere als auch Menschen geopfert werden."* Weiter: *„Junge hübsche Mädchen zu züchtigen ... und quälen und so zum sexuellen Höhepunkt gelangen. Auspeitschen, foltern und anschließend lieben ... die soll sehr hübsch sein, langes Haar haben und vollkommen prädestiniert sein. Es soll eine absolut magische Verschmelzung stattfinden und ein magisches Wesen gezeugt werden."*

Ordo Saturni, 1980 von einem der führenden Köpfe der „Fraternitas Saturni", „Frater Honorius, Großkanzler" gegründet. Schüler bezeichnen sich als „Erster Diener Satans". Sie haben eine Vorliebe (laut der Recherche der Gebrüder Grandt) für rechtsextreme Autoren und Videos mit ausgiebiger Gewaltdarstellung. Verwandte Okkult-Orden: **Die Gnostisch-katholische Kirche** und **Weltliches Saturnkloster**.

Ordo Templis Orientis (O.T.O.), 1895 von dem Freimaurer, Rosenkreuzer und Theosophen Karl Kellner begründet; 1912 von Theodor Reuß als **Orden der orientalischen Templer** wiederbegründet. Sexualmagie. Von 1906 bis 1914 – so die Recherche der Grandt-Brüder – geleitet von Rudolf Steiner. Von 1925 bis zu seinem Tod 1946 übernahm Aleister Crowley die Leitung des O.T.O. Ableger **Fraternitas Rosicruciana Antiqua**. In Kalifornien und jetzt auch in Deutschland nennt sich der Orden **Caliphat**. Als dem O.T.O. zugehörige Orden gelten die Fraternitas Saturni, der neu gegründete „**Illuminaten-Orden**", die „Gnostisch-katholische Kirche", die „Fraternitas Rosicruciana Antiqua" und der „Ordo Templi Orientis Antiqua". Zeitschrift „Oriflamme".

Abtei Thelema in Stein (Schweiz), 1952 von O.T.O. im Appenzellerland gegründet, Abtei mit Gasthof „Rose" ausgebaut zu 130 Räumen, u.a. Labor und „Keller-, Maschinen- und Therapieräume".

Church of Satan und Nachfolgeorganisation Temple of Set; Church of Satan, 1966 von Howard Levy begründet, der sich Anton Szandor LaVey nannte (spielte in Polanskis Film „Rosemaries Baby" den Teufel, der eine Frau schwängert. Ein Jahr nach der Fertigstellung des Films wurde Polanskis Frau, Sharon Tate, eines der Opfer von Charles Mansons Satans-Clique). LaVey schrieb die „Satanic Bible", die u.a. ein Kapitel „über die Auswahl eines Menschenopfers" enthält. Laut Guido und Michael Grant glaubt LaVey weder an den Teufel als Person noch an Gott, sondern echt neo-satanistisch allein an das absolut göttliche „Ich". 1975 gründete Michael A. Aquino, Offizier der Abteilung Gegenspionage des US-Heeres und spezialisiert auf psychologische Kriegsführung und Techniken der Desinformation, seit 1969 in LaVeys Church of Satan, eine eigene Gruppierung, den **Temple of Set** (Set für Satan). Er bezeichnet sich als das von Crowley vorausgesagte „zweite Tier 666". Seit den1980er Jahren zog sich Aquino zurück, seither leitet Stephen Flowers den Tempel. In Deutschland so genannte „Pylons", regionale Gruppen.

Die meisten dieser Gruppen haben übrigens eine Internet-Website! Für einen Vortrag über rituelle Gewalt habe ich einmal mühelos über 50 solcher Gruppen im Internet gefunden. Natürlich sagt keine offen: „Wir foltern und vergewaltigen und töten" – doch da wird sich auch schon mal im Chat sehr zynisch über die „Vor- und Nachteile von Blutritualen" unterhalten, und die Ausstrahlung dieser Webseiten ist extrem gewalttätig und nekrophil. Ohne ein Passwort eingeben zu müssen, konnte ich auch dutzende von Gewaltdarstellungen gegen Mädchen und Frauen finden, die auf den Websites dieser Gruppen oder deren Links zu finden waren.

Offenbar wird es dringend Zeit, dass sich die Gesetzeshüter intensiver um die Praktiken dieser Gruppierungen kümmern – damit es nicht nur die PsychotherpeutInnen und BeraterInnen sind, die um solche Verbrechen wissen.

Doch es scheint – wie mir auch KripobeamtInnen verschiedentlich gesagt haben – äußerst schwer zu sein, in diese Bereiche des organisierten Verbrechens hineinzukommen. Destruktive Kulte und Kinderprostitutionsringe mit ritueller Gewalt scheinen sehr auf intergenerationelle Familienstrukturen zu setzen und sind in konzentrischen Kreisen aufgebaut – nur der innerste Kreis von meist schon seit Generationen dort aufgewachsenen „Ober-Tätern“ scheint alles zu wissen, die äußersten Kreise bekommen keinen Zugang zu diesem Wissen. Damit haben sie offenbar mafiöse Strukturen, wie sie für den härtesten Bereich organisierter Kriminalität weltweit typisch sind.

Gehirnwäsche und Programmierung

Ein weiteres großes Problem bei rituellen Misshandlungen heißt: Gehirnwäsche (*Mind Control*) und Programmierung. Je geschickter die Tätergruppe, desto intensiver die mentale Beeinflussung der Opfer. **Fast jede Misshandlung wird von einer Botschaft begleitet, die das Opfer internalisieren und auf die es nach Aufforderung durch die Täter auch reagieren muss.** Verstärkt und verinnerlicht wird die Botschaft dadurch, dass die Misshandlung möglichst viele **Erlebnisqualitäten** erreicht: Sehen, Hören, Schmecken, Berührung sowie emotionale und sogar spirituelle Bedeutung. Gayle Woodsum hat ein hartes, aber nicht untypisches (siehe u.a. die offen zugängliche, pseudoironische Website babysue.com) Beispiel dafür beschrieben:

„Während einer langen, komplexen Serie von Misshandlungen wird das Kind gezwungen, große Mengen Urin zu trinken und Kot zu essen und dies mit einem Lächeln und einem höflichen »Dankeschön« zu tun. Die so genannte »Wahl« des Kindes (tatsächlich ein double-bind) heißt, entweder der Aufforderung »freiwillig« zu folgen oder das Zeug zwangsweise in den Hals gewürgt zu bekommen. Den Aufforderungen gehen sexuelle und körperliche Misshandlungen am Kind voraus. Wenn das Kind sich vor Ekel erbricht, wird es von Erwachsenen aus der Gruppe geführt. In einem anderen Raum wird es körperlich und verbal wegen seines »Versagens« misshandelt und hört, dass es extrem bestraft wird, bis es das »richtige Verhalten« zeigt. Dann wird es z.B. in eine kleine Kammer, eine Kiste, ein Erdloch oder einen Sarg gesperrt und sensorisch depriviert; dort gibt es kein Licht, keinen Ton, sehr wenig Luft, kein Essen, kein Wasser. Häufig befinden sich in diesen engen Räumen auch noch Käfer, Würmer, Spinnen, Schlangen oder sogar menschliche Leichenteile. Das Kind muss in diesem Raum so lange bleiben, bis sein körperliches Überleben extrem bedroht ist. (Manche Kinder erinnern sich daran, dass sie in ihrem extremen Durst sogar ihren eigenen Urin tranken.) Wenn das Kind ohnmächtig wird, holen die Täter es aus dem Raum. Dann erzählen die Täter dem Kind, dass es bereits tot war. Nachdem, was das Kind erlitten hat, bezweifelt es diese Aussage gewöhnlich nicht. Dann sagt ein Täter dem Kind, während

seines Todes habe sich ein mächtiges Wesen seiner bemächtigt – je nach der ideologischen Maskierung der Gruppe wird dieses Wesen als Satan, Gott, Jesus, Buddha, Der Hohepriester, Der Meister etc. genannt. Nach dieser »Aufklärung« wird das Kind wieder in die größere Gruppe gebracht und erneut zu Kulthandlungen aufgefordert."

Dadurch und durch das Begehen von grausamen Handlungen an anderen Lebewesen lernt das Kind, es sei „genauso wie" die Täter. Diese Fehlinformation aufzudecken, wird der Kern der Befreiungsarbeit sein. Viele Überlebende behalten in sich einen „unzerstörten und unzerstörbaren inneren Kern", der bei ihrer Befreiung helfen kann.

Opfer, die gezwungen wurden, Verbrechen zu begehen, sind keine Verbrecher und sollten auch nicht so behandelt werden. Dies haben z.B. auch die Siegermächte des 2. Weltkrieges eingesehen, als sie diejenigen Internierten in Konzentrationslagern, die gezwungen waren, andere zu selektieren, zu quälen und zu töten, nach der Befreiung zu Recht nicht unter Anklage gestellt haben. Wir brauchen also heute ebenfalls gesetzliche Möglichkeiten wie Zeugenschutz, Opferschutzprogramme und die Kronzeugenregelung, um Aussagen von Überlebenden zu ermöglichen, die sonst Angst haben, sich selbst belasten zu müssen und dadurch im Gefängnis zu landen (siehe auch Rennebach et al., 2002).

Im Bereich organisierte Kriminalität und rituelle Gewalt gibt es Täter und Opfer-Täter. Die Täter haben tatsächlich die Wahl, was sie tun und nicht tun. Die Opfer-Täter werden gezwungen, Grausamkeiten an anderen Lebewesen zu begehen; andernfalls sind sie vom Tode bedroht. Kein Täter in Kultbereich wird normalerweise Außenstehende versuchen davon zu überzeugen, dass er schreckliche Dinge getan hat, für die er bestraft werden müsse. Es sind die Opfer, die glauben, dass sie schuldig und schlecht sind und bestraft werden müssen – aufgrund der Gehirnwäsche, denen sie durch die Täter ausgesetzt waren. In der Regel werden sie erst gezwungen, Grausamkeiten zu begehen, was sie nur in einem dissoziativen Zustand fertig bringen – und danach heißt es: „Schau dir an, was du getan hast! Du bist schlecht, ein Killer, man muss die Menschheit vor dir schützen! Nur bei uns bist du sicher. Wir werden dich nicht verraten – wenn du uns nicht verrätst, aber hier haben wir den Videobeweis, was du getan hast, und wenn du redest, dann ..."

Ein zentraler Ansatzpunkt der **Befreiungsarbeit** (die häufig in Beratungsstellen stattfindet) ist also, den Opfern und Überlebenden zu verdeutlichen: Wenn man machtlos ist, keine wirkliche Wahl hat und unter gewalttätiger Kontrolle durch die Misshandler steht, war das, was man tat, ein Bestandteil der Viktimisierung. Dann hat man nicht gewählt, Täter zu sein (Woodsum 1998, S. 58). Außerdem kann eine Tätergruppe es sich nicht leisten, das zu tun, vor dem sich so viele Überlebende ritueller Gewalt fürchten, nämlich die Videos mit ihren angeblich freiwillig begangenen kriminellen Handlungen an die Polizei zu schicken – schließlich hätten die Filmer als Nächstes eine kriminalpolizeiliche Ermittlung zu fürchten.

Allerdings gibt es auch Opfer, die zu Tätern werden und dann durchaus Freiheitsgrade in ihren Handlungen erleben und sich bewusst für „das Böse" entscheiden können. Dies in der Beratung bzw. Therapie mit den Überlebenden sorgfältig zu explorieren und von reinen „Handlungsautomatismen“ und erzwungenen Misshandlungen zu unterscheiden, ist auch Aufgabe der begleitenden Unterstützer- bzw. BehandlerInnen! Täterschaft, die verinnerlicht wurde und zum autonomen Bestandteil der Persönlichkeit geworden ist, zeigt sich oft auch außerhalb des Bereiches ritueller Gewaltszenarien, z.B. im Alltag gegenüber Schutzbefohlenen, Kindern, Haustieren ...

Hinweise auf rituelle oder Kultmisshandlungen

Innere Bilder, Träume, Erinnerungen, Flashbacks, Zwänge und Ängste

(ergänzt nach Woodsum, 1998, siehe auch den Fragebogen zu ritueller Gewalt im Anhang) sind Hinweise auf rituelle oder Kultmisshandlungen:

- Vergewaltigung in Verbindung mit Ketten, Fesseln, Aufgehängtsein;
- Kerzen und Feuer;
- Kot, Urin und Blut;
- Tiere, Tierkadaver und Teile davon, z.B. Ziegen, Kühe, Pferde, Hunde, Katzen, Kaninchen, Füchse, Schlangen, Insekten, Spinnen etc.;
- bestimmte Bäume, Pflanzen, Blumen (die als Trigger wirken, z.B. bei Programmierungen benutzt);
- Nadeln, Spritzen, medizinische Geräte, Elektroschock-Geräte;
- Waffen: besondere Messer (z.B. Schlachtermesser, Stilett, Skalpell, Dolch, Schälmesser, Dreiecksmesser ...), Degen und Schwerter, Äxte (z.B. Doppelaxt);
- Verkleidungen in Form von Kutten, Umhängen, Kapuzen, Masken, Tierköpfen ...;
- „Monster“, Puppen, Marionetten, ausgestopfte Tiere ...
- (satanische oder religiöse) Symbole wie (umgedrehtes) Kreuz, Pentagramm, Blutkreis, 666 etc.;
- Altäre oder Opfertische oder -steine;
- bizarre Hochzeitszeremonien ...;
- Uniformen;
- rituelle Szenarios – Rollenspiel, rituelle Misshandlungen etc.;
- Handzeichen, Zeichensprache – besonders die aus der Faust gereckten Zeige- und kleinen Finger: Zeichen für „den Gehörnten“, aber auch andere Zeichen, wie sie die jeweilige kriminelle Gruppe verwendet;
- Ziffern, Zahlen – oft in Kombination mit Programmen als Trigger;
- mehrere Täter, Tätergruppen, „im Kreis herumgereicht werden“, im Kreis laufen;
- Krankenhauszimmer, OPs, Gerichtssäle, Kapellen, Kryptas, Friedhöfe, Kirchen, Synagogen ... – Täter aus den genannten Kreisen bevorzugen elaborierte Settings an medizinischen bzw. sakralen Orten;

- „Fliegen“ – Hängen, durch die Luft schwingen, auf einem Stuhl rasch gedreht werden, im Rhönrad gedreht werden ... auch wenn dies mit anderen, Tieren oder Kindern z.B. geschieht, dient der Förderung von Dissoziation; manche Opfer sind auch tatsächlich mit dem Flugzeug geflogen, z.B. zu anderen Misshandlern in andere Länder, da die Tätergruppen gut vernetzt sind und sich die „abgerichteten“ Kinder gegenseitig „ausleihen“;
- Glocken, Klingeln, Pfeifen, insbesondere rhythmisch in bestimmten Sequenzen – als Trigger;
- Verstümmelung von Tieren und Menschen – zur Terrorisierung der Opfer und während „Kult“-Handlungen eingesetzt;
- Leichenteile von Tieren und Menschen, die man essen muss.

Gerüche

- von Kot, Urin oder Blut;
- von brennendem Haar oder allgemein Brandgeruch;
- Geruch von nasser Erde, Blättern, Gras;
- Geruch von Formaldehyd (darin werden von manchen Tätern die Leichen- oder Kadaverteile konserviert);
- Geruch von verdorbenem oder verbranntem oder vermodertem Fleisch oder anderer Nahrungsmittel.

Körperempfindungen, Schmerzen

- starke Kopfschmerzen;
- (Unter-)Bauchschmerzen, Schmerzen im Brustbereich (zum einen von Vergewaltigungen, aber nicht selten haben Täter das Opfer ohnmächtig werden lassen, es mit Blut beschmiert oder oberflächlich aufgeritzt und erzählen ihm, es sei jetzt „ein Satanskind“ in der Brust oder eine Bombe oder Würmer im Bauch oder im Herzen ...);
- starke Schmerzen im Bereich der Wirbelsäule (aufgrund der Schläge und des umgedreht Aufgehängtwerdens oder der langen Aufenthalte in engen Behältnissen, aber auch aufgrund der Fesselungen und des Zwanges, lange in unnatürlichen Positionen zu verharren);
- plötzlich auftauchende „Male“ auf der Haut: Narben, Brandblasen, Schnitte, Schürfwunden, Brandstellen, Würgemale ... (aufgrund plötzlich auftauchender Erinnerungen an Misshandlungen – der Körper erinnert sich auch ...)
- „abgestorbene“ Hände oder Füße (aufgrund der Körpererinnerung an Fesselungen etc.);

- Atemnot, Würgen, Husten (allgemeine Angstzeichen, aber evtl. auch: Traumaerinnerungen an Hyperventilation, Gewürgtwerden oder aus anderen Gründen keine Luft bekommen ...);
- scharfe, schockartig auftretende Schmerzen, unkontrollierte Muskelkrämpfe (z.B. Erinnerungen an Elektroschocks etc.);
- Geschmack von Kot, Urin, Blut im Mund;
- Probleme mit dem Hören oder Sehen, Mundtrockenheit, bitterer oder fauliger Geschmack im Mund;
- Herzstolpern oder -rasen, dabei bleischweres Gefühl in Gliedmaßen oder Rumpf, extreme Schläfrigkeit: kann auf Drogenerfahrung hindeuten.

Emotionale Reaktionen auf rituelle oder Kulterfahrung

- Angst davor, dass etwas Schreckliches passieren wird oder dass man nicht zu sich selbst kommt oder vor dem „Leersein“ (aufgrund der extremen Foltererfahrung);
- extreme generalisierte Panik, häufige Todesangst;
- Gefühl, ständig beobachtet, kontrolliert, gejagt, vergewaltigt zu werden;
- Gefühl, „besessen“ zu sein, und zwar von einem allmächtigen Etwas oder Jemand;
- Gefühl des Vieleseins;
- Gefühl der absoluten Hilflosigkeit und Ohnmacht;
- Glaube daran, über besondere (schwarz-)magische Fähigkeiten zu verfügen;
- extreme Klaustrophobie und/oder Empfindungen oder Befürchtungen, in einen Käfig oder eine Kiste oder sonstige enge Räume gesperrt zu werden;
- Überzeugung, ein Verbrechen begangen oder etwas „Schreckliches“ getan zu haben; Angst davor, ins Gefängnis zu kommen; Gefühl, von Natur aus böse oder eine Gefahr für andere Menschen zu sein;
- Verwirrung hinsichtlich der Geschlechtsidentität (manchmal wurden sie wie ein Junge angezogen oder bekamen eine „Kutte wie die Männer“; manchmal wurden sie in ein weißes „Mädchen“ (= Opfer-)Gewand gekleidet ...);
- das Gefühl, Geheimnisse zu hüten, die zu schrecklich sind, um sie mit anderen, nicht einmal mit anderen Misshandlungsüberlebenden, zu teilen.

Probleme mit dem Essen oder Trinken

- Aversion gegen oder extremes Verlangen auf bestimmte Speisen: Aversion z.B. gegen rotes oder rohes Fleisch; exzessives Essen von Süßigkeiten;
- unregelmäßiges, entweder unmäßiges oder zu geringes Trinken, Aversion gegen Wasser (Täter lassen sie abwechselnd dürsten oder zwingen sie, Unmengen von Wasser zu trinken und „erlauben“ ihnen nur auf Kommando, ihre Blase zu leeren);

- Misstrauen gegen Nahrungsmittel oder Getränke: Täter haben ihnen „leckeres" Essen vorgesetzt, das verdorben war, „leckere" Getränke gegeben, die aus Urin oder Blut bestanden oder mit Drogen verseucht waren ...;
- chronische oder gelegentliche Stoffwechselstörungen (aufgrund der Manipulationen durch die Täter hinsichtlich Nahrung, Wasseraufnahme, Schlaf und aufgrund der extremen Folter).

Handlungen

- zwanghaftes oder wiederholtes Schreiben, Malen, Aussprechen oder Singen von Kultliedern, -symbolen, -sprüchen (war Teil der Mind Control und Programmierung);
- Märchenfiguren für echt halten, sich mit ihnen in Beziehung setzen oder sie fürchten (Täter haben sich oft so verkleidet);
- Drogen- und Alkoholmissbrauch;
- Selbstverletzung, -verstümmelung (häufig Bestandteil von Programmierungen, aber auch, um sich „wieder zu fühlen");
- Suizidversuche (aufgrund von Verzweiflung oder Programmierung);
- Angstreaktionen auf oder extreme Intoleranz gegenüber dem Schreien von Säuglingen oder Kindern.

Achtung Mediziner – bei folgenden Symptomen könnten rituelle oder Kultmisshandlungen im Hintergrund sein:

- extreme Schlafstörungen sowie Albträume mit o.g. Inhalten; Narbenmuster in Form von – eventuell im Kreis angeordneten – „666" oder „FFF" oder Pentagramm oder umgedrehtes Kreuz; starke Vernarbungen und Wunden im Genital- und Analbereich; Verbrennungen: „abgeflämmte" Brustwarzen oder Schambehaarung; atypische Erkrankungen wie atypisches Asthma, Pseudoepilepsien, Lähmungs- und neuronale Ausfallerscheinungen unbekannten Ursprungs; ungeklärter Verdacht auf Multiple Sklerose; chronische Blasen- oder Niereninfektionen; Geschlechtskrankheiten; chronische sonstige Infektionen;
- wenn solche oder andere o.g. Symptome an bestimmten Fest- oder Feiertagen, zur Sonnenwende etc. plötzlich vermehrt auftreten;
- unklare (gynäkologisch-)chirurgische Vorbehandlungen der Patientin, ohne dass Akten dafür existieren;
- Hinweise auf häufige Abtreibungen oder Fehlgeburten; Nennung von Kindern, ohne dass dafür Belege existieren (z.B. eine Geburtsurkunde);
- Geburtsdatum der Patientin liegt an einem christlichen Feiertag, evtl. wurde die Geburt auch manipuliert, damit das Datum „stimmt" (durch Kaiserschnitt, wehentreibende Mittel etc.);

- zu bestimmten Zeiten im Jahr, u.a. zu den genannten Sonnenwend- und Feiertagen, gab es jeweils Einweisungen in die Psychiatrie;
- PatientIn hat zahlreiche psychiatrische Diagnosen erhalten, wie etwa zyklothyme Störung, manisch-depressiv, Münchhausen, artifizielle Störung, dissoziative Störungen, multiple Persönlichkeit, Schizophrenie, paranoide Psychose ...

Häufig gestellte Fragen zu Programmen

Eines der Probleme, denen BehandlerInnen bei Opfern und Überlebenden von ritueller Gewalt begegnen, besteht in den Folgeerscheinungen der elaborierten Folter: den so genannten „Programmen". Hier einige Antworten auf häufig gestellte Fragen dazu:

Was ist Programmierung?

Eine planmäßig und unter Verwendung von Folter durchgeführte, erst unbedingte, dann bedingte Konditionierung („Wenn – dann"), welche die Person dazu veranlasst, auf Auslösereize hin Dinge zu denken, zu fühlen und zu tun, die ihrem integrierten, gesunden Erleben widersprechen, etwa sich selbst zu verletzen oder zu töten bzw. gegen ihren Willen den eigenen Schutz und die Selbstfürsorge zu vernachlässigen und wieder Kontakt zu Tätern aufzunehmen, obwohl sie dies von ihrem erklärten Wunsch her verhindern will.

Wer programmiert?

Manchmal Einzeltäter („Wenn ich dich anrufe, es dreimal klingeln lasse, auflege und wieder anrufe, dann wirst du gar nicht erst ans Telefon gehen, sondern zehn Minuten später vor die Tür kommen."), meist jedoch organisierte Täter aus dem Bereich Kinderpornografie/Kinderprostitution bzw. destruktiven Kulten.

Wer wird programmiert?

Im Prinzip kann jedes Individuum durch systematische Folter dazu gebracht werden, auf Auslösereize Selbst-fremd zu reagieren. Meist jedoch werden Kinder programmiert, in der Regel so früh wie möglich.

Wie wird programmiert?

Mit System und äußerster Verwirrung bzw. Schmerzzufügung.

Zunächst wird das Kind verwirrt, häufig werden dabei Rhythmen und erste unangenehme Erfahrungen eingesetzt.

- Im Mutterleib: Heiß-kalt, Tritte oder Schläge gegen den Bauch, Lärm und Stille; bestimmte „unaushaltbare" Frequenzen in bestimmten Rhythmen.
- Beim Baby: Dito, außerdem Drehen im Raum, systematische Darbietung bzw. Entzug von Reizen, umgedreht aufhängen.
- Beim Kleinkind: Erste Diskriminierungsaufgaben, „falsch" wird bestraft und jeweils vom Täter umdefiniert. Darbietung von (Bildern von) Spielzeug, Lieblingstieren, Geschwistern, Angehörigen. Kind soll „wählen", was es mag (oder wer bestraft bzw. vernichtet werden soll) bzw. Drohung mit deren Vernichtung. Der Körper wird abwechselnd angenehm und unangenehm stimuliert.
- In allen Altersgruppen ab Kleinkind: Schmerzzufügung durch: Elektroschocks, Nadeln unter den Fingernägeln, im Ohr, unter den Füßen. Lange Zeit umgedreht aufgehängt sein. Und immer wieder: sexualisierte Gewalt in Form von Penetration durch Penis, Stock, Kreuz, Messer etc. in Mund, Vagina, Anus.
- In allen Altersgruppen ab Kleinkind: Zwang, alle Selbstschutzmaßnahmen abzulegen und in einen Zustand von Starrheit („Freeze") und absoluter Gleichgültigkeit sowie „Kadavergehorsam" zu kommen. Etwa durch „Ekeltraining": Kot und frisches Tier- oder Menschenfleisch essen, Urin und Blut trinken. Zwang, anderen Lebewesen Gewalt anzutun, sie aufzuschneiden und in ritualisierter Form zu verstümmeln und zu töten. Absolutes Verbot, zu weinen oder zu schreien. Beides löst sonst vermehrte Folter aus.

Schließlich werden die Auslöser mit Codes versehen: dreimal klingeln lassen, eine Ansichtskarte mit einem bestimmten Motiv, einem bestimmten Satz, Nummern und Daten etc. (siehe auch: Huber, 1995; Ritual Abuse Task Force, 1996; Robbins, 1997; Ross, 1995; Schwartz, 2000; Shaffer & Cozolino, 1995; Sinason, 1994; Spencer, 1995; Thaler-Singer & Lalich, 1997).

Was ist Mind Control oder Gehirnwäsche?

Robert Jay Lifton's (1961) Studie an Menschen, die in China „Gehirnwäsche" ausgesetzt waren, und die Erfahrungen im Umgang mit Kultüberlebenden ergeben einige ähnliche Merkmale, wie wir sie bei Überlebenden von ritueller Gewalt und Kultmisshandlungen finden:

- lange Zeit gefesselt und eingekerkert sein;
- exzessiver Schlafentzug;
- Manipulation von Ernährung und Hygiene;
- Opfer hört immer wieder, es sei selbst schuld an seiner „Strafe";

- wenn das Opfer unter Folter zum ersten Mal tut, was der Folterer sagt, wird die Folter noch verstärkt und dem Opfer gesagt, seine Anstrengungen seien „nicht gut genug“;
- Opfer wird gezwungen, andere Opfer zu misshandeln;
- Opfern wird gesagt, ihre Misshandler wüssten genau, was sie denken;
- Opfern wird dauernde Kritik an den eigenen Gedanken und Wünschen „beigebracht“ sowie, sich vollkommen mit ihren Misshandlern zu identifizieren.

Erfolgreich ist Programmierung durch *Mind Control* vor allem, weil sie:

a) Dissoziation gezielt hervorruft und nutzt;
b) klassisch konditioniert (wenn-dann);
c) methodisch vorgeht;
d) extreme, unerwartete Schmerzen zur Konditionierung einsetzt;
e) zielgerichtet ist („... und dann wirst du ...“);
f) über viele Jahre immer wieder wiederholt wird.

Im Wesentlichen ist es ein (Um-)Erziehungsprogramm für den Verstand des Opfers. Es handelt sich um ein erschreckendes, äußerst schmerzhaftes und mit lähmendem Entsetzen verbundenes Weitergeben von Botschaften, von denen die Täter wünschen, das – bei Kulten in der Regel weibliche, im Bereich der Kinderpornografie bis zum Alter von etwa 12 Jahren sowohl männliche wie weibliche – Opfer möge sie ihr Leben lang in sich tragen.

Was ist ein Trigger?

Wenn es um Programmierung geht: ein Reiz oder „Ein-Schalter“, der Täter-Botschaften und -Aufforderungen ins Gehirn schwemmt und das Opfer zur Ausführung derselben zwingt.

Beispiele für Trigger: Feuer im Kamin, Batteriekabel, Keramiktöpfe, Fackeln, Messer, „Grufti-Musik“, aber auch: Erinnerungsdaten, „Kult-Feiertage“ etc.

Um gezielt bestimmte Programme zu „öffnen“, benutzen Täter stärkere, komplexere Trigger oder Codes. Diese werden sorgfältig auf ein bestimmtes Opfer oder eine bestimmte Überlebende zugeschnitten, werden von bestimmten Menschen oder zu einer ganz bestimmten Zeit, Situation oder Gelegenheit „überbracht“.

Die Programme in einem Opfer/einer Überlebenden bestehen aus allen Botschaften und Aufforderungen, die darauf abzielen, sie zu bestimmten Handlungen zu veranlassen.

Wie erreichen es die Täter, dass das Opfer „vergisst“, was geschah?

- Indem sie es zwingen, sich aufzuspalten bzw. stark zu dissoziieren.

- Indem sie sagen: „Das wirst du vergessen oder es wird dir sehr schlecht gehen".
- Indem sie ihm erzählen oder die Suggestion erzeugen, es habe das alles nur geträumt.
- Forderungen zu vergessen werden mit Folter und Vergewaltigung verbunden.
- Indem sie einen „Ein"- und einen „Aus-Knopf" installieren. Ausgeblendet werden sollen alle Erinnerungen, die dem Täter gefährlich werden könnten. Andere Erinnerungen, die das Opfer stets daran erinnern sollen, was der Täter von ihm will, werden per Programmierung kodiert und ausgelöst.

Welche Arten von Verhaltensweisen des Opfers versuchen Täter durch Programme zu steuern?

- Wann, wie und welche Erinnerungen zugänglich werden;
- Art und Ort der (Berufs-)Ausbildung, Art und Platz der Berufsausübung (viele Kultopfer und -überlebende sollen in sozialen und medizinischen sowie Rechts-Berufen arbeiten);
- ob, wo und wann Beziehungspartner ausgesucht werden; und wenn ja: wer?
- ob, wann und wie viele Kinder ein Opfer oder eine Überlebende gebiert, adoptiert, in Pflege nimmt, großzieht;
- wann, wo und wie Kontakt zur Herkunftsfamilie aufgenommen und aufrechterhalten wird;
- wann, wo und wie das Opfer/die Überlebende erneut traumatisiert wird.

Woran sind Programme zu erkennen?

- Das Opfer/die Überlebende empfindet einen starken Sog oder Zwang, sich auf bestimmte Weise zu fühlen oder zu verhalten, und zwar kontext-unabhängig (Trigger werden von ihr meist nicht erkannt).
- Wenn sie realisiert, dass es sich um ein Programm handelt, und sie versucht, sich dem entgegenzustemmen, wird der Druck deutlich stärker.
- In den Anfangsphasen der Ent-Programmierung scheint es dem Opfer/der Überlebenden zunächst, als ginge es ihr immer schlimmer statt besser.
- Wenn die Programm-Botschaften nicht ausgeführt werden, scheinen sie immer lauter und „härter" zu werden – Täter haben in der Regel **„Backup-Programme"** installiert.
- Solange das Opfer/die Überlebende den programmierten Aufforderungen keinen Widerstand entgegensetzt, sondern Folge leistet, erscheinen ihr die Krisen in ihrem Leben akzeptabel oder werden kaum bemerkt. Doch sobald entweder bewusst oder unbewusst Widerstand geleistet wird und das Opfer sich entgegen der programmierten Aufforderung verhält, wird **ein weiteres Programm-Niveau ausgelöst.** Da dieses noch

zwingender scheint, werden sich die meisten Opfer/Überlebenden entsprechend verhalten, auch wenn sie dem ersten Programm widerstanden haben. Wenn sie dem zweiten Programm-Niveau widerstehen, wird ein **drittes** ausgelöst usw.

Programm-Botschaften

- Schmerz ist Lust, Lust ist Schmerz. (Folge: Das Opfer kann sich schon gar nicht mehr vorstellen, eine Beziehung haben zu können, die nicht gewaltvoll ist.).
- Gut ist schlecht, schlecht ist gut (= Helfer sind schlecht, Täter sind gut).
- Glücklich ist traurig, traurig ist glücklich (und alles fühlt sich unecht an).
- Schmerz hilft und Hilfe schmerzt (Selbstverletzung ist gut, sich an andere wenden schlecht).
- Du gehörst zu uns (Täter suggerieren eine unzerstörbare Bindung).
- Was wir dir (an-)tun, macht dich zu dem, was du bist (= das Opfer hat keine Identität außerhalb der Misshandlung).
- Es gibt kein Leben da draußen für dich (= Täter bestimmen das ganze Leben des Opfers).
- Du entkommst uns nicht (= es kann keine Freiheit und Unabhängigkeit geben) (siehe auch Schwartz, 2000).

Was ist das Ziel der Programmierung?

Ein absolut gehorsames Wesen zu haben, dem es gleichgültig ist, sich selbst in äußerste Gefahr zu bringen, das beliebig ferngesteuert werden kann und alles tut, was die Täter wollen. Die Überlebende kann längst in einer anderen Stadt bzw. in neuen Lebensumständen wohnen – der Täter will durch seine Codes sofort zum Unbewussten des Opfers vordringen und es zu der vorher geplanten und eingeübten Verhaltensweise zwingen.

Zwei Ziele sind zentral:

- Absolute Loyalität zu den Tätern („Kadavergehorsam“) und
- Selbsttötung auf Verlangen.

Sekundäre, ebenfalls wesentliche und durch Programme geförderte Ziele sind:

- Das Opfer soll von sich aus Kontakt zu den Tätern aufnehmen und halten und
- sich „bestrafen“ für jede Form der Illoyalität (wozu auch das Reden in der Psychotherapie gehört!).

Dies ermöglicht es den Tätern, die Überlebende „fernzuzünden“: Ist sie nicht mehr brauchbar, soll sie sich möglichst suizidieren, zumindest aber schweigen und sich selbst verletzen.

Weitere Programmarten können sein:

- andere angreifen;
- extrem verwirrt sein;
- (Therapie-)Fortschritte rückgängig machen;
- TherapeutIn u.a. hilfreiche Personen (auch innere Anteile!) als hassenswerte Feinde betrachten und attackieren etc.

Woran ist zu erkennen, ob eine Klientin programmiert ist?

- Wenn sie unabhängig von aktuellem Erleben und auch außerhalb von Krisen plötzlich Verhaltensabläufe zeigt, die in die o.g. Zielrichtungen gehen und ihrem erklärten Selbstschutz extrem widerstreben.
- Die Klientin fühlt sich dabei wie fremdgesteuert.
- Die Verhaltensabläufe sind immer gleich und wirken ritualisiert.
- Die Codes und Auslöser sind anfangs unbewusst.

Wieso arbeitet Programmierung mit Dissoziation?

Beispiel: Die Täter wollen erreichen, dass das Opfer stets unterwürfig, liebenswürdig und gehorsam alles mitmacht, was sie von ihm verlangen, gleichgültig wie viel Schmerz und Entwürdigung es dabei erdulden muss. Dann werden sie es wiederholt foltern und dabei sein Verhalten „formen“. Das Opfer lernt, dass jeder Widerstand nicht nur zwecklos ist, sondern zu noch mehr Folter führt. Auch jede kleinste Abweichung vom geforderten Verhalten – z.B. lächeln, um Sex betteln, Fellatio ausüben etc. – hat unerträgliche Schmerzen zur Folge, also wird das Opfer genau das tun, was von ihm verlangt wird.

Das geht nur mit Hilfe von Dissoziation. Dieser Abwehrmechanismus – in autohypnotische tiefe Trance gehen, nichts fühlen, nichts von sich wissen, etc. – wird dem Opfer helfen, seine Rolle zu spielen. Dissoziation als Selbstschutz wird immer dann einsetzen, sobald das Opfer den Täter sieht bzw. spürt, dass der/die Täter es jetzt wieder absolut kontrollieren können.

Der Zustand von dissoziativer Trance, in den das Opfer geht, sobald der Täter es in seiner Kontrolle hat, wird auch als **Zustand des Getriggert-Seins** bezeichnet. Sobald das Opfer diesen Zustand erreicht hat, kann der Täter seine Programm-Informationen in es hineinsprechen. Während das Opfer z.B. ganz ruhig dasteht, fast wie das unbeschwerte Kind, das vor sich hin träumt, kann der Täter ihm einen Namen geben, ein Alter, Persönlichkeitsmerkmale etc. Und er wird diese Information mit dem „Code", meistens dem Namen der **„Programm-Person"** verbinden und versichern, dass die Person mit diesem Namen immer genau das tun wird, was er sagt. In multiplen Persönlichkeiten finden wir häufig solche „Programm-Personen". (Allerdings spalten sich – anders als Gayle Woodsum es z.B. denkt – Kinder auch spontan auf, wenn sie über die entsprechende hohe dissoziative Fähigkeit verfügen – siehe Kapitel 2 und 5; nicht nur als „Programm-Personen".)

Der Name der „Programm-Person" kann dann wiederum als Trigger eingesetzt werden, etwa wenn das Opfer/die Überlebende zu Hause von den Tätern angerufen wird und nicht sofort „gehorcht".

Beispiel: *Ein Täter ruft Helga Müller (ein fiktiver Name) an. Er meldet sich nicht mit Namen, sondern schickt seinen Worten ein elektronisches Signal in Form dreier tiefer Töne voraus. Dann sagt er: „Kann ich Leila sprechen?" Helga Müller ist in ihrem Alltagsbewusstsein und sagt: „Da sind Sie falsch verbunden" und glaubt das auch. Doch ihr wird dann „schwummerig", es wird ihr wie schwarz von den Augen, in ihrem Innern beginnt es zu brodeln, und wenn „Leila" darauf geeicht wurde, Kontakt mit den Tätern aufzunehmen oder zu halten, wird dieses Programm dann ausgeführt.*

Anderes Beispiel: Während ritueller Misshandlungen kann ein „Programm-Name" sofort das gewünschte Verhalten – etwa lächelnd um Sex betteln – auslösen.

Wie sich in Sicherheit bringen?

Meist geht es vor allem darum, den Kontakt zu den Tätern abzubrechen, damit diese keine direkte Einwirkungsmöglichkeit mehr haben. Dies ist ein langer Weg. Die Drohungen von Tätern verunsichern auch TherapeutInnen und BegleiterInnen. Natürlich tun die Täter viel, um die Versuche zu unterbinden, das Opfer in Sicherheit zu bringen. Dabei richten sie sich jedoch nach ihrer üblichen Art, Macht und Kontrolle auszuüben. Einen starken Gegner, der u.U. sofort die Polizei ruft, werden sie nicht konfrontieren. Meistens versuchen sie über das Opfer den Druck auszuüben. Etwa indem sie es auf ihre manipulative Weise mit Drohungen, Triggern, Nennen der Namen der „Programm-Personen" etc. dazu bringen wollen, wieder zu ihnen zu kommen oder ihnen den Zugang zu ihnen wieder zu ermöglichen.

Wie werden HelferInnen bedroht?

Viele Professionelle fürchten, die Täter würden ihnen dasselbe antun wie den Opfern. Dies ist jedoch in der Regel nicht so, denn das Risiko – die HelferIn könnte sich wehren, die Polizei oder Zeugen könnten hinzukommen etc. – ist den Tätern aus dem Bereich organisierte

Kriminalität zu groß. Daher greifen sie zu den Methoden, die in aller Heimlichkeit dennoch einen gewissen Schrecken verbreiten können: Sie belästigen die HelferIn mit Droh- oder anonymen Anrufen, legen ihnen tote Tiere oder Teile davon vor die Tür, versuchen sie zu kompromittieren (lancieren negative Gerüchte, rufen die Steuerfahndung an etc.). Offene, direkte Bedrohungen kommen äußerst selten vor, und es gilt hier, sich nicht von den „geheimnisvollen“ Drohungen abschrecken zu lassen.

Mein Tipp: Gut mit Behörden zusammenarbeiten, breites Netz an HelferInnen bilden; keine Geheimnisse bewahren, es sei denn diejenigen, die unmittelbar an die Schweigepflicht gebunden sind; bei auch nur andeutungsweisen Bedrohungen sofort ankündigen, dass man die Polizei ruft, und es im Zweifelsfall auch tun.

Gayle Woodsum hat einmal in all den Jahren, in denen sie vielen hundert Kultaussteigern half, erlebt, dass an ihr Bürogebäude „666“ geschmiert wurde, sie hat ein paar fiese Karten und Briefe bekommen; einmal ist ihr Auto vor dem Büro beschädigt worden; einmal tauchte eine beeindruckend „kultmäßig“ angezogene Gestalt während einer ihrer öffentlichen Veranstaltungen auf. Das war's.

Sicherheit für die Opfer/Überlebenden

Meistens schaffen sie es nur, auszusteigen, wenn ihnen ein Netz von Leuten dabei hilft. Eines jedenfalls ist sicher: Ohne einen eigenen und vollständigen Prozess der Befreiung aus der Macht der Täter werden sich die Misshandlungen beliebig oft wiederholen – beliebig aus der Sicht der Täter. Die Opfer werden dann auch als Erwachsene denselben Misshandlungen ausgesetzt sein wie als Kinder.

Sie brauchen dazu nicht einmal gekidnappt zu werden – es genügt ein Telefonanruf, ein bestimmtes Geräusch draußen in der Nacht, um wie somnambul aufzustehen, sich anzuziehen, vor die Tür zu gehen und in ein Täter-Auto zu steigen ...

Erst wenn die Überlebende von ritueller oder Kultmisshandlung ihre Situation wirklich begreift, keinen Kontakt mit jemandem hat, der/die mit ihrer Misshandlungsgeschichte unmittelbar zu tun hat(te), für die Täter nicht mehr zugänglich ist, in einem Umfeld lebt, das nichts mehr mit der Misshandlung zu tun hat und von allen Misshandlungs-Programmen „unplugged“ ist oder zumindest mit den restlichen umgehen kann, gibt es keine unmittelbare Gefahr der Reviktimisierung mehr.

Umgekehrt: Wenn ein Opfer dauernd weiter misshandelt wird, kann keine Aufarbeitung im Sinne von Traumabehandlung stattfinden. Wenn Überlebende ritueller Gewalt jahrelang mit stets wieder akuten und lebensbedrohlichen Krisen leben, ist dies ein untrügliches Zeichen dafür, dass sie weiterhin misshandelt werden oder zumindest „unter Kuratel“ der

Täter stehen. Jede Traumabearbeitung ist dann eine Sisyphosarbeit, meist bringt sie wenig bis nichts.

Indikatoren für fortgesetzte Misshandlung bei Opfern ritueller Gewalt:

- Wiederholte **Belästigungen** durch Täter wie Familienangehörige, Bekannte oder Unbekannte: Drohungen, auffällige Handzeichen, Schmierereien an der Wohnungstür ...;
- **Post** aus einem Ort oder von einem Menschen, der mit der Misshandlung in Verbindung steht und/oder die Programm-Botschaften enthält; Grußkarten mit triggernden Motiven oder Sprüchen, mit Kultzeichen bemalte Postkarten, Fotos von Menschen, die mit der Misshandlung in Verbindung stehen;
- **Telefonanrufe**: anonyme, bei denen wortlos aufgelegt wird; bestimmtes Klingelsignal; elektronische Töne auf dem Anrufbeantworter; besonders nachts, besonders um eine bestimmte Nachtzeit (zwischen 2:00h und 5:00h); obszöne oder sonstige mit der Misshandlung in Verbindung stehende anonyme Anrufe; Kindersingen, Babyschreien, Drohanrufe; Anrufe von mit den Tätern in unmittelbarem Zusammenhang stehenden Familienmitgliedern oder Freunden des Inhalts, man mache sich Sorgen um sie und sie solle sich doch melden; ein weibliches Familienmitglied habe ein Kind bekommen und sie sei die „Patin"; oder es habe einen schlimmen Unfall/Krankheitsfall/Todesfall in der Familie gegeben;.
- **„Geschenke"** von Misshandlern; im Auto, vor der Tür, in der Wohnung „liegengelassene" (Kult-)Gegenstände; ausgekippter Müll vor der Haus- oder Wohnungstür; in Geschenkpapier eingewickelte Dinge, die unmittelbar mit der Misshandlung in Verbindung stehen (Kot, Kadaver etc.);
- **Telefonüberwachung**: meistens aber nicht beim Telefonieren erkennbar;
- Zu Fuß oder mit dem Auto **offensichtlich verfolgt werden**; Täter zeigen sich in der Nähe; mit den Tätern in Verbindung stehende Familienmitglieder wollen das Kind „von der Schule abholen" etc.; Menschen in Kleidungsstücken, wie sie bei der Misshandlung verwendet wurden (Masken, Kutten etc.);
- Kontakt zu Menschen, die ihrerseits Kontakt zu den Tätern haben (z.B. **Geschwister**) und die dann indirekt Botschaften überbringen;
- **Nächtliche Geräusche außerhalb der Wohnung** (bestimmtes Hupen, Rufen, Musik, Schreie, Kratzen, Klopfen ...), die triggern, besonders wiederholt um dieselbe Nachtstunde.

Kriminelle Handlungen, die als Trigger gemeint sein können:

- **Vandalismus**: entweder am Auto, am Haus/Wohnung oder anderem Besitz, enthält die Botschaft eskalierender Krise und dringender „Notwendigkeit", die Täter zu kontaktieren; oder als Schmierereien von Symbolen oder „Botschaften" auf Zetteln, Hauswänden, Wohnungstüren etc.

- **versuchter oder tatsächlicher Diebstahl**: Häufig haben die Täter einen Schlüssel zur Wohnung des Opfers (häufig ohne dass dieses im Alltagsbewusstsein davon weiß) und entwenden Dinge oder hinterlassen andere (z.B. Botschaften auf dem PC).
- **versuchte oder tatsächliche Vergewaltigung**: Wenn die Überlebende nicht zu den „vereinbarten" Treffen kommt, wird sie aufgesucht und zu Hause vergewaltigt oder vor dem Haus, auf der Straße etc. gestellt und genötigt, mitzukommen (z.B. durch Drücken eines Elektroschock-Gerätes gegen den Oberarm des Opfers).

Situationen/Gefühle/Verhaltensweisen des Opfers, die auf fortgesetzte Misshandlung verweisen

- massiver Zeitverlust, verbunden mit dem Gefühl, aktuell in einer Krise zu sein, entsetzt und in Todesangst zu sein;
- unerklärliche Verletzungen oder Narben;
- unerklärliche Einstichstellen an Armen und Beinen, unerklärliche intoxizierte Zustände;
- plötzliche „Ausbrüche", in denen das Opfer von (bevorstehenden) Misshandlungen erzählt (und ihm oft nicht geglaubt wird);
- chronisch unsichere soziale Beziehungen (auch in vielen Helfernetzwerken und den meisten Betroffenen-Chats und -Foren im Internet sind Täter anwesend!).

Meist braucht es Außenstehende, die sagen: „Du musst da weg, du bist in großer Gefahr!"

Mein Tipp: Vor jedem Öffentlichmachen (auch Anzeigen) von Misshandlungen muss die Überlebende erst einmal in Sicherheit sein! Bei rituell misshandelten Menschen ist das nicht so leicht festzustellen, da sie oft nicht genau wissen, ob sie noch Täterkontakt haben oder nicht, da dieser an ihrem Alltagsbewusstsein vorbei stattfindet. Daher sollten HelferInnen, auch wenn es ihnen sehr schwer fällt – etwa weil die Betroffene erzählt, wann sich die Täter treffen, um Kinder zu misshandeln – sich äußerst vorsichtig verhalten. Zum einen die Glaubwürdigkeit des Opfers prüfen durch gute Diagnostik. Falls nichts dagegen spricht, dem Opfer prinzipiell Glauben zu schenken, beachten: Bei ritueller Gewalt handelt sich um organisierte Kriminalität. Wer hier versucht, „Allein gegen die Mafia" zu agieren, bringt sich selbst in Gefahr und oft genug auch die Betroffenen. Daher gilt insbesondere für professionelle HelferInnen, wie etwa TraumatherapeutInnen: Dem Opfer helfen, sich in Sicherheit zu bringen, ist in Ordnung. Hinter dessen Rücken Privatdetektiv zu spielen oder die Täter anzuzeigen, ist es nicht. Sehr wohl aber können wir prinzipiell in Fachpublikationen, seriösen Medien und auch den Strafverfolgungsbehörden gegenüber unsere Informationen weitergeben, sofern dies der Schweigepflicht gegenüber den KlientInnen nicht widerspricht.

Im Band „Wege der Traumabehandlung“ werde ich ein Kapitel den konkreten Hinweisen zum Ausstieg aus Täterzusammenhängen und dem psychotherapeutischen Verändern, Entwirren und „Löschen“ von durch systematischen Terror „eingepflanzten Programmbotschaften“ widmen.

Nachwort und Ausblick

„Wenn wir Amerikaner heutzutage in die Welt hinausgehen, um Menschen auszulöschen, die sich im Recht fühlen, dann werden immer noch ihre Kinder da sein ... Manchmal denke ich, es müssten Menschen sein, die sich an den zweiten Weltkrieg und an den Holocaust erinnern, die uns aus dieser Sackgasse herausführen können. Menschen, die das Extrem, das Inferno, gesehen haben. Dann wieder scheint mir, dass jeder vernünftige Mensch einsehen muss, dass Gewalt die Welt nicht ändert ... Um ehrlich zu sein, glaube ich, dass wir von der Moderne weiter entfernt sind als je zuvor."

– *Martin Scorsese*, 2003

Vielleicht braucht es als Amerikaner heutzutage einen Hollywood-Regisseur, um simple, aber wichtige Wahrheiten auszusprechen. Auch wenn dieser natürlich ein besonderer ist: Scorsese ist in New Yorks „Little Italy" groß geworden. Er kennt kleine, sehr kleine Verhältnisse. Und manche seiner besten Freunde waren bei der Mafia, von der er selbst sich nicht nur stets fernhielt, sondern die er auch in seinen Filmen entlarvend porträtierte (z.B. in „*Goodfellas*").

Hier sind Sie nun beim Nachwort dieses Buches angekommen. Wie mag es Ihnen unterwegs ergangen sein? So, wie Sie in diesem Buch an vielen Stellen die Autorin erkennen können – nicht unbedingt immer in den schmeichelhaftesten Situationen, oft durchaus ratlos, ohnmächtig, verzweifelt oder auch wütend –, so hatte ich Sie im Blick, als ich schrieb.

Auch ein Buch ist eine Möglichkeit der Begegnung, wenn auch noch so indirekt.

Vielleicht hat es Sie gewundert, möglicherweise sogar manchmal gestört, dass ich das Prinzip der „neutralen Berichterstattung" (die ja tatsächlich niemals neutral ist, sondern oft nur so tut) gelegentlich bewusst verlassen habe. Und doch habe ich versucht, Sie vertraut zu machen mit hunderten von Forschungsergebnissen und mit der Essenz von abertausenden von Therapiestunden, meinen und denen von KollegInnen, die mit Traumaüberlebenden arbeiten. Unumwunden gebe ich zu, dass ich versuche, Sie von manchem zu überzeugen, während ich vor anderem warne.

Lassen Sie mich zum Schluss auflösen, warum ich diese persönliche Erkennbarkeit gewählt habe: Weil ich möchte, dass Betroffene dieses Buch auch so lesen können, dass es sie ermutigt. Und weil meiner Erfahrung nach nur so überhaupt ein Kontakt von Nicht-Betroffenen zu den früh und langjährig traumatisierten Menschen möglich ist: Wir HelferInnen müssen uns um eine Begegnung bemühen und uns selbst dabei zeigen.

Eine Freundin hat mir einmal erzählt, wie sie im Tierheim einen riesigen, höchst aggressiven und scheuen Hund unter der Bank hervorlocken konnte, unter der er sich verkrochen hatte: Sie traute sich in den Käfig und blieb viele Stunden auf der Bank sitzen, reglos. Anfangs knurrte der Hund, zog sich immer weiter unter die Bank zurück; und meine Freundin wurde gewarnt, der Hund könne sie anfallen. Doch sie blieb einfach sitzen. Einen Arm ließ sie nach unten baumeln, die Hand nach hinten geöffnet, so dass der Hund ihren Duft auch aus der Entfernung aufnehmen konnte. Kurz bevor das Tierheim schließen wollte, spürte meine Freundin eine feuchte Nase, die ihre Hand berührte ...

Ein männlicher Vorbesitzer hatte den Hund halbtot geschlagen. Deshalb war er so extrem scheu. Doch obwohl er hinkte und (vor allem natürlich gegen Männer) aggressiv war, wurde er durch die geduldige Kontaktaufnahme meiner Freundin vor dem Einschläfern bewahrt; sie konnte ihn noch einige Jahre begleiten (oder er sie), und ich durfte diesen wunderbaren Hund auch einmal kennen lernen.

Was ich mit dieser Geschichte sagen möchte, ist offensichtlich: Wenn wir TraumatherapeutInnen uns nicht „erkennbar machen", dann bekommen wir kein Vertrauen von schwer verstörten und gequälten Lebewesen, und da sind misshandelte Menschen nicht anders als ein verstörter Hund. Ob dieser die „Duftmarke" des gutwilligen Menschen riechen oder ob ein Mensch auf andere Weise das Wesen des Gegenüber aufnehmen muss: In jedem Fall öffnen sich Lebewesen, die von Menschen gequält sind, einem anderen Menschen nicht, ohne dass dieser Vorleistungen erbringt, in diesem Fall zulässt, sich „erspüren zu lassen". Übrigens geht das nicht dann besonders gut, wenn man sich selbst als „toll" darstellt. Sondern indem man sich aufrichtig zeigt.

Traumatherapie ist vielleicht die herausforderndste Art überhaupt, wie Psychotherapie stattfinden kann und muss. Manche KollegInnen werden über solche Worte die Nase rümpfen: nicht abstinent genug. Da möchte ich widersprechen: Es geht nicht um eine (pseudo-)objektive Abstinenz. Sondern um empathische Abstinenz. Wir dürfen uns als BehandlerInnen nicht verwickeln lassen in die Konflikte und Beziehungsdramen der KlientIn. Doch wir müssen ohne Wenn und Aber an ihrer Seite sein, ihre Not ernst nehmen und ihr warm und respektvoll begegnen. Wer versucht, sich als Persönlichkeit „herauszuhalten", wird das Vertrauen der durch und durch misstrauischen Menschen nicht bekommen. Wer eine KlientIn betrachtet wie ein Insekt unter dem Mikroskop, wird zu tieferen Schichten ihres Wesens nicht vordringen dürfen. Denn eines haben die meisten früh traumatisierten Menschen gelernt: freundlich sein, so tun als ob, eine Fassade wahren, ein bisschen anbieten, beschwichtigen, sich unterwerfen – und ansonsten schauen, wie sie durchkommen.

Wenn wir in der Therapie mehr wollen als das, müssen wir von Seiten der TherapeutInnen aktiv etwas dafür tun.

Womit ich Sie auf den zweiten Band: **„Wege der Traumabehandlung"** neugierig machen möchte. Hier sind die Überschriften der Kapitel, die Sie in diesem Band erwarten:

Kapitel 9: Wann ist es Zeit für Traumatherapie – und wann nicht?
Kapitel 10: Ethische Grundhaltungen der Traumaarbeit
Kapitel 11: Wieso brauchen Frauen und Männer verschiedene Therapien?
Kapitel 12: Ambulante und/oder stationäre Traumatherapie?
Kapitel 13: Wieso beginnt Traumatherapie mit Stabilisierung und Ressourcen-Aktivierung?
Kapitel 14: Was heißt hier Täter-Opfer-Spaltung?
Kapitel 15: Was ist in der Traumatherapie mit rituell misshandelten Menschen zu beachten?
Kapitel 16: Wie lässt sich das Trauma-Schema verändern?
Kapitel 17: Wie lernt man, mit Flashbacks, Täterintrojekten und anderen heftigen Gefühlen umzugehen?
Kapitel 18: Und nun die Trauma-Durcharbeitung
Kapitel 19: Psychohygiene – die Mitempfindens-Müdigkeit verhindern

Hinzu kommt wieder eine Literaturliste mit Leseempfehlungen zu den genannten Kapiteln.

Dieser zweite Band wird naturgemäß noch sehr viel praxisnäher sein. In diesem hier mussten Sie sich durch viel Theorie hindurcharbeiten. Doch ich bin davon überzeugt, dass wir beides brauchen: eine fundierte und wissenschaftlich überprüfbare Basis – und eine mitmenschliche, persönliche Begegnung.

Es würde mich sehr freuen, wenn Sie auch dem zweiten Band Ihre Aufmerksamkeit schenken, und ich bedanke mich herzlich dafür, dass Sie diesen hier gelesen haben.

Michaela Huber
Göttingen/Kassel im Frühling 2003

Literatur

Vorbemerkung:
So umfangreich dieses Literaturverzeichnis ist – es handelt sich dennoch nur um ausgewählte Literatur. In den letzten Jahren ist derart viel Spannendes zum Thema erschienen, dass ich Ihnen hier nur die wichtigsten oder für Ihr Fachgebiet anregendsten Beiträge zusammengestellt habe. Natürlich ist dies eine subjektive Auswahl ohne Anspruch auf Vollständigkeit.

In Band II: *Wege der Traumabehandlung* finden Sie die Literatur, die sich speziell mit Therapieformen und -techniken auseinandersetzt bzw. Forschungsergebnisse dazu vorlegt.

Um einen Titel in die Literaturliste aufzunehmen, waren mir folgende Kriterien wichtig:

- Bedeutung der FachkollegInnen im Hinblick darauf, ob sie andere KollegInnen und/oder kontroverse Diskussionen angeregt haben sowie solide Forschungsergebnisse vorlegen können; (Sie werden daher nur wenige Artikel von Autoren der so genannten „False Memory"-Bewegung finden, da diese meistens unzulässige und polemische Verallgemeinerungen aus minimalen Ergebnissen der Gedächtnisforschung vorgenommen haben und ihre Beiträge daher als unwissenschaftlich ausgeschieden sind);
- Bedeutung der Publikationsorgane (die ihrerseits in der Regel eine sehr strenge Auswahl treffen hinsichtlich der fachpolitischen Relevanz und Wissenschaftlichkeit des Beitrags);
- Bedeutung des Themas für die Fachdiskussion (so habe ich, um ein Beispiel zu nennen, mehrere Beiträge zum Thema „Fibromyalgie und Trauma" aufgenommen, weil dieses Thema unter Rheumatologen ebenso wie unter Psychotraumatologen derzeit viel diskutiert wird).

Sie werden vor allem Beiträge aus den letzten zehn Jahren finden; was älter ist und hier aufgeführt wurde, hatte eine besondere Bedeutung für das Fachgebiet – etwa Studien über die

Validität von Diagnoseinstrumenten, „Klassiker" des Fachs oder solche Beiträge, auf denen viele nachfolgende Autoren aufbauen.

Um Ihnen die Durchsicht der Literatur zu erleichtern, habe ich jeweils Kernbegriffe fett drucken lassen; diese Hervorhebungen stammen daher von mir.

Michaela Huber

Adler, R. (1999): Crowded Minds. Now we can see **multiple personalities emerge from the brain**, in: *New Scientist*, 18. Dez., S. 26–31

Affeldt, Manfred (1995): **Jugendliche** im Spannungsfeld von Autonomie und **Bindung**. Identitäts-Therapie mit Jugendlichen. Hamburg: Dr. Kovac

Aggleton, J.P. (Ed.) (1992): The **Amygdala**. Neurobiological Aspects of Emotion, Memory and Dysfunction. New York

AGJ (Arbeitsgemeinschaft Kinder- und Jugendschutz Hamburg) (1996): Satanismus und Ritueller Mißbrauch. Dokumentation einer Fachtagung. Hamburg: ajs, 1996

Ainsworth, Mary, Blehar, M., Waters, E. & Wall, S. (1978): Patterns of **Attachment**: A Psychological Study of the Strange Situation. Hillsdale NJ: Erlbaum

Alderman, T. & Marshall, K. (1998): Amongst Ourselves, A Self-Help Guide to Living with **Dissociative Identity Disorder**. Oakland: New Harbinger

Alderman, Tracy (1997): The Scarred Soul. Understanding & Ending **Self-Inflicted Violence**. A Self-Help Guide. Oakland: New Harbinger

Allen, J.G. & Coyne, L. (1995): **Dissociation** and vulnerability to **psychotic** experience. The Dissociative Experiences Scale and the MMPI-2, in: *Journal of Nervous & Mental Disease,* Vol. 18 (10), S. 615–622

Allen, J.G. & Smith, W.H. (Hrsg.) (1995): Diagnosis and Treatment of **Dissociative Disorders**. Northvale, NJ: Jason Aronson

Allison, Ralph B. (1999): Minds in Many Pieces. Revealing the **Spiritual** Side of Multiple Personality Disorder. Los Osos, Kalifornien: CIE Publishing

Alpert, J. L. (1995): Sexual Abuse **Recalled**: Treating trauma in the era of the recovered memory debate. Northvale, NJ: Jason Aronson

Alpert, J.L. (1995): Trauma, dissociation, and **clinical study** as a responsible beginning, in: *Conscious Cogn,* 4 (1), S. 125–129

Alpher, V.S. (1996)**: Identity and Introject** in dissociative disorders, in: *Journal of Consulting and Clinical Psychology,* Vol. 64 (6), S. 1238–1244

Alter, C., Pelcovitz, D., Axelrod, A., Goldenberg, B., Harris, H., Meyers, B., Grofois, B., Mandel, F., Septimus, A. & Kaplan, S. (1996): Identification of PTSD in **cancer survivors**, in: *Psychosomatics*, Vol. 37, S. 137–143

American Psychiatric Association (1994): Diagnostic and Statistical Manual of Mental Disorders, (**DSM IV**). Washington, DC: American Psychological Association

Anand, K., Phil, D. & Ward-Platt, M. (1988): **Neonatal and pediatric** stress responses to **anesthesia and operation**, in: *International Anesthesiology Clinics,* Vol. 26 (3), S. 218–225

Andreski, P., Chilcoat, H. & Breslau, N. (1998): Post-traumatic stress disorder and **somatization** symptoms: A prospective study, in: *Psychiatric Research,* Vol. 79, S. 131–138

Antze, Paul & Lambek, Michael (1996): Tense Past. **Cultural Essays in Trauma and Memory**. New York: Routledge

Astin, M., Ogland-Hand, S.M. & Foy, D.W. (1995): Posttraumatic stress disorder and **childhood abuse in battered women**: comparison with married distressed women, in: *Journal of Consulting and Clinical Psychology,* Vol. 63, S. 308–312

Atkinson, L & Zucker, K. (Hrsg.) (1997): **Attachment** and Psychopathology, London: Guilford

Arbeitsgemeinschaft Kinder- und Jugendschutz Hamburg (AGJ) (1996): Satanismus und **Ritueller Missbrauch**, Dokumentation einer Fachtagung. Hamburg: ajs

Balzer, Beate (1997): Gratwanderung zwischen Skandal und Tabu. **Sexueller Missbrauch** von Kindern in der Bundesrepublik. Pfaffenweiler: Centaurus

Bange, Dirk & Enders, Ursula (1995): Auch Indianer kennen Schmerz. Handbuch gegen **sexuelle Gewalt an Jungen**. Köln 1995

Banyard, V.L., Williams, L.M. & Siegel, J.A. (2001): Understanding links among childhood trauma, dissociation, and **women's mental health**, in: *American Journal of Orthopsychiatry,* Vol. 71 (3), S. 311–321

Barrett, D.H., Green, M.L., Morris, R., Giles, W.H. & Croft, J.B. (1996): **Cognitive** functioning and posttraumatic stress disorder, in: *American Journal of Psychiatry,* Vol., 153, S. 1492–1494

Bartholomew, K. & Horowitz, L.M. (1991): **Attachment** styles among young adults, in: *Journal of Personality and Social Psychology,* Vol. 61, S. 226–244

Bauer, Hans & Pflug, Burkhard: Psychotraumatische Spätschäden und Begutachtung bei **Überlebenden des Holocaust**, in: Peter Hartwich et al., a.a.O., S. 121–135

Becker, Thorsten (1999): **Ritual Abuse**: A German Cult-Counsellors Perspective, in: Empty Memories: Psychic Trauma and Dissociation. Amsterdam

de Becker, G. (1999): Mut zur **Angst** – Wie Intuition uns vor Gewalt schützt. Frankfurt/M.: Krüger

Beere, D. & Pica, M. (1995): The **Predisposition to Dissociate**: The Temperamental Traits of Flexibility/Rigidity, Daily Rhythm, Emotionality and Interactional Speed, in: *Dissociation,* 8, 236–240

Benjamin, Jessica: Die Fesseln der Liebe. **Psychoanalyse, Feminismus und das Problem der Macht**. Frankfurt: Fischer

Bergmann, M.S., Jocovy, M.E., Kestenberg, J. (Hrsg.) (1995): **Kinder der Opfer – Kinder der Täter**. Frankfurt/M.

Bernstein, E.M. & Putnam, F.W. (1986): Development, reliability, and validity of a **dissociation scale**, in: *Journal of Nervous and Mental Disease,* Vol. 174, S. 727–735

Besser, Lutz-Ulrich (2002): Vom Vergessen und Wiederholen **medizinischer Traumata** zum heilsamen Erinnern. Posttraumatische Belastungs- und Somatisierungsstörungen bei **Frühgeborenen und Kleinkindern**, in: U. Sachsse, a.a.O., S. 174–206

Bickel, Lis & Tausch-Flammer, Daniela (1998): In meinem Herzen die Trauer. Texte für schwere Stunden – ein Begleitbuch. Freiburg: Herder

Bidrose, Sue & Goddman, Gail S. (2000): Testimony and **Evidence**: A Scientific Case Study of Memory for Child Sexual Abuse, in: *Applied Cognitive Psychology,* Nr. 14, S. 197–213

Bindungsforschung und Persönlichkeitsstörungen (2001), in: *Persönlichkeitsstörungen, Theorie und Therapie,* Bd. 5, S. 69–132

Birk, Angelika, Pross, Christian & Lansen, Johan (Hrsg.) (2002): Das Unsagbare. Die Arbeit mit Traumatisierten im Behandlungszentrum für **Folteropfer** Berlin. Heidelberg: Springer

Blanchard, W. & Hickling, E. (1997): After the **Crash**, Washington, DC: American Psychological Association

Bleich, A., Koslowsky, M., Dolev, A. & Lerer, B. (1997): Post-traumatic stress disorder and **depression**, in: *British Journal of Psychiatry,* Vol. 170, S. 479–482

Bleuler, Eugen, siehe: Hell, Daniel, Scharfetter, Christian & Möller, Arnulf (2001): Eugen Bleuler. Leben und Werk. Bern: Huber

Blizard, R. A. (1997): The origins of dissociative identity disorder from an **object relations** theory and **attachment** theory perspective, in: *Dissociation,* Vol. 10, No. 4, S. 246–254

Blizard, R. A. (2001): **Masochistic and sadistic** ego states: Dissociative solutions to the dilemma of attachment to an abusive caretaker, in: *Journal of Trauma and Dissociation,* Vol. 2, No. 4, S. 37–58

Bluhm, H.O. (1999/1948): How did they survive? Mechanisms of defence in **Nazi concentration camp survivors**, in: *American Journal of Psychotherapy*, 53 (1) S. 96–122

Blume, E. Sue (1991): Secret Survivors. Uncovering **Incest** and its Aftereffects in Women. New York: Ballantine

Boisset-Pioro, M., Edaile, J. & Fitzcharles, M. (1995) : Sexual and physical abuse in women with **fibromyalgia** syndrome, in : *Arthritis and Rheumatism*, Vol. 38 (2), S. 235–241

Bokanowski, T. (1996): **Freud and Ferenzci**: trauma and transference depression, in: *International Journal of Psychoanalysis*, 77 (Bd. 3), S. 519–536

Bolen, J. (1993): The impact of **sexual abuse on women's health**, in: *Psychiatric Annals*, Vol. 23, S. 446 ff.

Boney-McCoy, S. & Finkelhor, D. (1995): Psychosocial sequelae of violent **victimization in a national youth sample**, in: *Journal of Consulting and Clinical Psychology*, Vol. 63, S. 726–736

Boney-McCoy, S. & Finkelhor, D. (1996): Is youth victimization related to **trauma symptoms and depression** after controlling for prior symptoms and family relationships? A longitudinal, **prospective study**, in: *Journal of Consulting and Clinical Psychology*, Vol. 64, S. 1406–1416

Boon, Suzette B. & Draijer, Nel (1993a): **Multiple personality** disorder in The Netherlands: A clinical investigation of 71 patients, in: *American Journal of Psychiatry*, Vol. 150, No. 3, S. 489–494

Boon, Suzette B. & Draijer, Nel (1993b): **Multiple personality** disorder in The Netherlands. Amsterdam: Swets & Zeitlinger

Boon, Suzette B. & Draijer, Nel (1993c): The differentiation of patients with **MPD or DDNOS** from patients with a cluster B personality disorder, in: *Dissociation*, Vol. 6, No 2/3, S. 126–135

Boos, A., Ehlers, A., Maercker, A. & Schützwohl, M. (1998): Trauma, Kognitionen und chronische PTB: Eine Untersuchung an ehemaligen **politischen Gefangenen in der DDR**, in: *Zeitschrift für Klinische Psychologie*, 27, 244–253

Boscarino, J.A. (1996): PTSD, exposure to combat, and **lower plasma cortisol** among Vietnam Veterans: Findings and clinical implications, in: *Journal of Consulting and Clinical Psychology*, Vol. 64, S. 191–201

Bowlby, John: **Attachment and loss** (1969), dt. (1975): Bindung. Eine Analyse der Mutter-Kind-Beziehung. München: Kindler

Bowlby, John (2001): Das **Glück** und die **Trauer**. Herstellung und Lösung affektiver Bindungen. Stuttgart: Klett-Cotta

Brady, K.T., Killeen, T.K., Brewerton, T. & Lucieri, S. (2000): **Comorbidity** of **psychiatric** disorders and posttraumatic stress disorder, in: *Journal of Clinical Psychiatry*, Vol. 61 (Supp. 7), S. 22–32

Braun, Katharina & Bock, Jörg (2003): Die Narben der Kindheit, in: *Gehirn und Geist*, Nr. 1, S. 50–53

Bray Haddock, Deborah (2001): The **dissociative disorder sourcebook**. New York: Contemporary Books (McGraw-Hill)

Breedlove, S.M. (1994): **Sexual differentiation** of the human **nervous system**, in: *Annual Review of Psychology*, Vol. 45, S. 389–418

Bremner, J.D. & Brett, E. (1997): Trauma-related **dissociative states** and **long-term** psychopathology in posttraumatic stress disorder, in: *J Trauma Stress*, 10 (1), S. 37–49

Bremner, J.D., Krystal, J.H., Southwick, S.M. & Charney, D.S. (1995): Functional **neuroanatomical** correlates of the effects of stress on memory, in: *J Trauma Stress*, 8 (4), S. 527–553

Bremner, J.D., Randall, P., Scott, T.M., Capelli, S., Delaney, R., McCarthy, G. & Charney, D.D. (1995): Deficits in **short-term memory** in adult survivors of **childhood abuse**, in: *Psychiatric Research*, Vol., 59, S. 97–107

Bremner, J.D., Randall, P., Vermetten, E. et al. (1997) : Magnetic resonance imaging-based measurement of **hippocampal volume** in posttraumatic stress disorder related to childhood physical and sexual **abuse** – a preliminary report, in: *Biological Psychiatry*, Vol. 41, S. 23–32

Bremner, J.D. & Marmar, C.R. (Hrsg.) (1998): Trauma, **Memory, and Dissociation**. Washington, D.C.: American Psychiatric Press

Bremner, J.D., John, H., Putnam, F.W., Southwick, S.M., Marmar, C., Charney, D.S. & Mazure, C.M. (1998): Measurement of Dissociative States with the Clinician-administered **dissociative States Scale**, in: *Journal of Traumatic Stress*, 11, 125–137

Bremner, J.D., Staib, L.H., Kaloupek, D., Southwick, S.M., Soufer, R. & Charney, D.S. (1999): Neural correlates of **exposure** to traumatic pictures and sound in Vietnam combat veterans with and without posttraumatic stress disorder: A **positron emission tomography** study, in: *Biological Psychiatry*, Vol., 45, S. 806–816

Brenner, Ira (1996): The **characterological basis of multiple personality**, in: *American Journal of Psychotherapy*, Vol. 50 (2), S. 154–166

Brenner, Ira (2001): **Dissociation** of Trauma: Theory, Phenomenology, and Technique. Madison: International Universities Press

Brentzel, M. (2002) : **Anna O**. Bertha Papenheim. Eine Biografie. Göttingen : Wallstein

Breslau, N., Davis, G.C., Andreski, P., Peterson, E.L. & Schultz, L.R. (1997a) : **Sex differences** in posttraumatic stress disorder, in : *Psychological Review*, Vol. 103, S. 670–686

Breslau, N., Davis, G.C., Peterson, E.L. & Schultz, L. (1997b): **Psychiatric** sequelae of posttraumatic stress disorder in women, in : *Archives of General Psychiatry*, Vol. 54, S. 81–87

Breslau, N. (1998) : **Epidemiology** of trauma and posttraumatic stress disorder in psychological trauma, in: R. Yehuda (Ed.), a.a.O., S. 1–29

Brewin, C.R., Dalgeish, T. & Joseph, S. (1996): A **dual representation** theory of posttraumatic stress disorder, in: *Psychological Review*, Vol. 103, S. 670–686

Brewin, Chris R., Rose, Suzanna et al. (2002): Brief **screening instrument** for post-traumatic stress disorder, in: *British Journal of Psychiatry*, Vol. 181, S. 158–163

Brière, J. & Conte, J. (1993) : Self-reported **amnesia** for abuse in adults molested in childhood, in: *Journal of Traumatic Stress*, Vol. 6, S. 21–31

Brisch, Karl-Heinz (2001): **Bindungsstörungen**. Von der Bindungstheorie zur Therapie. Stuttgart: Klett-Cotta

Brisch, Karl-Heinz (2002): Trauma und **desorganisierte Bindung**, Vortrag auf der Jahrestagung der deutschen Sektion der ISSD in Gütersloh, unveröff. Ms

Brisch, Karl-Heinz (2003): Bindung und Trauma. Stuttgart: Klett-Cotta

Brockhaus, Ulrike & Kolshorn, Maren (1993): **Sexuelle Gewalt gegen Mädchen und Jungen** – Mythen, Fakten, Theorien. Frankfurt: Campus

Brodsky, B.S., Cloitre, M. & Dulit, R.S. (1995): Relationship of dissociation to **self-mutilation and childhood abuse** in borderline personality disorder, in: *American Journal of Psychiatry*, Vol. 152, S. 1788–1792

Bronisch, Thomas, Bohus, Martin, Dose, Matthias, Reddemann, Luise & Unckel, Christine (2000): **Krisenintervention** bei Persönlichkeitsstörungen. Stuttgart: Pfeiffer bei Klett-Cotta

Brooks, G.R. & Silverstein, L.B. (1995): Understanding the **dark side of masculinity**: An interactive systems model. In: R.F. Levant & W.S. Pollack (Eds.): A new psychology of men. New York: Basic Books, S. 280–336

Brown, B.G., Sachs, R. Watkins, R. & Young, W.C. (1991): Patients Reporting **Ritual Abuse** in Childhood: A Clinical Syndrome. Report of 37 Cases, in: *Child Abuse & Neglect*, Vol. 15, S. 181–189

Brown, Daniel, Scheflin, Alan W. & Hammond, Corydon D. (1998): Memory, Trauma, Treatment & the Law. New York: W.W. Norton

Brown, Laura S. (1992): A **feminist critique of the personality disorders**, in: L.S. Brown & M. Ballou (Eds.): Personality and psychopathology: Feminist reappraisals. New York: Guilford, S. 206–228

Bryant, R.A., Harvey, A.G., Dang, S.T., Sackville, T. & Basten, C. (1998): Treatment of **Acute Stress Disorder**: A comparison of cognitive-behavioral therapy and supportive counselling, in: *Journal of Consulting and Clinical Psychology*, Vol. 66 (5), S. 862–866

Burgard, Roswitha (2002): **Frauenfalle Psychiatrie**. Wie Frauen verrückt gemacht werden. Berlin: Orlanda

Burghoff, Christel & Kresta, Edith (2002): „Es ist furchtbarste Gewalt". **Kinderprostitution** ist eine verbrecherische Schattenwirtschaft, in: *Die Tageszeitung*, 17. August

Cahill, L. (1997): The **neurobiology** of emotionally influenced memory. Implications for understanding traumatic memory, in: *Annals of the New York Academy of Science*, Vol. 821, S. 238–246

Cahill, L., Babinsky, R., Markowitsch, H.J. & McGaugh, J.L. (1995): Involvement of the **amygdaloid** complex in emotional memory, in: *Nature*, Vol. 377, S. 295–296

Canacakis, J. (1994): Auf der Suche nach den Regenbogentränen. München: C. Bertelsmann

Canive, J.M., Lewine, J.D., Orrison, W.W.Jr., Edgar, C.J., Provencal, S. L., et al. (1997): **MRI** reveals gross **structural abnormalities** in PTSD, in: *Annals of the New York Academy of Sciences*, Vol. 821, S. 512–515

Cannon, Walter B. (1914): Emergency function of adrenal medulla in pain and major emotions, in: *American Journal of Physiology*, Vol. 3, S. 356–372

Carlier, I.V., Lamberts, R.D., Fouwels, A.J. & Gersons, B.P. (1996): PTSD in relation to dissociation in traumatized **police officers**, in: *American Journal of Psychiatry*, Vol. 153 (10), S. 1325–1328

Carlson, E. A. (1998): A prospective longitudinal study of **attachment disorganization/disorientation**, in: *Child Development*, Vol. 69, S. 1107–1128

Carlson, E. B., Putnam, F.W., Ross, C.A., Torem, M., Coons, D., Loewenstein, R.J. & Braun, B.G. (1993): Validity of the **Dissociative Experience Scale** in: Screening for Multiple Personality Disorder: A multicenter study, in: *American Journal of Psychiatry*, Vol. 150, S. 1030–1036

Carlson, J., Chemtob, C., Rusnak, K., Hedlung, N. & Muraoka, M. (1998): Eye-movement desensitization and reprocessing (**EMDR**) treatment for **combat**-related posttraumatic stress disorder, in: *Journal of Traumatic Stress*, Vol. 11, S. 3–24

Carson, A.T. & Baker, R.C. (1994): Psychological correlates of **codependency** in women, in: *Int. J. Addict*, Vol. 29 (3), S. 395–407

Cassidy, June (1988): Child-mother **attachment** and the self in **six-year olds**, in: *Child Development*, Vol. 59, S. 121–134

Cassidy, June (2000): **Adult** romantic **attachments**: A developmental perspective on individual differences, in: *Review of General Psychology*, Vol, 4, S. 111–131

Cassidy, June & Mohr, Jonathan J. (2001): **Unsolvable Fear**, Trauma, and Psychopathology: Theory, Research, and Clinical Considerations Related to **Disorganized Attachment** Across the Life Span, in: *Clinical Psychology: Science and Practice*, Vol. 8, No. 3, S. 275—298

Cassidy, June & Shaver, P.R. (Hrsg.) (1999): Handbook of **Attachment:** Theory, research, and applications. New York: Guilford

Cassuto-Rothman, Juliet (1998): Wenn ein Kind gestorben ist. Trauerbegleiter für verwaiste Eltern. Freiburg: Herder

Cavanagh Johnson, Toni (2002): Some Considerations About Sexual Abuse and **Children with Sexual Behavior Problems**, in: *Journal of Trauma and Dissociation*, Vol. 5, No 4, S. 83–106

Chamberlain, D.B. (1998): Woran **Babys** sich **erinnern**. Die Anfänge unseres Bewusstseins im Mutterleib. München: Kösel

Charney, D., Deutsch, A., Krystal, J., Southwick, S. & Davis, M. (1993): **Psychobiological** mechanisms of posttraumatic stress disorder, in: *Archives of General Psychiatry*, Vol. 50, S. 294–305

Chodorow, Nancy (1983): Das **Erbe** der **Mütter**. München: Frauenoffensive

Christiansen, Ingolf & Zinser, Hartmut (2001): **Okkultismus** und **Satanismus**: Kostenlose Broschüre, hg. von der Behörde für Inneres – Arbeitsgruppe Scientology der Freien und Hansestadt Hamburg, Eiffestr. 664, 20537 Hamburg

Chroussous, G.P. & Gold, P.W. (1992): The concepts of stress and stress system disorders. An overview of psychical and behavioural homeostasis, in: *Journal of the American Medical Association*, Vol. 267, S. 1244–1252

Chu, J.A. & Dill, D.L. (1990): Dissociative symptoms in relation to childhood physical and sexual abuse, in: *American Journal of Psychiatry*, Vol. 147, S. 887–892

Chu, James A., Frey, L.M., Ganzel, B. & Matthews, J.A. (1999): Memories of childhood abuse: dissociation, **amnesia, and corroboration**, in: *American Journal of Psychiatry*, Vol. 156 (5), S. 749–755

Coates, S.W. & Moore, M.S. (1997): The complexity of **early trauma: Representation** and transformation, in: *Psychoanalytic Inquiry*, Vol. 17, S. 286–311

Cohen, B. & Turkus, J.A. (Ed.) (1995): **Multiple Personality** Disorder: Continuum of Care. New York

Cohen, L., Berzoff, J. & Elin, M. (Hrsg.): (1995): **Dissociative Identity** Disorder, Northvale, NJ: Jason Aronson

Cohen, S., Tyrrell, D. & Smith, S. (1991): Psychosocial stress and susceptibility to the **common cold**, in: *New England Journal of Medicine*, Vol. 325, S. 606–612

Coid, J., Wilkins, J., Coid, B. & Everitt, B. (1992): **Self-mutilation** in **female** remanded **prisoners** II: A cluster analytic approach towards identification of a behavioural syndrome, in: *Criminal Behavior and Mental Health*, Vol. 2, S. 1–14

Coleman, E., Dwyer, S.M. & Pollone, N.J. (Hrsg.) (1996): **Sex Offender Treatment**: Biological Dysfunction, intrapsychic conflict, interpersonal violence. New York: Haworth

Cook, Bridget & Phillips, G. (1995): Verlust und Trauer. Bedeutung – Umgang – Bewältigung. München: Urban & Fischer

Coons, P.M. & Milstein, V. (1994): **Factitious or malingered multiple personality** disorders: Eleven cases, in: *Dissociation*, Vol. 7, No. 2, S. 81–85

Coons, P.M. (1998): The **Dissociative Disorders**: Rarely Considered and **Underdiagnosed**, in: *Psychiatric Clinics of North America*, 21, S. 637–648

Cordova, M., Andryskowsky, M., Kenady, D., McGrath, P., Sloan, D. & Redd, W. (1995): Frequency and correlates of posttraumatic-stress-disorder-like symptoms after treatment for **breast cancer**, in: *Journal of Consulting and Clinical Psychology*, Vol. 63, S. 981–986

Craissati, J., McClurg, G. & Browne, K. (2002): The parental **bonding experiences** of **sex offenders**: A comparison between child molesters and rapists, in: *Child Abuse & Neglect*, Vol. 26, S. 909–921

Crofford, L. (1996): The hypothalamic-pituitary-adrenal stress axis in the **fibromyalgia** syndrome, in: *Journal of Muscoskeletal Pain*, Vol. 4 (1/2), S. 181–200

Curran, S., Sherman, J., Cunningham, L., Okeson, J., Reid, K. & Carlson, S. (1995): Physical and sexual abuse among **orofacial pain** patients: Linkages with pain and psychological distress, in: *Journal of Orofacial Pain*, Vol. 9 (4), S. 340–344

Dalichow, Irene (2001): Das westliche Totenbuch. Wege zu Abschied, Bestattung, Trauer und dem Danach. München: Goldmann

Dallam, Stefanie (2001): The long-term **medical consequences of childhood trauma**, in: K. Franey, R. Geffner & R. Falconer (Eds.): The cost of child maltreatment: Who pays? We all do. San Diego: Haworth, S. 1–14

Damasio, Antonio (1995): Descartes' Irrtum. München: List

Damasio, Antonio (2000): The **Feeling of What Happens**. Body, Emotion and the Making of Consciousness. London: Vintage

Damm, Sigrid (1999): Ein **kindlicher Totschläger** verpasst den Einstieg ins Leben – Eine schwer traumatische Störung. In: Sigrid Damm (Hrsg.): Schwer traumatisierende Erfahrungen. Auswirkungen und Psychotherapie. Tübingen: Universitas-Verlag

Darves-Bornoz, J.M. (1997): **Rape**-related psychotraumatic syndromes, in: *European Journal of Obstetrical Gynecology & Reproductive Biology*, Vol. 71 (1), S. 59–65

David, M., Borde, T. & Kentenich, H. (Hrsg.) (1998): **Migration** und Gesundheit. Frankfurt: Mabuse

Davidson, J.R., Tupler, L.A., Wilson, W.H. & Connor, K.M. (1998): A family study of chronic post-traumatic stress disorder following **rape** trauma, in: *Journal of Psychiatric Research*, Vol. 32, S. 301–309

Davis, L. & Siegel, L.J. (2000): Posttraumatic stress disorder in **children and adolescents**: a review and analysis, in: *Clin Child Fam Psychol Rev*, Vol. 3, S. 135–154

DeBellis, Michael (2001): Developmental traumatology: The psychological development of maltreated children and its implications for research, treatment, and policy, in: *Development & Psychopathology*, Vol. 13, S. 539–564

Deegener, Günther (1995): Sexueller Mißbrauch: Die **Täter**. Weinheim: Beltz

Dell, Paul (2001): Why the **diagnostic criteria for dissociative identity disorder** should be **changed**, in: *Journal of Trauma and Dissociation*, Vol. 2, S. 7–37

Demitrack, M., Dale, J., Strauss, S., Laue, L., Listwak, S., Kruesi, M., Chroussos, G. & Gold, P. (1991): Evidence for impaired activation of the hypothalamic-pituitary-adrenal axis in patients with **chronic fatigue syndrome**, in: *Journal of Clinical Endocrine Metabolism*, Vol. 73, S. 1224–1234

Diamond, M. & Sigmundson, H.K. (1997): **Sex reassignment at birth**: A long term review and clinical implications, in: *Archives of Pediatric and Adolescent Medicine*, Vol. 151, S. 298–304

Diekmann, A. et al. (1994): **Gewohnheitstäter**. Männer und Gewalt. Köln: PapyRossa

Dilling, H., Mombour, W. & Schmidt, M.H. (Hrsg.) (1993): Internationale Klassifikation psychischer Störungen **ICD-10**. 2. korrigierte Auflage. Bern: Huber

Dioda, Karin & Gomez, Tina (1999): Warum konnten wir dich nicht halten? Wenn ein Mensch, den man liebt, **sich das Leben genommen** hat. Stuttgart: Kreuz

Doerfler, L., Albert, L. & DeCosimo, D. (1994): Symptoms of posttraumatic stress disorder following **myocardial infarction and coronary artery bypass surgery**, in: *General Hospital Psychiatry*, Vol. 16, S. 193–194

Dolan, Yvonne M. (1991): Resolving Sexual Abuse. Solution-Focused Therapy and **Ericksonian Hypnosis** for Adult Survivors. New York: W.W. Norton

Draijer, Nel & Boon, Suzette (1999): The **imitation of dissociative identity disorder**: Patients at risk, therapists at risk, in: *The Journal of Psychiatry & Law*, Vol. 27/Fall-Winter, S. 423–458

Draijer, Nel & Langeland, W. (1999): Childhood trauma and perceived **parental dysfunction in the etiology of dissociative symptoms** in psychiatric patients, in: *American Journal of Psychiatry*, Vol. 156, S. 379–385

Drees, A. (1996): **Folter**: Opfer, Täter, Therapeuten: Neue Konzepte der Behandlung von Gewaltopfern. Gießen: Psychosozial-Verlag

Drewes, D. (1995): **Kinder** im Datennetz. **Pornographie und Prostitution** in den neuen Medien. Frankfurt: Eichborn

Driessen, M., Herrmann, J., Stahl, K., Zwaan, M., Meier, S., Hill, A., Osterheider, M. & Petersen, D. (2000): Magnetic resonance imaging volumes of the **hippocampus and the amygdala** in women with **borderline** personality disorder and early traumatization, in: *Arch Gen Psychiat*, Vol. 57, S. 1115–1122

Driessen, M., Beblo, T., Rau, H., Lange, W., Silva, A., Berea, R.C., Wulff, H. & Ratzka, S. (2002): Ist die **Borderline-Persönlichkeitsstörung eine komplexe posttraumatische Störung**?, in: *Der Nervenarzt*, Bd. 73, Nr. 9, S. 820–829

Dubovsky, S.L. (1994): Challenges in conceptualizing **psychotic mood disorders**, in: *Bulletin of the Menninger Clinic*, 58 (2), S. 197–214

Duffy, C. (1997): **Implicit memory**: Knowledge without awareness, in: *Neurology*, Vol. 49, S. 1200–1202

Dulz, B. & Jensen, M. (2000): Aspekte einer **Traumaätiologie in der Borderline-Persönlichkeitsstörung**: psychoanalytisch-psychodynamische Überlegungen und empirische Daten, in: Kernberg et al., a.a.O., S. 167–194

Dulz, B. & Sachse, U. (2000): **Dissoziative Phänomene**: Vom Tagtraum über die Multiple Persönlichkeit bis zur Dissoziativen Identitätsstörung, in: Kernberg et al., a.a.O., S. 237–257

Dunn, G.E., Ryan, J.J., Paolo, A.M. & Van Fleet, J.N. (1995): Comorbidity of dissociative disorders among patients with **substance use disorders**, in: *Psychiatr. Serv*, Vol. 46, S. 153–156.

Eckardt-Henn, Annette & Hoffmann, Sven Olaf (Hrsg.) (2003): **Dissoziative Störungen** des Bewusstseins. Stuttgart: Schattauer

Egeland, B. & Susman-Stillman, A. (1996): **Dissociation** as a mediator of child abuse **across generations**, in: *Child Abuse Negl*, 20 (11), S. 1121–1132

Egle, U., Hoffmann, S. & Joraschky, P. (1997): **Sexueller Missbrauch, Misshandlung, Vernachlässigung** – Erkennung und Behandlung psychischer und psychosomatischer Folgen früher Traumatisierungen. Stuttgart: Schattauer

Ehlers, Anke (1999): Posttraumatische Belastungsstörungen. Göttingen: Hogrefe

Ehlert-Balzer, M. (1996): Das Trauma als Objektbeziehung. Veränderungen der **inneren Objektwelt** durch schwere Traumatisierung im Erwachsenenalter, in: *Forum der Psychoanalyse*, Bd. 12, S. 291–314

Eisen, S.A., Neuman, R., Goldberg, J., True, W.R., Rice, J. et al. (1998): Contribution of emotionally traumatic events and inheritance to the report of current **physical health problems in** 4042 **Vietnam** era **veteran twin pairs**, in: *Psychosomatic Medicine*, Vol. 60, S. 533–539

Eitinger, L. (1990): **KZ-Haft** und psychische Traumatisierung, in: *Psyche*, Bd. 44, S. 119–132

Elder, G.H., Shanahan, M.J. & Clipp, E.C. (1997): Linking **combat** and **physical health**: The legacy of **world war II** in men's lives, in: *American Journal of Psychiatry*. Vol. 154, S. 330–336

Eliot, Lise (2002): Was geht da drinnen vor? Die **Gehirnentwicklung** in den ersten fünf Lebensjahren. Berlin: Berlin Verlag

Ellason, J.W. & Ross, C.A.(1995): Positive and Negative Symptoms in **Dissociative Identity Disorder and Schizophrenia:** A Comparative Analysis, in: *Journal of Nervous and Mental Disease*, Vol.183, S. 236–241

Ellason, J.W., Ross, C.A. & Fuchs, D.L. (1996a): Lifetime Axis I and II **Comorbidity** and Childhood Trauma History in **Dissociative Identity Disorder**, in: *Psychiatry*, Vol. 59, S. 255–266

Ellason, J.W., Ross, C.A., Sainton, K. & Mayran, L.W. (1996b): Axis I and II comorbidity and childhood trauma history in **chemical dependency**, in: *Bulletin of the Menninger Clinic*, Vol. 60 (1) S. 39–51

Ellason, J.W. & Ross, C.A. (1997): Childhood trauma and **psychiatric symptoms**, in: *Psychological Reports*, Vol. 80, S. 447–450

Ellenberger, H.F. (1985): Die **Entdeckung des Unbewußten**. Zürich: Diogenes

Elliott, D. M. (1997): Traumatic events: **Prevalence and delayed recall** in the general population, in: *Journal of Consulting and Clinical Psychology*, Vol. 65, No 5, S. 811–820

Elliott, D.M. & Brière, J. (1995): Posttraumatic stress associated with **delayed recall** of sexual abuse: A **general population study**, in: *Journal of Traumatic Stress*, Vol. 8, S. 629–648

Elliott, M. (1995): **Female Sexual Abuse of Children**, New York: Guilford

Enders, Ursula (Hrsg.) (1995): Zart war ich, bitter war's. Handbuch gegen **sexuelle Gewalt an Mädchen und Jungen**. Köln: Kiepenheuer & Witsch

Endres, M. & Biermann, G. (Hrsg.) (1998): **Traumatisierung in Kindheit und Jugend**. München: Ernst Reinhard Verlag

Engdahl, B.E., Dikel, T.N., Eberly, R. & Blank, A. (1997): Posttraumatic stress disorder in a **community group of former prisoners of war**: A normative response to severe trauma, in: *American Journal of Psychiatry*, Vol. 154, S. 1576–1581

Engel, C.C. jr., Walker, E.A. & Katon, W.J. (1996): Factors related to dissociation among patients with **gastrointestinal** complaints, in: *Journal of Psychosomatic Research*, Vol. 40 (6), S. 643–53

Enquete-Kommission **Sogenannte ‚Sekten'** und Psychogruppen (1998): Endbericht, Bundestagsdrucksache Nr. 13/10950

Everill, J.T., Waller, G. (1995): Dissociation and **Bulimia** (Research and Theory), in: *Eating Disorder Review,* Vol. 3, S. 129–147

Everly, G.S. (Ed.) (1994): Psychotraumatology: Key Papers and **Core Concepts** in Post-traumatic Stress, New York: Plenum Press

Faller, K.C. (1994): **Ritual Abuse**: A review of research, in: *APSAC Advisor*, Spring, S. 19–27

Farley, M. Baral, I., Kiremire, M. & Sezgin, U. (1998): **Prostitution** in five countries: Violence and posttraumatic stress disorder, in: *Feminism and Psychology*, Vol. 8 (4), S. 415–426

Felitti, V., Anda, T., Nordenberg, D., Williamson, D., Spitz, A., Edwards, V., Koss, M. & Marks, J. (1998): Relationship of childhood abuse and household dysfunction to many of the leading causes of **death** in adults: The **adverse childhood experiences (ACE) study**, in: *American Journal of Preventive Medicine*, Vol. 14(4), S. 245–257

Fergusson, D.M. & Mullen, P.E. (1999): **Child Sexual Abuse**: An **Evidence Based** Approach. Thousand Oaks, CA: Sage

Fiedler, P. (1995): **Dissoziative Identitätsstörung**, multiple Persönlichkeit und sexueller Mißbrauch in der Kindheit. In: G. Amann & R. Wipplinger (Hrsg.): Sexueller Missbrauch. Überblick zu Forschung, Beratung und Therapie, ein Handbuch. Tübingen: DGVT-Verlag, S. 217–234

Fiedler, Peter (1999): **Dissoziative Störungen und Konversion**. Weinheim: Psychologie Verlags Union, 2. vollständig überarbeitete Auflage 2001

Figley, C., Bride, B. & Mazza, N.N: (Eds.) (1999): **Death and trauma**. London: Taylor & Francis

Figueroa, E. & Silk, K.R. (1997) : **Biological implications** of childhood sexual abuse in **borderline** personality disorder, in: *J Pers. Dis*, Vol. 11 (1), S. 71–92

Fink, G.R., Markowitsch, H.J., Reinkemeier, M. et al. (1996): **Cerebral representation** of one's own past: Neural networks involved in autobiografical memory, in: *Journal of Neuroscience*, Vol. 16, S. 4275–4282

Finkelhor, D. (1994): The international **epidemiology of child sexual abuse**, in: *Child Abuse & Neglect*, Vol. 18, S. 409–417

Finkelhor, D. & Dziuba-Leatherman, J. (1994): **Children** as victims of violence: A national **survey**, in: *Pediatrics*, Vol. 94, S. 413–420

Fischer, G. & Riedesser, P. (Hrsg.) (1998): Lehrbuch der **Psychotraumatologie**. München: UTB

Fischer, H., Wik, G. & Fredrikson, M. (1996): Functional neuroanatomy of **robbery** reexperience: Affective memories studied with PET, in: *Neuroreport*, Vol. 7 (13), S. 2081–2086

Fitzgerald, L.F. (1993): **Sexual harassment**: Violence against women in the workplace, in: *American Psychologist*, Vol. 48, S. 1070–1076

Flatten, G. et al. (2001): Posttraumatische Belastungsstörung. Leitlinie und Quellentext. Stuttgart: Schattauer

Foa, E.B., Riggs, D.S., Dancu, C.V. & Rothbaum, B.O. (1993): Reliability and validity of a brief instrument for assessing post-traumatic stress disorder (**PSS**), in: *Journal of Traumatic Stress*, Vol. 6, S. 459–473

Foa, E.B. & Hearst-Ikeda, D. (1996): **Emotional dissociation** in response to trauma: An information-processing approach, in: Michelson, a.a.O., S. 207–224

Fonagy, P., Steele, H., Steele, M.(1991): Maternal representations of **attachment during pregnancy** predict the organization of infant-mother attachment at one year of age, in: *Child Development*, Vol. 62, S. 891–905

Franke, G. (1995): Die Symptom-Checkliste von Derogatis (**SCL-90-R**), deutsche Version, Manual. Göttingen: Hogrefe

Frankl, S.A. & O'Hearn, T.C. (1996) : Similarities in **responses to extreme and unremitting stress**: Cultures of communities under siege, in: *Psychotherapy, Theory, research, and practice*, Vol. 33 (3), S. 485–502

Fraser, George A. (Hrsg.) (1997): The Dilemma of Ritual Abuse. Cautions and Guides for Therapists. Washington: American Psychiatric Press

Frayn, D.H. (1996): **Enactments**: An evolving dyadic concept of **acting out**, in: *American Journal of Psychotherapy*, Vol. 50 (2), S. 194–207

Freeman, T.W., Keesee, N., Thornton, C. et al. (1995): Dissociative symptoms in posttraumatic stress disorder subjects with a history of **suicide attempts,** in: *Journal of Nervous & Mental Disease,* Vol. 183, S. 664–666

Freemantle, Brian (1994): Importeure des Verbrechens. Europa im Griff der **organisierten Kriminalität**, München: Heyne

Freud, S. (1896): Zur Ätiologie der **Hysterie**, in: ders.: Gesammelte Werke, hg. von Freud et al., Bd. 1. London: Imago, 1952

Freud, S. (1916/17): Vorlesungen zur Einführung in die Psychoanalyse, in: Gesammelte Werke, Bd. I, Frankfurt/M.: S. Fischer, S. 75–312

Freyberger, H.J., Spitzer, C. & Stieglitz, R.-D. (1999): Fragebogen zu Dissoziativen Symptomen **FDS** (Testmanual). Bern: Hans Huber

Freyd, J.J. (1996): **Betrayal Trauma**: The logic of forgetting childhood abuse. Cambridge: Harvard University Press

Friedman, M., Charney, D., Deutch, A. (Eds.) (1995): **Neurobiological** and Clinical Consequences of Stress: From Normal Adaptation to PTSD. Philadelphia: Lippincott-Raven

Fritze, Jürgen: **Neurobiologie** der posttraumatischen Belastungsstörung, in (2000): P. Hartwich et al., a.a.O., S. 29–36

Fröhling, Ulla (1996): Vater unser in der Hölle: Ein Tatsachenbericht (über **Rituelle Gewalt**). Seelze-Velber: Kallmeyer'sche Verlagsbuchhandlung

Fröhling, Ulla (1999): **Sexualisierte Gewalt gegen Frauen im Spiegel der Medien**, unveröff. Vortragsmanuskript

Fröhling, Ulla (2001a): „So etwas kann man doch nicht vergessen!" Warum wir uns manchmal an das Schlimmste **nicht erinnern können**, in: May a.a.O., S. 65–74

Fröhling, Ulla (2001b): Kampf gegen Feinde in Masken oder schwarzen Anzügen, in: May, a.a.O., S. 125–133

Fröhling, Ulla und „Pauline" (2001): „Es ist keine ‚Störung', die man hat, sondern man hat sich damit gerettet, um überhaupt zu überleben", in: May, a.a.O., 29–42

Fröhling, Ulla, Huber, Michaela & Rodewald, Frauke (2003): Rituelle Gewalt in Deutschland – eine Pilotstudie, im Druck

Frommberger, U., Stieglitz, R.-D., Straub, S., Nyberg, E., Schlickewei, W., Kuner, E. & Berger, M. (1999): The Concept of **„Sense of Coherence"** and the development of posttraumatic stress disorder in traffic accident victims, in: *Journal of Psychosomatic Research,* Vol. 46 (4), S. 343–348

Frommberger, U., Schlickewei, W., Nyberg, E., Stieglitz, R.-D., Kuner, E. & Berger, M. (1998a): Die psychischen Folgen nach **Verkehrsunfällen**, in: *Unfallchirurgie,* Vol. 3, S. 122–128

Frommberger, U., Stieglitz, R.-D., Nyberg, E., Schlickewei, W., Kuner, E. & Berger, M. (1998b): **Prediction** of posttraumatic stress disorder by **immediate reactions** to trauma: a prospective study in **road traffic accident** victims, in: *European Archives of Psychiatry and Clinical Neuroscience,* Vol. 248, S. 316–321

Frommberger, U., Nyberg, E. & Berger, M. (1999): **Posttraumatische Belastungsstörungen**. In: M. Berger (Hrg.): Psychiatrie und Psychotherapie. München: Urban & Schwarzenberg, S. 741–762 (Überarbeitung: 2003)

Frommberger, Ulrich (2000): **Posttraumatische Belastungsstörungen**, in: P. Hartwich et al., a.a.O., S. 11–28

Fullerton, C.S. & Ursano, R.J. (1997): The other side of chaos: Understanding the pattern of posttraumatic responses, in: C.S. Fullerton & R.J. Ursano (Hrsg.): Posttraumatic Stress Disorder. Washington, DC: American Psychiatric Press, S. 3–20

Fullerton, C.S., Ursano, R.J., Epstein, R.S., Crowley, B., Vance, K.L., Kao, T.C. & Baum, A. (2000): Peritraumatic dissociation following **motor vehicle accidents**: Relationship to prior trauma and prior major depression, in: *Journal of Nervous and Mental Disease,* Vol. 188, S. 267–272

Gallwitz, A. & Paulus, M. (1998): Grünkram. Die **Kinder-Sex-Mafia** in Deutschland. Hilden: VDP

Ganser, S.J. (1898): Ueber einen eigenartigen **hysterischen Dämmerzustand**, in: *Archiv für Psychiatrie und Nervenkrankheiten*, Bd. 30, S. 633–640

Gardner, Richard A. (2002): Sex Abuse Trauma? Or **Trauma from Other Sources**? Cresskill, N.J.: Creative Therapeutics

Gartner, R.B. (Hrsg.) (1997): **Memories of Sexual Betrayal**: Truth, fantasy, repression, and dissociation. Northvale, NJ: Jason Aronson

Gast, Ursula, Oswald, Thomas & Zündorf, Friederieke (2000): **SKID-D.** Strukturiertes Klinisches Interview für DSM-IV Dissoziative Störungen. Göttingen: Hogrefe

Gast, U., Rodewald, F., Nickel, V. & Emrich, H.M. (2001a): **Prevalence of Dissociative Disorders among Psychiatric Inpatients** in a German University Clinic, in: *Journal of Nervous and Mental Disease*, Vol. 189, S. 249–257

Gast, Ursula, Rodewald, Frauke, Kersting, Anette & Emrich, Hinnerk M. (2001b): **Diagnostik und Therapie Dissoziativer (Identitäts-)Störungen**, in: *Psychotherapeut*, Bd. 46, S. 289–300

Gast, Ursula (2002): Die dissoziative Identitätsstörung, Vortrag auf den Lindauer Psychotherapiewochen, erhältlich unter www.lptw.de

Gast, Ursula (2003a): Die **Dissoziative Identitätsstörung**, in: Eckardt-Henn & Hoffmann, a.a.O.

Gershuny, B.S. & Thayer, J.F. (1999): Relations among psychological trauma, **dissociative phenomena, and trauma-related distress**: A **review** and integration, in: *Clinical Psychology Review*, Vol. 19, S. 631–657

Giannakoulopoulos, X., Sepulveda, W., Kourtis, P., Glover, V. & Fisk, N. (1994): Fetal plasma cortisol and B-endorphin response to **intrauterine needling**, in: *Lancet*, Vol. 344, S. 77–81

Glasser, M., Kolvin, I., Campbell, D., Glasser, A., Leitch, I. & Farrelly, S. (2001): Cycle of child sexual abuse: **links between being a victim and becoming a perpetrator**, in: *British Journal of Psychiatry*, Nr. 179, S. 482–494

Gleaves, D.H. & Eberenz, K.P. (1995): Correlates of dissociative symptoms among women with **eating disorders**, in: *J Psychiatr Res*, 29 (5), S. 417–426

Gleaves, D.H. (1996): The sociocognitive model of **dissociative identity disorder**: A reexamination of the evidence, in: *Psychological Bulletin*, Vol. 120, S. 42–59

Gleaves, D.H., May, C.M. & Cardena, C. (2001): An examination of the **diagnostic validity of dissociative identity disorder**, in: *Clinical Psychological Review*, Vol. 21, S. 577–608

Glover, H. (1992): **Emotional numbing**: A possible **endorphin-mediated** phenomenon associated with post-traumatic stress disorder and other allied psychopathologic states, in: *Journal of Traumatic Stress*, Vol. 5, S. 643–675

Goenjian, A.K., Yahuda, R., Pynoos, R.S. et al. (1996): Basal cortisol and dexa-methasone **suppression of cortisol** among adolescents after the 1988 earthquake in Armenia, in: *American Journal of Psychiatry*, Vol. 153 (7), S. 929–934

Götze, Paul & Richter, Monika (Hrsg.) (2000): Aber mein Innerstes überlasst mir selbst. Verstehen von **suizidalem Erleben und Verhalten**. Göttingen: Vandenhoeck & Ruprecht

Gloger-Tippelt, Gabriele (Hrsg.) (2001): **Bindung im Erwachsenenalter**. Ein Handbuch für Forschung und Praxis. Bern/Göttingen: Hans Huber

Gold, Steven N. & Faust, Jan (2003): Trauma Practice in the Wake of September 11, 2001. Binghamtom, NY: Haworth

Goldberg, R. (1994): **Childhood abuse, depression, and chronic pain**, in: *The Clinical Journal of Pain*, Vol. 10, S. 277–281

Goldberg, S. & Muir, R. (Hrsg.) (1995) : **Attachment theory**: Social, developmental and clinical perspectives. Hillsdale NJ: Analytic Press

Goldstein, K. (1916): Über die Behandlung der monosymptomatischen **Hysterie bei Soldaten**, in: *Neurol Centralbl*, Bd. 35, S. 842 ff.

Golykina, Katya & Ryle, Anthony (1999): The identification and characteristics of the **partially dissociated states of patients with borderline** personality disorder, in: *British Journal of Medical Psycholgy*, Vol. 72, S. 429–445

Goodwin, Jean & Attias, R. (Hrsg.) (1999): Splintered reflections: **Images of the body in trauma**. New York: Basic Books

Gore-Felton, Cheryl & Koopman, Cheryl (2002): Traumatic Experiences: Harbinger of Risk Behavior Among **HIV-Positive Adults**, in: *Journal of Trauma and Dissociation*, Vol. 5 No. 4, S. 121–135

Gothelf, D., Apter, A., Ratzoni, G., Orbach, I., Weizman, R., Tyano, S., Pfeffer, C. (1995): Defense mechanisms in **severe adolescent anorexia nervosa**, in: *Journal of the American Acad Child Adolesc Psychiatry*, 34 (12), S. 1648–54

Graessner, Sepp, Gurris, Norbert & Pross, Christian (1996): **Folter**. An der Seite der Überlebenden. Unterstützung und Therapien. München: Beck

Graham, D.L.R. (1994): Loving to Survive. New York: NYU Press

Grand, S. (1997 a): The paradox of innocence: Dissociative adhesive states in **perpetrators of incest**, in: *Psychoanalytic Dialogues*, Vol. 7 (4), S. 465–490

Grand, S. (1997 b): On the gendering of traumatic dissociation: A case of **mother-son incest**, in: *Gender and Psychoanalysis*, Vol. 1, S. 55–77

Grand, S. (2000): The **Reproduction of Evil**: A clinical and cultural perspective. Hillsdale, NJ: The Analytic Press

Grandt, Guido & Grandt, Michael (1995): Schwarzbuch **Satanismus**. Innenansicht eines religiösen Wahnsystems. Augsburg: Pattloch

Grandt, Guido & Grandt, Michael (1999): **Satanismus** – die unterschätzte Gefahr. Augsburg: Pattloch

Greenough, W. (1986): What's special about development? Thoughts on the basis of **experience-sensitive synaptic plasticity**, in: W. Greenough & J. Juraska (Eds.): Developmental Neuropsychology. New York: Academic Press, S. 387–407

Gregory-Bills, T. & Rhodeback, M. (1995): Comparative Psychopathology of Women who **Experienced Intra-Familial versus Extra-Familial Sexual Abuse**, in: *Child Abuse & Neglect*, Vol. 19, S. 177–189

Grinker, R.R. & Spiegel, J. (1945): **Men under Stress**. Philadelphia

Grossmann, Klaus E., Grossmann, Karin u.a. (2002): **Attachment** Relationships **And Appraisal of Partnership**: From Early Experience of Sensitive Support To Later Relationship Representation. In: Lea Pulkkinen & Avahalom Caspi (Hrsg.): Paths to Successful Development. Cambridge

Grube, Michael (2000): Zur Verarbeitung des Psychotraumas bei **HIV-Infektionen**, in: P. Hartwich et al., a.a.O., S. 103–120

Gruen, Arno (2000): **Der Fremde** in uns. Stuttgart: Klett-Cotta

Grünberg, Kurt & Straub, Jürgen (Hrsg.) (2001): Unverlierbare Zeit. Psychosoziale **Spätfolgen des Nationalsozialismus bei Nachkommen von Opfern und Tätern**. Tübingen: edition diskord

Gunderson, J.G. & Sabo, A.N. (1993): The phenomenological and conceptual **interface between borderline personality disorder and PTSD**, in: *American Journal of Psychiatry*, Vol. 150, 1, S. 19–27

Haaken, J. (1998): Pillar of Salt: **Gender, Memory, and the Perils of Looking Back**. New Brunswick, NJ: Rutgers University Press

Haas, Steffen (2000): Welche psychopharmakologischen Behandlungsansätze gibt es für posttraumatische Erkrankungen? in: Hartwich et al., a.a.O.

Hacking, I. (1996): **Multiple Persönlichkeit**. Zur Geschichte der Seele in der Moderne. München: Carl Hanser

Haddock, Deborah Bray (2001): The **Dissociative Identity Disorder Sourcebook**. New York: McGraw Hill

Hankin, C.S. (1997): **Chronische posttraumatische Belastungsstörungen im Alter**, in: Maercker, a.a.O.

Hantke, Lydia (1999): Trauma und **Dissoziation**. Modelle der Verarbeitung traumatischer Erfahrungen. Berlin: Wissenschaftlicher Verlag van der Hart, O. et al.: **Ritual Abuse** in European Countries: A clinicians perspective, in: Fraser, a.a.O., S. 142ff.

van der Hart, O., Brown, P. & Graafland, M. (1999): Trauma-induced dissociative amnesia in **World War I combat soldiers**, in: *Australian and New Zealand Journal of Psychiatry*, Vol. 33, S. 37–46

van der Hart, O. & Brom, D. (2000): When the Victim Forgets. **Trauma-Induced Anmesia and Its Assessment in Holocaust Survivors**, in: Shalev et al., a.a.O., S. 233–248

van der Hart, O. & Nijenhuis, E. (2001): Generalized dissociative amnesia: Episodic, semantic and procedural **memories lost and found**, in: *Australian and New Zealand Journal of Psychiatry*, Vol. 35, S. 589–600

van der Hart, O., Nijenhuis, E.R.S. & Steele, K. (2003): The haunted **self: Chronic traumatization** and the psychology of action. New York: W.W. Norton

Hartwich, Peter, Haas, Steffen, Maurer, Konrad, Pflug, Burkhard & Schlegel, Sabine (Hrsg.) (2000): **Posttraumatische Erkrankungen**. Konvergenz psychischer und somatischer Veränderungen. Sternenfels: Verlag Wissenschaft & Praxis

Harvey, John H. & Miller, D. (Hrsg.) (2000): **Loss and Trauma**. General and Close Relationship Perspectives. Philadelphia: Brunner-Routledge

Heilbronner, K. (1903): Ueber **Fugues** und fugue-ähnliche Zustände, in: *Jahrbücher für Psychiatrie und Neurologie*, Bd. 23, S. 107–206

Heiliger, Anita & Engelfried, Constance (1995): Sexuelle Gewalt. **Männliche Sozialisation und potentielle Täterschaft**. Frankfurt: Campus

Heiliger, Anita (2000): **Täterstrategien und Prävention**. Sexueller Mißbrauch an Mädchen innerhalb familialer und familienähnlicher Strukturen. München: Frauenoffensive

Heim, C., Ehlert, U., Hanker, J.P. & Hellhammer, D.H. (1998): Abuse-related posttraumatic stress disorder and alterations of the hypothalamic-pituitary-adrenal axis in **women with chronic pelvic pain**, in: *Psychosomatic Medicine*, Vol. 60, S. 309–318

Heim, C., Owens, M.J., Plotsky, P.M. & Nemeroff, C.B. (1997): Persistent changes in **corticotropin-releasing factor systems** due to early life stress: Relationship to the pathophysiology of major depression and post-traumatic stress disorder, in: *Psychopharmacology Bulletin*, Vol. 33, S. 185–192

Heinl, Peter (1994): „Maikäfer flieg, dein Vater ist im Krieg ..." Seelische Wunden aus der **Kriegskindheit**. München: Kösel

Henry, James P. & Wang, Sheila (1998): Effects of **early stress** on **adult affiliative** behavior, in: *Psychoneuroendocrinology*, Vol. 23 (8), S. 863–875

Herbert, Claudia (2002): Traumareaktionen verstehen und Hilfe finden. Ein **Ratgeber** für Traumaüberlebende, ihre Familien und Menschen, die mit Traumatisierten arbeiten. Oxford: Blue Stallion

Herbert, Martin (1999): **Bindung.** Ursprung der Zuneigung zwischen Eltern und Kind. Bern: Huber

Herbert, T.B. & Cohen, S. (1993): **Depression and immunity**: A meta-analytic review, in: *Psychological Bulletin*, Vol. 113, S. 472–486

Herman, J.L.(1994): Die **Narben der Gewalt**, München: Kindler, Neuauflage: Paderborn: Junfermann, 2003

Herman, J.L. & Cullinan, W.E. (1997): Neurocircuitry of stress: Central control of the hypothalamo-pituitary-adrenocortical axis, in: *Trends in Neurosciences*, Vol. 20, S. 78–84

Hesse, E. & Main, M. (1999): Second-generation effects of **unresolved trauma** as observed **in non-maltreating parents**: Dissociated, frightened, and threatening parental behavior, in: *Psychoanalytic Inquiry*, Vol. 19, S. 481–540

Hesse, E. & Main, M. (2000) : **Disorganized** infant, child, and adult attachment : **Collapse in behavioural and attentional strategies**, in: *Journal of the American Psychoanalytic Association*, Vol. 48, S. 1097–1127

Hesse, E. & Van Ijzendoorn, M.H. (1998) : **Parental loss** of close family members and propensities towards **absorption in offspring**, in: *Developmental Science*, Vol. 1, S. 299–305

Hesse, E. & Van Ijzendoorn, M.H. (1999): Propensities towards **absorption** are related to lapses in the monitoring of reasoning of discourse during the **Adult Attachment Interview**: A preliminary investigation, in: *Attachment and Human Development*, Vol. 1, S. 67–91

Heyne, C. (1993): **Täterinnen**. Zürich: Kreuz

Hidalgo, R.B. & Davidson, J.R. (2000): **Posttraumatic stress disorder: Epidemiology** and health-related considerations, in: *Journal of Clinical Psychiatry*, Vol. 61 (Suppl. 7), S. 5–13

Hilweg, Werner & Ullmann, Elisabeth (Hrsg.) (1997): Kindheit und Trauma. **Trennung, Missbrauch, Krieg.** Göttingen: Vandenhoeck & Ruprecht

von Hinckeldey, Sabine & Fischer, Gottfried (2002): Psychotraumatologie der **Gedächtnisleistung**. München: Ernst Reinhardt

Hirsch, M. (1996a): Zwei Arten der **Identifikation mit dem Aggressor** – nach **Ferenczi** und **Anna Freud**, in: *Prax. Kinderpsychol. Kindrepsychiatr*, Bd. 45 (6), S. 198–205

Hirsch, M. (1996b): Wege vom realen Trauma zur **Autoaggression,** in: *Forum der Psychoanalyse*, Bd. 12, S. 31–44

Hirsch, M. (1997): **Schuld und Schuldgefühl**: zur Psychoanalyse von Trauma und Introjekt. Göttingen: Vandenhoeck & Ruprecht

Höfling, Siegfried, Drewes, Detlef & Epple-Waigel, Irene (Hrsg.) (1999): Auftrag **Prävention**. Offensive gegen sexuellen Kindesmissbrauch. München: Hanns-Seidl-Stiftung

Hoffman, Sven Olaf (1994): Die **Dissoziation**. Neue Aktualität für ein altes klinisches **Konzept**, in: G. Kokott & H.-J. Möller (Hrsg.): Sichtweisen der Psychiatrie. München: Zuchschwerdt, S. 16–24

Hoffmann, Sven Olaf & Eckart-Henn, Annette (Hrsg.) (2003): Dissoziative Störungen des Bewusstseins. Stuttgart: Schattauer

Hofmann, Arne, Reddemann, Luise & Gast, Ursula (Hrsg.) (2003): Behandlung dissoziativer Störungen. Stuttgart: Thieme

Hofmann, Arne (1999): **EMDR** in der Therapie psychotraumatologischer Belastungssyndrome. Stuttgart: Thieme

Hofmann, Arne (2002): **Gewaltopfer im Strafverfahren – Opferschutz** und Beschuldigtenrechte aus der Sicht der Psychotraumatologie, in: S. Barton (Hrsg.): Verfahrensgerechtigkeit und Zeugenbeweis. Interdisziplinäre Studien zu Recht und Staat. Baden-Baden: Nomos

Horen, S., Leichner, P.P. & Lawson, J.S. (1995): **Prevalence** of Dissociative Symptoms and Disorders in an Adult Psychiatric Inpatient Population in Canada, in: *Canadian Journal of Psychiatry*, Vol. 40, S. 185–191

Horowitz, M.J., Wilner, N. & Alvarez, W. (1979): The **Impact of Event Scale**: A measure of subjective stress, in: *Psychosomatic Medicine*, Vol. 41, S. 209–218

Horowitz, Mardi Jon (1997a): Stress Response Syndromes. **PTSD, Grief, and Adjustment** Disorders. Northvale, NJ: Jason Aronson

Hosansky, Anne (1996): Wege durch das Land der Trauer. Freiburg: Herder

Howell, Elisabeth F. (1997): **Masochism**: A bridge to the other side of abuse, in: *Dissociation*, Vol. 10 (4), S. 240–245

Howell, Elizabeth F. (2002): „Good Girls", „Sexy Bad Girls", and „Warriors": The Role of Trauma and Dissociation in the Creation and **Reproduction of Gender**, in: *Journal of Trauma and Dissociation*, Vol. 3, No 4, S. 5–32

Howell, Elizabeth F. (2003): Back to the „states": **Victim and abuser states** in borderline personality disorder, in: *Psychoanalytic Dialogues*

Huber, Michaela & Rehling, Inge (1987): Dein ist mein halbes Herz, was **Freundinnen** einander bedeuten. Frankfurt: Fischer

Huber, Michaela (1992): **MPS**, in: EMMA, September

Huber, Michaela (1994): **Multiple Persönlichkeitsstörung**, in: *Verhaltenstherapie und psychosozial. Praxis,* Nr. 1, S. 61–71

Huber, Michaela (1995): **Multiple Persönlichkeiten** – Überlebende extremer Gewalt. Ein Handbuch. Frankfurt: Fischer

Huber, Michaela (1999): Das Trauma und seine **Folgen**, in: S. Damm (Hrsg.): Schwer traumatisierende Erfahrungen. Auswirkungen und Psychotherapie. Tübingen: Universitas Verlag, S. 155–180

Huber, Michaela (2002): Traumaarbeit im **Kosovo**, in: *Wissenschaft und Frieden,* Heft 2, S. 30–33

Hudson, P.S. (1991): **Ritual Child Abuse**. Saratoga, CA: R & E Publishers

Hüther, Gerald (1999): **Biologie der Angst**. Wie aus Streß Gefühle werden. Göttingen: Vandenhoeck & Ruprecht

Hüther, Gerald (2001a): Bedienungsanleitung für ein **menschliches Gehirn**. Göttingen: Vandenhoeck & Ruprecht

Hüther, Gerald (2001b): Die **neurobiologischen Auswirkungen von Angst und Stress** und die Verarbeitung traumatischer Erinnerungen, in: Streeck-Fischer et al., a.a.O., S. 94–114

Hüther, G., Doering, S., Rüger, U., Rüther, E. & Schüßler, G. (1996): Psychische **Belastungen und neuronale Plastizität**, in: *Zeitschrift für Psychosomatische Medizin,* Bd. 42, S. 107–127

van Ijzendoorn, M.H & Bakermans-Kranenburg, M. (1996): **Attachment** representations in mothers, fathers, adolescents and clinical groups: A meta-analytic search for normative data, in: *Journal of Consulting and Clinical Psychology,* Vol. 64, S. 224–248

van Ijzendoorn, M.H. & Schuengel, C. (1996): The measurement of dissociation in normal and clinical populations: meta-analytic validation of the Dissociative Experience Scale (**DES**), in: *Clinical Psychology Review,* Vol. 16, S. 365–385

Irmen, Susanne (2002): Der endlose Schrecken – **späte Folgen** traumatischer Erlebnisse. Feature, Südwestrundfunk, Mittwoch, 11. September

Irwin, H.J. (1995): **Affective predictors** of dissociation, III: Affect balance, in: *Journal of Psychology,* Vol. 129 (4), S. 463–467

Irwin, H.J. (1996): Traumatic childhood events, perceived **availability of emotional support, and the development of dissociative tendencies**, in: *Child Abuse & Neglect,* Vol. 20 (8), S. 701–707

Irwin, H. J. (1999): **Pathological and nonpathological dissociation**: The relevance of childhood trauma, in: *Journal of Psychology,* Vol. 133 (2), S. 157–164

Isermann, M., Diegelmann, C., Kaiser, W. & Priebe, S. (2000): The Breast Cancer Psychosocial Assessment Screening Scale (**BC-PASS**): A Brief Instrument for Assessing Psychological Distress and Quality of Life in Breast Cancer Patients, Vortrag auf der 2nd European Breast Cancer Conference, Brüssel 27.–30. September

dies. (2001a): Psychische und soziale Aspekte und Lebensqualität von **Brustkrebspatientinnen**, Projektbericht des Projekts Nr. SI2.127434 der Europäischen Kommission im Programm „Europa gegen den Krebs“

dies. (2001b): Post traumatic stress symptoms in **breast cancer** patients, Vortrag auf dem 1st World Congress on Women's Mental Health, Berlin 27.–31. März

Jacobvitz, D. & Hazen, N. (1999): Developmental pathways **from infant disorganization to childhood peer relationships**. In: Solomon & George, 1999, S. 127–159

Jäckel, Karin (1994): Komm, mein liebes Rotkäppchen ... Kindesmissbrauch – Wer sind die **Täter**? Berlin: Argon

James, D. (1998): **Multiple Personality in the Courts**: A Review of the North American Experience, in: *Journal of Forensic Psychiatry,* Vol. 9, S. 339–361

Janet, P. (1889): **L'automatisme psychologique**. Paris: Alcan

Janet, P. (1929): **L'Evolution Psychologique** de la Personnalité. Paris: Chahine

Janet, P. (1945): La croyance délirante. *Schweizerische Zeitschrift für Psychologie,* Nr. 4, S. 164

Janet, P. 1976): Les medications psychologiques, 3 Bde., Reprint: Arno Press, New York, 1976

Jenkins, P. (1998): Moral Panic: Changing Concepts of the **Child Molester** in Modern America. New Haven, CT: Yale University Press

Jensen, C.F., Keller, T.W., Peskind, E.R. et al. (1997): **Behavioral and plasma cortisol responses** to sodium lactate infusion in posttraumatic stress disorder, in: *American Journal of Psychiatry*, Vol. 154, S. 266–268

Johnson, J.G., Cohen, P., Brown, J., Smailes, E.M. & Bernstein, D.P. (1999): **Childhood maltreatment increases risk for personality disorders** during early adulthood, in: *Arch Gen Psychiatry*, Vol. 56, S. 600–606

Jonker, F. & Jonker-Bakker, I. (1997): Effects of **ritual abuse**: The results of three surveys in the Netherlands, in: *Child Abuse & Neglect*, Vol. 21, S. 541–556

Jülicher, Jochen (1999): Es wird alles wieder gut, aber nie mehr wie vorher. Begleitung in der Trauer. Würzburg: Echter

Jutzi, S., Lehmkuhl, F. & Remke, S. (2003): „Schluck weiter!" Suizidforen, in: *Focus*, Nr. 7, S. 94–95

Kaiser Rekkas, Agnes (2001): Klinische Hypnose und Hypnotherapie. Heidelberg: Carl Auer

Kaplan, N. (1987): Individual differences in 6-year-olds' thoughts about separation: Predicted from **attachment** to mother at age 1. Doktorarbeit, University of California in Berkeley

Kardiner, A. (1941): The **Traumatic Neuroses of War**. New York: Paul Hober

Kast, Verena (1994): Sich einlassen und loslassen. Neue Lebensmöglichkeiten bei Trauer und Trennung. Freiburg: Herder

Kast, Verena (1997): Trauern. Phasen und Chancen des psychischen Prozesses. Stuttgart: Kreuz

Katchen, M.H. (1992): The **History of Satanic Religions**, in: Sakheim & Devine, a.a.O., S. 1–19

Katchen, M.H. & Sakheim, D.K. (1992): **Satanic Beliefs and Practices**, in: Sakheim & Devine, a.a.O., S. 21–43

Katschnig, Heinz & Demal, Ulrike (2000): **Trauer und Depression**. Wo hört das eine auf, wo fängt das andere an? Wien: WUV Universitäts-Verlag

Keitesi, China (2000): Sie nahmen mir die Mutter und gaben mir ein Gewehr. Mein Leben als **Kindersoldatin**. München: Ullstein

Kelley, Patricia (2001): Trost in der Trauer. Ein Begleitbuch. München: Knaur

Kelly, B., Raphael, B., Smithers, M., Swanson, C., Reid, C., McLeod, R.,Thomson, D. & Walpole, E. (1995): Psychological responses to **malignant melanoma**: An investigation of traumatic stress reactions to life-threatening illness, in: *General Hospital Psychiatry*, Vol. 17, S. 126–136

Kempermann, Ingrid, Russ, Mark J. & Shearin, Edward (1997): **Self-injurious behavior** and mood regulation in borderline-patients, in: *Journal of Personality Disorders*, Vol. 11 (2), S. 146–157

Kendall-Tackett, K.A., Meyer Williams, L. & Finkelhor, D. (1993): **Impact of sexual abuse on children**: a review and synthesis of recent empirical studies, in: *Psychological Bulletin*, Vol. 113, S. 164–180

Kendler, K.S., Bulik, C.M., Silberg, J., Hettema, J.M., Myers, J. & Prescott, C.A. (2000): Childhood sexual abuse and adult psychiatric and **substance use disorders in women**: An epidemiological and cotwin control analysis, in: *Arch Gen Psychiat*, Vol. 57, S. 953–959

Kernberg, Otto F., Dulz, Birger & Sachsse, Ulrich (Hrsg.) (2000): Handbuch der **Borderline-Störungen**. Stuttgart: Schattauer

Kessler, R., Sonnega, A., Bromet, E., Hughes, M. & Nelson, C. (1995): Posttraumatic stress disorder in the national comorbidity survey, in: *Archives of General Psychiatry*, Vol. 52, S. 1048–1060

Kind, Jürgen (1992): **Suizidal.** Die Psychoökonomie einer Suche. Göttingen: Vandenhoeck & Ruprecht

Kinzie, J.D. & Goetz, R.R. (1996): A century of **controversy surrounding posttraumatic stress-spectrum syndromes**: the impact of DSM-III and DSM-IV, in: *Journal of traumatic stress*, Vol. 9, S. 159–179

Kirchhoff, Sabine (1994): **Sexueller Mißbrauch vor Gericht**. Bd. 1: Beobachtung und Analyse, Bd. 2: 15 Gerichtsprotokolle. Opladen: Leske und Budrich

Kirmayer, Lawrence J. (1996): Landscapes of Memory. **Trauma, Narrative and Dissociation**, in: Antze & Lambik, a.a.O., S. 173–198

Kirkpatrick, D. & Edmunds, C. (1992): **Rape** in America: A Report to the Nation. Arlington, VA: National Victim Center

Kisiel, C.L. & Lyons, J.S. (2001): Dissociation as a mediator of **psychopathology** among sexually abused **children and adolescents**, in: *American Journal of Psychiatry*, Vol. 158 (7), S. 1034–1039

Kleber, R.J., Figley C.R. & Gersons, B.P.R. (Hrsg.) (1996): Beyond Trauma: **Cultural and Societal Dynamics**. New York: Plenum Press

Klee, Ernst (1984): Die armen Irren. Das Schicksal der seelisch Kranken. Düsseldorf: Patmos

Klee, Ernst (1998): Was sie taten. Was sie wurden. Frankfurt: Fischer

Klee, Ernst (1999): Euthanasie im NS-Staat. Die Vernichtung lebensunwerten Lebens. Frankfurt: Fischer

Klee, Ernst (2001): Deutsche Medizin im Dritten Reich. Karrieren vor und nach 1945. Frankfurt: Fischer

Kleining, Bernhard & Schumacher, Andrea (Hrsg.) (2001): Psychotraumatologie in der Onkologie. Der **Krebs und seine Behandlung – ein Trauma**. Lengerich: Pabst Science Publishers

Kluft, R.P. & Fine, C.G. (Hrsg.) (1993): **Clinical Perspectives** on Multiple Personality Disorder. Washington DC: American Psychiatric Press

Kluft, R.P. & Schultz, R. (1993): **Multiple personality disorder in adolescence**, in: *Adolescent Psychiatry*, Vol. 19, S. 259–279

Kluft, R.P. & Foote, B. (1999) : **Dissociative identity disorder**: Recent developments, in: *American Journal of Psychotherapy*, Vol. 53 (3), S. 283–288

Knopp, R.H. & Benson, A.R. (1996): A **Primer on the Complexities** of Traumatic Memory of Childhood Sexual Abuse. Brandon, VT: Safer Society Press

Kogan, Ilany (1998): Der stumme Schrei der Kinder. Die **zweite Generation der Holocaust-Opfer**. Frankfurt: S. Fischer

Kolak, D. (1993): Finding our selves: **Identification, identity, and multiple personality**, in: *Philosophical Psychology*, Vol. 6(4), S. 363–386

van der Kolk, B.A. (1989): The compulsion to repeat the trauma: **Re-enactment, revictimization, and masochism**, in: *Psychiatric Clinics of North America,* Vol. 12 (2), S. 389–410

van der Kolk, B.A. (1994): The body keeps the score: Memory and the evolving **psychobiology** of post-traumatic stress, in: *Harvard Review Psychiatry,* Vol. 1, S. 253–265

van der Kolk, B.A. & van der Hart, O. (1989): Pierre **Janet and the breakdown of adaptation** in psychological trauma, in: *Journal of Psychiatry*, Vol. 146, S. 1520–1540

van der Kolk, B.A., Hostetler, A., Herron, N. & Fisler, R.E. (1994): Trauma and the **development of borderline** personality disorder, in: *Psychiatric Clinics of North America*, Vol. 17, S. 715–730

van der Kolk, B.A., Pelcovitz, D., Roth, S., Mandel, F., MacFarlane, A. & Herman, J. (1996): **Dissociation, affect regulation, and somatization**: The complex nature of adaptation to trauma, in: *American Journal of Psychiatry*, Vol. 153, S. 83–93

van der Kolk, B.A. (1997): The **psychobiology** of posttraumatic stress disorder, in: *Journal of Clinical Psychiatry*, Vol. 58 (Suppl. 9), S. 16–24

van der Kolk, B.A., Burbridge, J.A., Suzuki, J. (1997): The **psychobiology** of traumatic memory: Clinical implications of neuroimaging studies. In: R. Yehuda & A.C. McFarlane (Eds.): Annals of the New York academy of sciences (Vol. 821): Psychobiology of posttraumatic stress disorder. New York: Academy of Sciences

van der Kolk, B.A., McFarlane, A., Weiseath, L. (2000): **Traumatic stress. Grundlagen** und Behandlungsansätze. Paderborn: Junfermann

Koltermann, Ulrike (2002): Menschenverachtendes Weltbild. Zahl der **Satansanhänger** steigt beständig, in: *Reutlinger General-Anzeiger,* 22. Juni

Konicki, P.E. & Schulz, S.C. (1989): Rationale for clinical trials of **opiate antagonists** in treating patients with personality disorders **and self-injurious behavior**, in: *Psychopharmacology Bulletin*, Vol. 25, S. 556–563

Koss, M.P. (1993): **Rape**: Scope, impact, interventions and public policy responses, in: *American Psychologist*, Vol. 48, S. 1062–1069

Kotch, J.B., Muller, G.O. & Blakely, C.H. (1999): Understanding the **origins and incidence of child maltreatment**. In: T.P. Gullotta & S.J. McElhaney (Hrsg.): Violence in homes and communities: Prevention, intervention, and treatment. In: *Issues in children's and families' lives*, Vol. 11, S. 1–38. Thousand Oaks, CA: Sage

Kourouma, Ahmadou (2002): Allah muss nicht gerecht sein. München: Knaus

Kramer, Joel & Alstad, Diana (1995): Masken der **Macht**. Die Guru Papers. Warum Menschen bereit sind, sich einem **Guru** zu unterwerfen. Frankfurt: Zweitausendeins

Kroll, N., Markowitsch, J.H., von Cramon, D.Y. & Knight, R. (1997): **Retrieval** of old memories – the **temporo-frontal** hypothesis, in: *Brain*, Vol. 120, S. 1277–1399

Krugman, S. (1995): **Male development and the transformation of shame**, in: R.F. Levant & W.S. Pollack, a.a.O.

Krystal, Henry (Ed.) (1968): **Massive Psychic Trauma**. New York

Krystal, Henry (1993): Integration & Self-Healing. Affect, Trauma, **Alexithymia.** Hillsdale, NJ: The Analytic Press

Kuch, K. & Cox, B.J. (1992): Symptoms of PTSD in 124 **survivors of the Holocaust**, in: *American Journal of Psychiatry*, Vol. 149, S. 337–340

Kuntzag, Lars (1998): Traumatisierte **Vorschulkinder**. Diagnostische Grundlagen und Methoden. Paderborn: Junfermann

Kutz, I., Garb, R. & David, D.: (1998): Post-traumatic stress disorder following **myocardial infarcation**, in: *General Hospital Psychiatry*, Vol. 10, S. 169–176

Kuyken, W. & Brewin, C.R. (1995): **Autobiographical memory** functioning in **depression** and reports of **early abuse**, in: *Journal of Abnormal Psychology*, Vol. 104, S. 585–591

Langeland, W., Draijer, N. & van den Brink, W. (2002): Trauma and dissociation in treatment-seeking **alcoholics**: towards a resolution of inconsistent findings, in: *Comprehensive Psychiatry*, Vol. 43(3), S. 195–203

Largo, Remo H. (1999): Kinderjahre. Die **Individualität des Kindes** als erzieherische Herausforderung. München: Piper

Lasogga, Frank & Gasch, Bernd (2002): **Notfallpsychologie.** Wien: Stumpf + Kossendey

Laszig, Parfen & Rieg, Kathy (2002): **Ressourcen zur Psychotraumatologie**, in: *Deutsches Ärzteblatt*, Praxis-Computer, Nr. 4, S. 25–27

Laub, D. & Auerhahn, N. (1993): Knowing and not knowing massive trauma: Forms of **traumatic memory**, in: *Psychoanalytic Psychology*, Vol. 6, S. 377–400

Lauer, J., Black, D.W. & Keen, P. (1993): **Multiple personality disorder and borderline personality disorder**: distinct entities or variations on a common theme? In: *Annals of Clinical Psychiatry*, Vol. 5, S. 129–134

LaVey, Anton Szandor: The **Satanic Rituals**. New York: Avon Books

Leavitt, F. (1997): False attribution of suggestibility to explain **recovered memory** of childhood sexual abuse following extended amnesia, in: *Child Abuse & Neglect*, Vol. 21 (3), S. 265–272

LeDoux, J. (1998): Das Netz der Gefühle, **Wie Emotionen entstehen.** München: Carl Hanser

LeDoux, J., Romanski, L. & Xagoras, A. (1989)**: Indelibility of subcortical emotional memories**, in: *Journal of Cognitive Neuroscience*, Vol. 1 (3), S. 238–243

Lego, S. (1996): **Repressed memory and false memory**, in: *Arch Psychiatr Nurs*, Vol. 10 (2), S. 110–115

Leichsenring, F. (1997): Borderline Persönlichkeits-Inventar (**BPI**), Manual. Göttingen: Hogrefe

Leserman, J., Li,Z., Hu, Y. & Drossman, D. (1998): How multiple types of stressors **impact on health**, in: *Psychosomatic Medicine*, Vol. 60, S. 175–181

Levine, H.B. (1994): **Repetition, reenactment and trauma**, in: A. Sugarman (Hrsg.): Victims of Abuse: The emotional impact of child and adult trauma. Madison, CT: International University Press, S. 141–164

Levine, Peter A. (1998): **Trauma-Heilung**. Das Erwachen des Tigers. Essen: Synthesis

Levold, D., Wedekind, E. & Georgi, H. (1993): **Gewalt in Familien**. Systemdynamik und therapeutische Perspektiven, in: *Familiendynamik*, Bd. 3, S. 287–311

Liberzon, I., Taylor, S.F., Amdur, R. et al. (1999) : Brain activation in PTSD in **response to trauma-related stimuli**, in: *Biological Psychiatry*, Vol. 45, S. 817–826

Lifton, Robert Jay (1961): **Thought Reform** and the Psychology of **Totalism.** New York: W.W. Norton

Linehan, Marsha (1998): Dialektisch-behaviorale Therapie der **Borderline**-Persönlichkeitsstörung. Praxis und Manual. München: CIP-Medien

Lifton, Robert Jay (1987): The **Nazi Doctors**: Medical killing and the psychology of genocide. New York: Basic Books

Liotti, G. (1992): **Disorganized/disoriented attachment** in the etiology of the dissociative disorders, in: *Dissociation: Progress in the dissociative disorders,* Vol. 5, S. 196–204

Liotti, G. (1999a): **Disorganization of attachment** as a model for understanding dissociative psychopathy, in: Goldberg et al., (1999), S. 291–317

Liotti, G. (1999b): Understanding the **dissociative processes**: The contribution of **attachment theory**, in: *Psychoanalytic Inquiry*, Vol. 19, S. 757–783

Liotti, G. & Pasquini, P. (2000): **Predictive factors for borderline** personality disorder: Patients' early traumatic experiences and losses suffered by the attachment figure, in: *Acta Psychitrica Scandinavia*, Vol. 102, S. 282–289

Lipschitz, D.S., Kaplan, M.L., Sorkenn, J., Corney, P. & Asnis, G.M. (1996): **Childhood abuse, adult assault, and dissociation**, in: *Comprehensive Psychiatry,* Vol. 37 (4), S. 261–266

Lisak, D., Hopper, J. & Song, P. (1996): Factors in the **cycle of violence**: Gender rigidity and emotional constriction, in: *Journal of Traumatic Stress,* Vol. 9 (4), S. 721–742

Loewenstein, R.J. (1993): **Anna O**: Reformulation as a case of multiple personality disorder, in: J.M. Goodwin (Hrsg.): Rediscovering Childhood Trauma: Historical Casebook and clinical applications. Washington, DC: American Psychiatric Press, S. 139–167

Ludewig-Kedmi, Revital, Spiegel, Miriam Victory & Tyrangiel, Silvie (Hrsg.) (2002): Das Trauma des **Holocaust** zwischen Psychologie und Geschichte. Zürich: Chronos

Lukas, Berit (2003): Das Gefühl, ein No-Body zu sein. **Depersonalisation**, Dissoziation und Trauma. Paderborn: Junfermann

Lynn, S.J. & Rhue, J.W. (Hrsg.): (1994): **Dissociation: Clinical and theoretical** perspectives. New York: Guilford

Lyons-Ruth, K. & Jacobvitz, D.(1999): **Attachment disorganization**: **Unresolved loss**, relational violence, and lapses in behavioral and attentional strategies. In: J. Cassidy & P.R. Shaver (Hrsg.): Handbook of Attachment: Theory, research, and clinical applications. New York: Guilford, S. 520–554

Lyons-Ruth, K., Bronfman, E. & Parsons, E. (1999): **Maternal frightened, frightening, or atypical behavior and disorganized infant attachment patterns**, in: *Monographs of the Society for Research in Child Development*, Vol. 64, S. 67–96

Machuda, M., Bergquist, T., Ito, V. & Chew, S. (1998): Relationship between **stress, coping, and postconcussion** symptoms in a healthy adult population, in: *Archives of Clinical Neuropsychology*, Vol. 13 (5), S. 415–424

Mann, J.J. (1998): The **Neurobiology** of Suicide, in: *Nature Medicine*, Vol. 4 (1), S. 25–30

Maercker, Andreas & Schützwohl, M. (1999): Erfassung von psychischen Belastungsfolgen: Die Impact of Event Skala – revidierte Version (**IES-R**), *Diagnostica*

Maercker, Andreas & Ehlert, Ulrike (Hrsg.) (2001): **Psychotraumatologie**. Jahrbuch der Medizinischen Psychologie 20. Göttingen: Hogrefe

Maercker, A., Beauducel, A. & Schützwohl, M. (2000): Trauma severity and initial reactions as precipitating factors for posttraumatic stress symptoms and chronic dissociation in former **political prisoners**, in: *Journal of Traumatic Stress*, Vol. 13 (4), S. 651–660

Magfie, Jenny, Cicchetti, Dante & Toth, Sheree L. (2001): The development of dissociation in **maltreated preschool-aged children**, in: *Development and Psychopathology*, Vol. 13, S. 233–254

Main, Mary, Kaplan, N. & Cassidy, June (1985): **Security** in infancy, childhood, and adulthood: A move to the level of representation, in: I. Bretherton & E. Waters (Hrsg.): Growing points of attachment theory and research. Vol. 50, Bd. 209, Chicago: University of Chicago Press, S. 66–106

Main, Mary & Solomon, J. (1986): Discovery of an **insecure-disorganzed/disoriented attachment pattern**: Procedures, findings, and implications for the classification of behavior, in: T.B. Brazelton & M. Yogman (Hrsg.): Affective development in infancy. Norwood, NJ: Ablex, S. 95–124

Main, Mary & Hesse, E. (1998): Frightening, frightened, dissociated, deferential, sexualised, and **disorganized parental behavior**: A coding system for frightening parent-infant interactions. Berkeley: University of California in Berkeley

Malkinson, Ruth, Rubin, Simon S. & Witztum, Eliezer (Hrsg.) (2000): Traumatic and Nontraumatic **Loss and Bereavement**. Clinical Theory and Practice. Madison: Psychosocial Press

Mandau, Luise (2000): Die Frauenfalle. Wenn gute Mädchen böse werden: Physische, psychische und verbale **Gewalt von Frauen**. Bergisch-Gladbach: Lübbe

Markowitsch, Hans J. (2001): Stressbezogene **Gedächtnisstörungen** und ihre möglichen Hirnkorrelate, in: Streeck-Fischer et al., a.a.O., S. 72–93

Markowitsch, H.J., Kessler, J., Weber-Luxenburger, G., Albers, M. & Heiss, W.D. (1998): Psychic trauma causing grossly reduced **brain metabolism** and **cognitive deterioration**, in: *Neuropsychologia*, Vol. 36, S. 77–82

Markowitsch, H.J., Kessler, J., Russ, M.O., Frolich, L., Schneider, B. & Maurer, K. (1999): **Mnestic block** syndrome, in: *Cortex*, Vol. 35, S. 219–230

Marmar, C.R., Weiss, D.S. & Metzler, T. (1998): **Peritraumatic Dissociation** and Posttraumatic Stress Disorder, in: J.D. Bremner & R.C. Marmar (Hrsg.): Trauma, Memory, and Dissociation (S. 229–252). Washington, D.C.: American Psychiatric Press

Marmer, S.S. & Fink, D. (1994): Rethinking the **comparison of borderline personality disorder and multiple personality disorder**, in: *Psychiatr Clin North Am,* 17 (4), S. 743–771

Marneros, Andreas (2000): **Sexualmörder**. Eine erklärende Erzählung. Bonn: Psychiatrie-Verlag

Martinius, J. & Frank, R. (Hrsg.) (1990): **Vernachlässigung, Missbrauch und Misshandlung von Kindern** (Erkennen, Bewusstmachen, Helfen). Bern

Mattioli, F., Grassi, F. Perani, D. et al. (1996): Persistent post-traumatic **retrograde amnesia**: A neuropsychological and **PET** study, in: *Cortex*, Vol. 32, S. 121–129

Maurer, Konrad (2000): Posttraumatische Belastungsstörungen im **Alter**, in: Hartwich, a.a.O., S. 113–120

May, Angela et al. (Hrsg.) (2001): **Rituelle Gewalt**. Berlin: die Jonglerie

May, Angela & Remus, Norbert: Basisinformationen für Fachkräfte über **Sekten und Kulte**, in: May a.a.O., S. 159–240

May, Angela & Remus, Norbert (Hg) (2002): **Traumatisierte Kinder**, Berlin: die Jonglerie

McCann, I. Lise & Pearlman, Laurie Anne (1990): Psychological Trauma and the Adult Survivor: Theory, Therapy, and Transformation. New York: Brunner/Mazel

McCloskey, L.A. & Walker, M. (2000): Posttraumatic stress in **children** exposed to **family violence and single-event trauma**, in: *Journal of the American Academy of Child & Adolescence Psychiatry*, Vol. 39, S. 108–115

McEwen, B.S. & Sapolsky, R.M. (1995): Stress and **cognitive function**, in: *Current Opinion in Neurobiology*, Vol. 5, S. 205–216

McFarlane, A.C. (1997): The **prevalence and longitudinal course** of PTSD. Implications for the neurobiological models of PTSD, in: *Annals of the New York Academy of Sciences*, Vol. 821, S. 10–23

McFarlane, A.C. (2000): Posttraumatic stress disorder: A model of the longitudinal course and the **role of risk factors**, in: *Journal of Clinical Psychiatry*, Vol. 61 (Suppl. 5), S. 15–20

McKenzie, C.D. & Wright, L.S. (1996): **Delayed Posttraumatic Stress Disorders** from Infancy. The Two-Trauma Mechanism. Amsterdam

McNally, Richard J. (2003): **Remembering** Trauma. Boston: Harvard University Press

Mertz, J. Erik (2000): **Borderline.** Weder tot noch lebendig, Stuttgart: Enke

Metcalfe, J. & Jacobs, W.J. (1996): A „**Hot-System/Cool-System**" View of Memory under Stress, in: *PTSD Research Quarterly*, Vol. 7, S. 1–3

Michelson, L.K. & Ray, W.J. (Hrsg.) (1996): **Handbook of Dissociation**: Theoretical, Empirical, and Clinical Perspectives. New York: Plenum Press

Mickelson, K.D., Kessler, R. C. & Shaver, P.R. (1997): **Adult attachment** in a nationally representative sample, in: *Journal of Personality and Social Psychology*, Vol. 73, S. 1092–1106

Milch, W. (1998): Überlegungen zur Entstehung von **Borderline**-Störungen auf dem Hintergrund der **Säuglingsforschung**, in: *Persönlichkeitsstörungen*, Bd. 1, S. 10–21

Miller, A. (1990) : **Banished Knowledge**: Facing Childhood Injuries. New York: Anchor Books

Millhahn, Ulrike (2003): Szenen, die man im Spielfilm schnell wegzappen würde. Opfer okkult verbrämter Gewalt brechen zunehmend ihr Schweigen, in: *Frankfurter Rundschau*, 11. Februar

Modestin, J., Eberner, G., Junghan, M. & Erni, T.(1996): Dissociative Experiences and **Dissociative Disorders in Acute Psychiatric Inpatients**, in: *Comprehensive Psychiatry*, Vol. 37, S. 355–361

Möller, Birgit, Morten, Antonio & Regner, Freihart (Hrsg.) (1999): **Politische Traumatisierung: Verfolgung, Folter, erzwungene Migration** und Möglichkeiten therapeutischer Hilfe, *Zeitschrift für Politische Psychologie*, Nr. 1 und 2. Bonn: Deutscher Psychologen Verlag

Moggi, F. (1996): Merkmalsmuster **sexueller Kindesmisshandlung** und Beeinträchtigungen der **seelischen Gesundheit im Erwachsenenalter**, in: *Zeitschrift für Klinische Psychologie*, Bd. 25, S. 296–303

Morgan, C.A., Grillon, C., Lubin, H. & Southwick, S.M. (1997): **Startle deficits** in women with sexual assault-related PTSD, in: *Annals of the New York Academy of Sciences*, Vol. 821, S. 486–490

Morgan, C.A., Hazlett, G., Wang, S. et al. (2001): Symptoms of dissociation in humans experiencing **acute**, uncontrollable stress: a **prospective** investigation, in: *American Journal of Psychiatry*, Vol. 158 (8), S. 1239–1247

Morton, N. & Brown, K. (1998): Theory and observation of **attachment and** its relation to **child maltreatment**: A review, in: *Child Abuse & Neglect*, Vol. 22, S. 1093–1104

Mulder, R.T., Beautrais, A.L., Joyce, R.R. & Fergusson, D.M. (1998): Relationship between **dissociation, childhood sexual abuse**, childhood physical abuse, and mental illness in a **general population** sample, in: *American Journal of Psychiatry*, Vol. 127, S. 806–811

Müller, Jörg (1999): Wenn die Seele trauert. **Psychische Ursachen körperlicher Erkrankungen**. Stuttgart: Langenscheidt

Müller, Monika & Schnegg, Matthias (1999): Unwiederbringlich. Vom **Sinn der Trauer**. Hilfen bei Verlust und Tod. Freiburg: Herder

Müller-Commichau, Wolfgang & Schaefer, Roland (2000): Wenn **Männer trauern**. Über den Umgang mit Abschied und Verlust. Mainz: Grünewald

Mueser, K.T., Goodman, L.B., Trumbetta, S.L. et al. (1998): Trauma and posttraumatic stress disorder in **severe mental illness**, in: *Journal of Consulting and Clinical Psychology*, Vol. 66, No 3, S. 493–499

Mukerjee, M. (1995): Hidden Scars. Sexual and other **abuse may alter a brain region**, in: *Scientific American,* October, S. 10–12

Murray, J.B. (1993): Relationship of childhood sexual **abuse to Borderline** Personality Disorder, Posttraumatic Stress Disorder, and Multiple Personality Disorder, in: *Journal of Psychology*, Vol. 127, S. 657–675

Nadel, L. & Moscovitch, M. (1998): **Hippocampal** Contributions to Cortical Plasticity, in: *Neuropharmacology*, Vol. 37, S. 431–439

Neumann, D.A., Houskamp, B.M., Pollock, V.E. & Brière, J. (1996): The long-term **sequelae of childhood sexual abuse** in women: A **meta-analytic** review, in: *Child Maltreatment*, Vol. 1, S. 6–16

Neysters, Peter & Schmitt, Karl-Heinz (1993): Denn sie werden getröstet werden. Das Hausbuch zu Leid und Trauer, Sterben und Tod. München: Kösel

Niederhofer, Helmut & Reiter, Alfons (2001): **Attachment** Stability over a Period from **Prenatal to 6 Months** Post Partum, in: *International Journal of Prenatal and Perinatal Psychology and Medicine*, Vol. 13 (1/2), S. 31–42

Niederhofer, Helmut (2001): Fragebogen zur **vorgeburtlichen Eltern-Kind-Bindung**, in: *International Journal of Prenatal and Perinatal Psychology and Medicine,* Vol. 13 (1/2), S. 182–192

Nijenhuis, E.R.S., Spinhoven, Ph., van Dyck, R., Van der Hart, O. & Vanderlinden, J. (1997): The Development of the Somatoform Dissociation Questionnaire (**SDQ-5**) as a Sreening Instrument for Dissociative Disorders, in: *Acta Psychiatrica Scandinavica,* Vol. 96, S. 311–318

Nijenhuis, E.R.S., Spinhoven, Ph., van Dyck, R., Van der Hart, O. & Vanderlinden, J. (1996): The Development and Psychometric Characteristics of the Somatoform Dissociation Questionnaire (**SDQ-20**), in: *Journal of Nervous and Mental Disease,* Vol. 184, S. 688–694

Nijenhuis, E.R.S., Spinhoven, Ph., van Dyck, R., Van der Hart, O. & Vanderlinden, J.(1998): Degree of **Somatoform and Psychological Dissociation** in Dissociative Disorder is Correlated with Reported Trauma, in: *Journal of Traumatic Stress,* Vol. 11, 711–730

Nijenhuis, E.R.S. (2003): **Somatoforme Dissoziation**. In: Sven Olaf Hoffmann & Annette Eckart-Henn (Hrsg.): Dissoziative Störungen des Bewusstseins. Stuttgart: Schattauer

Nijenhuis, E.R.S., Van der Hart, O. & Steele, K. (2002): The merging **psychobiology** of trauma-related dissociation and dissociative disorders, In: H.D'haenen, J.A. den Boer & P. Willner (Hrsg.): Biological Psychiatry, Chicester, NY: John Wiley & Sons, S. 1079–1098

Nijenhuis, E.R.S., Van der Hart, O. & Kruger, K. (2002): The Psychometric Characteristics of the Traumatic Experiences Checklist (**TEC**): First Findings Among Psychiatric Outpatients, in: *Clinical Psychology and Psychotherapy,* Vol. 9, S. 200–210

Nijenuis, E.R.S., Van der Hart, O & Steele, K. (2003): **Strukturelle Dissoziation** der Persönlichkeit: Über ihre traumatischen Wurzeln und die phobischen Mechanismen, die sie in Gang halten. In: Arne Hofmann, Luise Reddemann & Ursula Gast (Hrsg.): Behandlung dissoziativer Störungen. Stuttgart: Thieme

Noblitt, James R. & Perskin, Pamela S. (2000a) : **Cult- and Ritual Trauma Disorder** – A Proposed **Diagnosis** in DSM-Format, in: Noblitt & Perskin, a.a.O., S. 187 ff.

Noblitt, James R. & Perskin, Pamela S. (2000b): **Cult and Ritual Abuse**. Its History, Anthropology, and Recent Discovery in Contemporary America, Revised Edition. Westport: Praeger

Nord, Carlotta, Höger, Diether & Eckert, Jochen (2000): **Bindungsmuster von Psychotherapeuten**, in: *Persönlichkeitsstörungen, Theorie und Therapie*, Vol. Bd. 4, Nr. 2, S. 76–86

Norris, F.H. (1992): **Epidemiology of trauma**: Frequency and impact of different potentially traumatic events on different demographic groups, in: *Journal of Consulting and Clinical Psychology*, Vol. 60, S. 409–418

Oates, S.R.K. (1996): The **Spectrum of Child Abuse**: Assessment, treatment, prevention. New York: Bruner/Mazel

Ogawa, J.R., Scroufe, L.A., Weinfield, N.S., Carlson, E.A. & Egeland, B. (1997): Development and the fragmented self: **Longitudinal study of dissociative symptomatology in a non-clinical** sample, in: *Development and Psychopathology,* Vol. 9, S. 855–879

Oldham, Pamela (2003): A Flight of Mind. The Act of Dissociation Can Protect Children Emotionally From Trauma, but Repeated Use May Cause Lasting Harm, in: *The Washington Post,* 18. Februar

Oppenheimer, H. (1892) : Die **traumatische Neurose**. Berlin

Osterman, J. & van der Kolk, B. (1998): **Awareness during anesthesia** and post-traumatic stress disorder, in: *General Hospital Psychiatry,* Vol. 20, S. 274–281

Otnow Lewis, D. (1996): Diagnostic Evaluation of the **Child with Dissociative Identity** Disorder/Multiple Personality Disorder, in: D. Otnow Lewis & F.W. Putnam (Hrsg.): Child and Adolescent Psychiatric Clinics of North America, Band 5, S. 303–331). Philadelphia: W.B. Saunders

Otzelberger, Manfred (2000): Suizid. Das Trauma der **Hinterbliebenen**, Erfahrungen und Auswege, Berlin: Ch. Links

Ouimette, P.C., Wolfe, J. & Chrestman, K.R. (1996): Characteristics of posttraumatic stress disorder-**alcohol abuse comorbidity** in women, in: *J Subst Abuse,* 8 (3), S. 335–346

Overkamp, B., Hofmann, A., Huber, M. & Dammann, G. (1997): **Dissoziative Identitätsstörung – eine Persönlichkeitsstörung?** In: *Persönlichkeitsstörungen, Theorie und Therapie,* S. 74–84

Overkamp, Bettina (2002): Diagnostik der dissoziativen Identitätsstörung, in: Sachsse, Özkan & Streeck-Fischer, a.a.O.

Özkan, Ibrahim (2002): Traumatherapie mit Migranten, in: Sachsse, Özkan & Streeck-Fischer, a.a.O.

Packard, R. & Ham, L. (1994): Posttraumatic **headache**, in: *Journal of Neuropsychiatry,* Vol. 6, S. 119–136

Paris, J. (1997): Childhood **trauma as an etiological factor in the personality disorders**, in: *Journal of Personality Disorders,* Vol. 11 (1), S. 34–49

Parks, E.D. & Balon, R. (1995): **Autobiographical memory** for childhood events: Patterns of recall in psychiatric patients with a history of **alleged trauma**, in: *Psychiatry,* Vol. 58, S. 199–208

Paul, Chris (1998): Warum hast du uns das angetan? (Ratgeber für Angehörige nach einem **Suizid**) Gütersloh: Gütersloher Verlag

Peck, D.F., Robertson, A. & Zeffert, S. (1996): Psychological sequelae of **mountain accidents**: a preliminary study, in: *Journal of Psychosomatic Research,* Vol. 41, S. 55–63

Peichl, J. (1999): Das Trauma in der **Ätiologie der Psychoneurosen**, in: Fundamenta-Psychiatrica, Bd. 1, S. 26–34

Pelcovitz, D., Van der Kolk, B.A., Roth, S., Mandel, F., Kaplan, S. & Resnick, P. (1997): Development of a Criteria Set and a Structured Interview for Disorders of Extreme Stress (**SIDES**), in: *Journal of Traumatic Stress,* 10, 3–16

Peltzer, Karl, Aycha, Abduljawad & Bittenbinder, Elise (Hrsg.) (1995): Gewalt & Trauma. Psychopathologie und Behandlung im Kontext von **Flüchtlingen und Opfern organisierter Gewalt**. Frankfurt: IKO – Verlag für interkulturelle Kommunikation

Perris, C. & McGorry, P.D. (Hrsg.) (1998): Cognitive psychotherapy of psychotic and personality disorders: Handbook of theory and practice. Chichester: John Wiley & Sons

Perry, B., Pollard, R., Blakley, T., Baker, W. & Vigilante, D. (1995): Childhood trauma, the neurobiology of adaptation, and „use-dependent“ development of the brain: **How „states“ become „traits“**, in: *Infant Mental Health Journal,* Vol. 16 (4), S. 271-291; deutsch in: *Analytische Kinder- und Jugendlichen-Psychotherapie,* Bd. 99 (3), 1998, S. 277–307

Perry, Bruce D. (2000): The **memories of states**: How the brain stores and retrieves traumatic experience. In: J.M. Goodwin & R.A. Attias (Eds.): Images of the body in trauma. New York: Basic Books, S. 9–38

Perry, Bruce D.(2002): **Bindung** und Zuneigung bei misshandelten Kindern, in: May, 2002, S. 81–96

Petermann, F., Niebank, K. & Scheithauer, H. (Hrsg.) (2000): Risiken in der frühkindlichen Entwicklung – **Entwicklungspsychopathologie** der ersten Lebensjahre. Göttingen: Hogrefe

Peters, U.H. & Faust, V. (1995): Das **Überlebenden-Syndrom**, in: V. Faust (Hrsg.): Psychiatrie. Stuttgart: G. Fischer

Pezdek, K. & Banks, W.P. (Hrsg.) (1996): The **Recovered Memory/False Memory Debate**. San Diego, CA: Adademic Press

Pfeffer, Cynthia R. (Ed.) (1996): **Severe Stress and Mental Disturbance in Children**, Washington, DC: American Psychiatric Press

Pick, A. (1884): Vom **Bewusstsein** in Zuständen sogenannter **Bewusstlosigkeit**, in: *Archiv für Psychiatrie und Nervenkrankheiten,* Bd. 15, S. 202–223

Pinegar, C. (1995): **Screening for dissociative disorders in children** and adolescents, in: *J Child Adolesc Psychiatr Nurs,* Vol. 8 (1), S. 5–16

Pitman, R.K. (1997) : Overview of **Biological** Themes in PTSD, in: *Annals of the New York Academy of Sciences,* Vol. 821, S. 1–9

Pollock, P.H., Broadbent, M., Clarke, S., Dorrian, A. & Ryle, A. (2001): The Personality Structure Questionnaire (**PSQ**): A Measure of the Multiple Self States Model of Identity Disturbance in Cognitive Analytic Therapy, in: *Clinical Psychology and Psychotherapy,* Vol. 8, S. 59–72

Possemeyer, Ines (2002): Der Terror in den Köpfen, in: *Geo,* Nr. 5, S. 142–166

Post, R., Weiss, S., Smith, M. (1995): Sensitization and **kindling**: Implications for the evolving neural substrate of post-traumatic stress disorder, in: M. Friedman et al. (Eds.), a.a.O., S. 203–224

Post, R., Weiss, S.R.B., Smith, M., Li, H. & McCann, U. (1997): **Kindling** versus quenching. Implications for the evolution and treatment of posttraumatic stress disorder, in: *Annals of the New York Academy of Sciences,* Vol. 821, S. 285–295

Profitt, N. J. (2000): Psychological trauma and the politics of **resistance.** Binghamtron, NY: The Haworth Press

Prozan, L. (Hrsg.) (1997): Construction and **Reconstruction of Memory**: Dilemmas of childhood sexual abuse. Northvale, NJ: Jason Aronson

Putnam, Frank W. (1989): Diagnosis and Treatment of **Multiple Personality Disorder**, New York: Guilford; deutsch (2003): Diagnose und Behandlung der **Dissoziativen Identitätsstörung**, Paderborn: Junfermann

Putnam, F.W., Hermes, K. & Trickett, P.K. (1993): Development, Reliability, and Validity of a **Child Dissociation Scale**, in: *Child Abuse & Neglect,* Vol. 17, S. 731–741

Putnam, F.W. (1995): Traumatic stress and **pathological dissociation**, in: G.P. Chroussis et al. (Hrsg.): Stress – Basic Mechanisms and Clinical Implications. New York, S. 708–715

Putnam, F.W., Carlson, E.B., Ross, C.A., Anderson, G., Clark, P., Torem, M., Bowman, E.S., Coons, P., Chu, J.A., Dill, D.L., Loewenstein, R.J. & Braun, B.G. (1996): Patterns of **Dissociation in Clinical and Nonclinical** Samples, in: *Journal of Nervous and Mental Disease,* Vol. 184, S. 673–679

Putnam, Frank W. (1997): **Dissociation in Children and Adolescents**. A developmental Perspective. New York: Guilford

Putnam, Frank W. & Tricket, P.K. (1997): The **psychobiological** effects of sexual abuse: A **longitudinal** study, in: *Annals of the New York Academy of Science,* Vol. 821, S. 150–159

Putnam, F.W. & Loewenstein, R.J. (2000): **Dissociative Identity Disorder**, in: B. J. Kaplan & V.A. Sadock (Eds.): Kaplan and Sadock's Comprehensive Textbook of Psychiatry, S. 1552–1564. Philadelphia: Lippincott, Williams & Wilkins

Pynoos, R.S., Steinberg, A.M. Ornitz, E.M. & Goenijan, A.K. (1997): Issues in the **developmental neurobiology** of traumatic stress, in: *Annals of the New York Academy of Sciences,* Vol. 821, S. 176–193

Quinnet, Paul G. (2000) : Es gibt etwas Besseres als den Tod. **Suizidgefährdung** – Rat und Hilfe. Freiburg: Herder

Rachor, Christina (1995): **Suizidversuche von Frauen**. Frankfurt: Campus

Radanov, P., DiStefano, G., Schindrig, A., Ballinari, P. (1991): The role of psychosocial stress in recovery from **common whiplash**, in: *Lancet*, Vol. 338, S. 712–715

Radden, J. (1996): Divided Minds, Successive Selves: **Ethical issues in disorders of identity and personality**. Cambridge, MA: MIT Press/Bradford Books

Radulovic, Jelena, Kammermeier, Jens, Fischer, André & Spiess, Joachim (2001): Lernen, **Angst und Stress: Molekulare Verknüpfungen**, in: Streeck-Fischer et al., a.a.O., S. 132–142

Raine, A., Brennan, P. & Mednick, S. (1994): **Birth complications** combined with early **maternal rejection** at age one year predispose to **violent crime at age 18,** in: *Archives of General Psychiatry*, Vol. 51, S. 948–988

Ramsey, R., Gorst-Unsworth, C. & Turner, S. (1993): Psychiatric morbidity in survivors of organized state violence including **torture**: A retrospective series, in: *British Journal of Psychiatry*, Vol. 162, S. 55–59

Raschke, Carl (1990): Painted Black: **Satanic** Crime in America. San Francisco: Harper & Row, S. 103

Rascovsky, A. (1995): Filicide: The murder, humiliation, mutilation, denigration, and abandonment of **children**. New York: Jason Aronson

Rauch, S., van der Kolk, B., Sisler, R., Alpert, N., Orr, S., Savage, C., Fischman, A., Jenike, M. & Pitman, R. (1996): A symptom provocation study of posttraumatic stress disorder using **positron emission tomography** and **script-driven imagery**, in: *Archives of General Psychiatry*, Vol. 53, S. 380–387

Reemtsma, J.P. (1997): Im Keller. Hamburg: Hamburger Edition

Reich, Wilhelm (1951): Children of the Future. New York (Reprint 1983)

Rennebach, Renate et al. (2002): **Satanismus und Rechtsradikalismus** – Brüder im Geiste? Ergebnis einer Anhörung im SPD-Fraktionssaal, Berliner Reichstag, 19. Juni

Resnick, H., Kilpatrick, D., Best, C. & Kramer, T. (1992): **Vulnerability**-stress factors in development of posttraumatic stress disorder, in: *Journal of Nervous and Mental Disease,* Vol. 180, S. 424–430

Resnick, H., Kilpatrick, D., Dansky, B., Saunders, B. & Best, C. (1993): **Prevalence of civilian trauma and posttraumatic stress disorder in a representative national sample of women**, in: *Journal of Consulting and Clinical Psychology*, Vol. 61, S. 984–991

Resnick, H.S., Yehuda, R., Pitman, R.K & Foy, D.W. (1995): Effects of previous trauma on **acute plasma cortisol** level following **rape**, in: *American Journal of Psychiatry*, Vol. 152, S. 1675–1677

Rieber, Robert W. (1997): Manufacturing Social Distress. **Psychopathy** in Everyday Life. New York: Plenum Press

Richter-Appelt, Hertha (2002): **Verführung, Trauma, Missbrauch**. 1896–1996, Gießen: Psychosozial-Verlag

Ritual Abuse Task Force. Los Angeles County Commission For Women (1989): **Ritual Abuse**: Definitions, Glossary, The Use of Mind Control; deutsche Übersetzung: Köln: Zartbitter, 1996

Rivers Siddons, Anne (2002): Muscheln im Sand. München: Ullstein

Robbins, A.D. (1997): Cults and **cult abuse**: Clinical realities, historical perspectives, in: *Journal of Psychohistory*, Vol. 24 (4), S. 409–416

Robin, Arthur L. (1998): **ADHD** in Adolescents. Diagnosis and Treatment. New York: Guilford

Robinson, S., Rapaport, J., Durst, R., Rapaport, M., Rosca, P., Metzger, S. & Zilberman, L. (1990): The late effects of Nazi persecution among **elderly Holocaust survivors**, in: *Acta Psychiatr Scand*, Vol. 82, S. 311–315

Rodin, G., de Groot, J. & Spivak, H. (1998) : Trauma, dissociation and **somatization**, in : Bremner & Marmar, a.a.O., S. 161–178

Roelofs, K., Keijsers, G.P., Hoogduin, K.A. et al. (2002): Childhood abuse in patients with **conversion** disorder, in: *American Journal of Psychiatry*, Vol. 159 (11), S. 1908–1913

Romano, E. & de Luca, R.V. (1997): Exploring the relationship between **childhood sexual abuse and adult sexual perpetration**, in: *Journal of Family Violence,* Vol. 12 (1), S. 85–98

Root, M.P. (1992): Reconstructing the **impact of trauma on personality**, in: L.S. Brown & M. Ballour (Eds.), a.a.O., S. 229–265

Rosen, L.N. & Martin, L. (1996): Impact of childhood abuse history on psychological symptoms among **male and female soldiers** in the U.S. Army, in: *Child abuse & Neglect*, Vol. 20 (12), S. 1147–1160

Rosenthal, Gabriele (Hrsg.) (1997): Der Holocaust im Leben von **drei Generationen. Familien von Überlebenden der Shoah und von Nazi-Tätern**, Gießen: Psychosozial-Verlag

Rosenthal, Gabriele (1999): **Sexuelle Gewalt in Kriegs- und Verfolgungszeiten**, in: Medica Mondiale (Hrsg.): Krieg, Geschlecht und Traumatisierung. Frankfurt/M.

Rosenthal, Gabriele (2001): **Transgenerationale Folgen von Verfolgung und von Täterschaft**. Familien von Shoah-Überlebenden und von Nazi-Tätern, in: Streeck-Fischer et al., a.a.O., S. 174–206

Ross, Colin A., Heber, S., Nortonk, R.G. et al. (1989): The Dissociative Disorder Interview Schedule (**DDIS**): A structured interview, in: *Dissociation*, Vol. 2, S. 169–190

Ross, Colin A., Miller, S.D., Bjornson, L. et al. (1991): Abuse histories in **102 cases of Multiple Personality Disorder**, in: *Canadian Journal of Psychiatry*, Vol. 36, S. 97–101

Ross, Colin A. (1995): Satanic Ritual Abuse. Principles of Treatment. Toronto: University of Toronto Press

Ross, Colin A. (1997): **Dissociative Identity Disorder**: Diagnosis, Clinical Features, and Treatment of multiple Personalities. New York: Wiley

Ross, Colin A. (2002): **Sexual Orientation** Conflict in the **Dissociative Disorders**, in: *Journal of Trauma and Dissociation*, Vol. 5, No. 4, S. 137–146

Ross, S. & Friedman, M. (Eds.) (1999): **Childhood Trauma Remembered**. Chicago: International Society for Traumatic Stress Studies

Ross-Gower, J., Waller, G., Tyson, M. & Elliott, P. (1998): Reported sexual abuse and subsequent psychopathology among women attending Psychology Clinics: The **mediating role of dissociation**, in: *British Journal of Clinical Psychology*, Vol. 37, S. 313–326

Rothenberger, A. & Hüther, G. (1997): Die Bedeutung psychosozialer Belastungen im Kindesalter für die strukturelle und funktionelle **Hirnreifung**: Neurobiologische Grundlagen der **Entwicklungspsychopathologie**, in: *Praxis der Kinderpsychiatrie*, Bd. 46, S. 623–644

Rothschild, Babette (2002): Der **Körper erinnert** sich. Die Psychophysiologie des Traumas und der Traumabehandlung. Essen: Synthesis

Rowan, A. & Foy, D. (1993): Post-traumatic stress disorder in child sexual abuse survivors: A **literature review**, in: *Journal of Traumatic Stress*, Vol. 6, S. 3ff.

Ruby, Claudia & Baaken, Uschi (2002): Wenn kleine **Seelen zersplittern**, in: *Frankfurter Rundschau*, 23. Juli

Ruhe, H.-G. (1998): Methoden der **Biographiearbeit**. Weinheim: Beltz

Ruppert, Franz (2002): Verwirrte Seelen. Der verborgene Sinn von **Psychosen**. Grundzüge einer systemischen Psychotraumatologie. München: Kösel

Russ, M., Roth, S.D., Kakuma, T., Harrison, K. & Hull, J.W. (1994): **Pain perception** in **self-injurious** borderline patients: **naloxone** effects, in: *Biological Psychiatry*, Vol. 35, S. 207–209

Ryle, A. (1997a): The **structure and development of borderline** personality disorder: A proposed model, in: *British Journal of Psychiatry*, Vol. 170, S. 82–87

Ryle, A. (1997b): Cognitive Analytic Therapy and Borderline Personality Disorder: The Model and the Method. Chichester: Wiley

Sachsse, Ulrich (1996): **Selbstverletzendes Verhalten**. Psychodynamik – Psychotherapie. Das Trauma, die Dissoziation und ihre Behandlung, 3. überarb. Auflage. Göttingen: Vandenhoeck & Ruprecht

Sachsse, Ulrich, Özkan, Ibrahim & Streeck-Fischer, Annette (2002): Traumatherapie – was ist erfolgreich? Göttingen: Vandenhoeck & Ruprecht

Safranski, Rüdiger (1997): Das Böse oder Das Drama der Freiheit. München: Hanser

Saigh, Philip A. (Hrsg.) (1995): Posttraumatische Belastungsstörung. Diagnose und Behandlung psychischer Störungen bei **Opfern von Gewalttaten und Katastrophen**. Bern: Hans Huber

Saigh, P.A., Yule, W. & Inamdar, S.C. (1996) **Imaginal flooding** of traumatized children and adolescents, in: *Journal of Preschool Psychology*, Vol. 34, S. 163–183

Sakheim, D. & Devine, S. (Hrsg.) (1992): Out of Darkness. Exploring Satanism and **Ritual Abuse**. New York: Lexington Books

Saks, Elyn R. & Behnke, Stephen H. (1997): Jekyll on Trial. **Multiple Personality Disorder & Criminal Law**. New York: University Press

Sapolsky, R.M. (1996): Why **stress** is bad for your **brain**, in: *Science*, Vol. 273 (9), S. 749–750

Sar, V., Yargic, L.I. & Tutkun, L.H. (1996): Structured Interview Data on **35 Cases of Dissociative Identity Disorder in Turkey**, in: *American Journal of Psychiatry,* Vol. 153, S. 1329–1333, 1996

Saxe, G.N., Chinman, G., Berkowitz, R. et al. (1994): **Somatization** in patients with dissociative disorders, in: *American Journal of Psychiatry*, Vol. 151, S. 1329–1335

Scaer, Robert C. (2001): The Body Bears the Burden. Trauma, **Dissociation, and Disease.** New York/London: The Haworh Medical Press

Schade, B., Schüffel, W., Schunk T. (1998): A brief inventory to investigate stress reactions: The Posttraumatic Symptom Scale, 10-Items (**PTSS-10**) – the German version. Paper auf der Tagung der Europäischen Gesellschaft für Traumatische Stress Studien, Maastricht

Schlegel, Sabine (2000): Stellenwert **bildgebender Verfahren** bei posttraumatischen Erkrankungen, in: Hartwich (Hrsg.), a.a.O., S. 37–48

Schleiffer, Roland (2001): Der heimliche Wunsch nach Nähe. **Bindungstheorie und Heimerziehung**. Münster: Votum

Schlösser, Anne-Marie & Höhfeld, Kurt (Hrsg.) (1998): **Trauma und Konflikt**. Gießen: Psychosozial Verlag

Schmid, Käthe (1998): Die Bedeutung der **Aufdeckung von sexuellem Missbrauch** für Mädchen und Frauen, Münster: Waxmann

Schmidbauer, Wolfgang (1998): „Ich wusste nie, was mit Vater ist". Das Trauma des **Krieges**. Reinbek: Rowohlt

Schmidtchen, S. (1989): **Kinderpsychotherapie** – Grundlagen, Ziele, Methoden. Stuttgart: Kohlhammer

Schofferman, J., Anderson, D., Hines, R., Smith, G. & Keane, G. (1993): Childhood psychological trauma and **chronic refractory low-back pain**, in: *The Clinical Journal of Pain*, Vol. 9, S. 260–329

Schone, R., Gintzel, U., Jordan, E., Kalscheuer, M., Münder, J. (1997): Kinder in Not. **Vernachlässigung** im frühen Kindesalter und Perspektiven sozialer Arbeit. Münster: Votum

Schore, Allan N. (1994): **Affect Regulation** and the Origin of the **Self**. Hillsdale, NJ: Lawrence Erlbaum Associates

Schore, Allan N. (1996): The **experience-dependent** maturation of a regulatory system in the orbital pre-frontal cortex and the origin of developmental psychopathology, in: *Developmental Neuropsychology*, Vol. 8, S. 59–87

Schore, Allan N. (2002): Dysregulation of the right brain: a fundamental mechanism of traumatic attachment and the **psychopathogenesis of posttraumatic stress disorder**, in: *Australian and New Zealand Journal of Psychiatry,* Vol. 36, S. 9–30

Schroeter, Paul T., Dahme, B. & Nutzinger, D.O. (2002): Self-injurious behavior in women with eating disorders, in: *American Journal of Psychiatry*, Vol. 159 (3), S. 408–411

Schützenberger, Anne Ancelin (2001): Oh, meine Ahnen! Wie das Leben unserer **Vorfahren** in uns wiederkehrt. Heidelberg: Carl-Auer

Schützwohl, M. & Maercker, A. (1997): Posttraumatische Belastungsreaktionen nach **kriminellen Gewaltdelikten**, in: *Zeitschrift für Klinische Psychologie,* Bd. 26, S. 258–268

Schwartz, Harvey (2000): Dialogues with forgotten voices. **Relational Perspectives** on child abuse trauma and treatment of dissociative disorders. New York: Basic Books

Schwartz, Mark F. & Galperin, Lori (2002): **Hyposexuality and Hypersexuality** Secondary to Childhood Trauma and Dissociation, in: *Journal of Trauma and Dissociation*, Vol. 5, No. 4, S. 10–120

Schwartz, R.C. (1996): Sexual Abuse and **Eating Disorders**. New York: Brunner/Mazel

Schwendler, D., Kunze-Kronawitter, P., Dietrich, S., Klasing, H. & Madler, C. (1998): Conscious **awareness during general anaesthesia**: Patient's perceptions, emotions, cognition and reactions, in: *British Journal of Anaesthesia*, Vol. 80, S. 133–139

Scorsese, Martin, in einem Interview mit Katja Nicodemus (2003) zu seinem Film „Gangs of New York", in: *Die Zeit*, Nr. 8, S. 35

Seghorn, T., Bourcher, R. & Prentky, R. (1987): Childhood sexual abuse in the lives of **sexually aggressive offenders**, in: *Journal of the American Academy of Child and Adolescent Psychiatry*, Vol. 26, S. 262–267

Sellschopp, A. (1999): Das **Traumakonzept** im Spannungsfeld zwischen Geschichte, Klinik und Forschung, in: *Persönlichkeitsstörungen*, Band 3, S. 64–74

Selye, Hans (1976): The **Stress** of Life. New York

Sender, Ingrid (2000): **Ratgeber Borderline**-Syndrom. Wissenswertes für Betroffene und deren Angehörige. München: CIP-Medien

Shaffer, R. & Cozolino, L. (1995): Adults who report childhood **ritualistic abuse**, in: *Journal of Psychology and Theology*, Vol. 20(3), S. 188–193

Shalev, A., Peri, T., Caneti, L. & Schreiber, S. (1996b): Predictors of PTSD in **injured** trauma survivors: A prospective study, in: *American Journal of Psychiatry*, Vol. 153, S. 219–225

Shalev, A., Sahar, T., Freeman, S., Peri, T., Glick, N. et al. (1998): A prospective study of **heart rate** response following trauma and the subsequent development of posttraumatic stress disorder, in: *Archives of General Psychiatry*, Vol. 55, S. 553–559

Shalev, A., Yehuda, R. & McFarlane, A.F. (Ed.) (2000): International Handbook of Human Response to Trauma. New York: Plenum

Shay, J. (1998): Achill in **Vietnam**. Kampftrauma und Persönlichkeitsverlust. Hamburger Edition

Shin, L., Kosslyn, S.M., McNally, R.J., Alpert, N.M et al. (1997): **Visual imagery** and perception in posttraumatic stress disorder, in: *Archives of General Psychiatry*, Vol. 54, S. 233–241

Shin, L., McNally, R., Kosslyn, S., Thompson, W., Rauch, S., Alpert, N., Metzger, L., Lasko, N., Orr, S. & Pitman, T. (1999): Regional cerebral blood flow during script-driven imagery in **childhood sexual abuse**-related PTSD: A **PET** investigation, in: *American Journal of Psychiatry*, Vol. 156 (4), S. 575–584

Shuper, A., Zeharia, A. & Mimouni, M. (1994): **Migraine** headaches induced by sexual abuse, in: *Headache*, Vol. 34(4), S. 237 ff.

Siegel, Daniel J. (1999): The **developing mind**: How Relationships and the Brain Interact to Shape Who We Are. New York: Guildford

Siegel, Daniel J. (2001): Toward an **Interpersonal Neurobiology** of the Developing Mind: Attachment Relationships, „**Mindsight**", and Neural Integration, in: *Infant Mental Health Journal*, Vol. 22(1-2), S. 67–94

Silberg, Joyana (Hrsg.) (1996): The **Dissociative Child**. Diagnosis, Treatment, and Management. Lutherville: Sidran

Silk, K.R., Lee, S., Hill, E.M. & Lohr, N.E. (1995): **Borderline** personality disorder symptoms **and severity of sexual abuse**, in: *American Journal of Psychiatry*, Vol. 152, S. 1059–1064

Silove, D. (1998): Is posttraumatic stress disorder an overlearned **survival response**? An evolutionary-learning hypothesis, in: *Psychiatry*, Vol. 61, S. 181–190

Silove, D., Sinnerbrink, I., Field, A., Manicavasagar, V. & Steel, Z. (1997): Anxiety, depression and PTSD in **asylum-seekers**: Association with pre-migration trauma and post-migration stressors, in: *British Journal of Psychiatry*, Vol. 170, S. 351–357

Silverman, Sue William (1996): Because I Remember **Terror, Father**, I remember you. Athens, Georgia: The University of Georgia Press

Simmel, E. (1918): **Kriegsneurosen und psychisches Trauma**. Ihre gegenseitigen Beziehungen, dargestellt auf Grund psychoanalytischer Studien. München

Simeon, D., Stanley, B., Frances, A., Mann, J.J., Winchel, R. & Stanley, M. (1992): **Self mutilation** in personality disorders. Psychological and biological correlates, in: *American Journal of Psychiatry,* Vol. 149, S. 221–226

Simon, Robert I. (1999): Chronic Posttraumatic Stress Disorder: A Review and Checklist **of Factors Influencing Prognosis**, in: *Harvard Review of Psychiatry,* Vol. 6, S. 304–312

Simeon, D., Guralik, O., Schmeidler, J. et al. (2001): The role of childhood inter-personal trauma in **depersonalisation** disorder, in: *American Journal of Psychiatry,* Vol. 158, S. 1027–1033

Sinason, Valerie (1994): Treating Survivors of Satanist Abuse. New York: Routledge

Sinason, Valerie (2002): Attachment, Trauma, and Multiplicity. Working with Dissociative Identity Disorder. New York: Taylor & Francis

Sjoberg, R.L. (2001) : Childhood abuse and **later revictimisation of women**, in: *Lancet,* Vol. 8, S. 358 ff.

Smith, Gerrilyn, Cox, Dee & Saradjian, Jacqui (2000): **Selbstverletzung** – „Damit ich den inneren Schmerz nicht spüre“. Ein **Ratgeber** für betroffene Frauen und ihre Angehörigen. Zürich: Kreuz

Smith, M. (1994): Gewalt und sexueller Missbrauch in **Sekten**. Zürich: Kreuz

Solomon, J., George, C. & De Jong, A. (1995): Children classified as controlling at age six: Evidence of **disorganized representational strategies and aggression** at home and school, in: *Development and Psychopathology,* Vol. 7, S. 447–464

Solomon, J. & George, C. (Hrsg.) (1999): **Attachment disorganization**. New York: Guilford

Solomon, Z. (1993): **Combat Stress** Reaction: The Enduring Toll of War. New York: Plenum Press

Sonne, John C. (2001) : It's Proven but Not Believed. An Exploration of Psychosocial Resistances to Acceptance of the Reality of **Prenatal** Mentation, Communication, and Psychic Trauma, in: *International Journal of Prenatal and Perinatal Psychology and Medicine,* Vol. 13 (1/2), S. 43–82

Southwick, S., Krystal, J.H., Bremner, J.D., Morgan III, C.A. et al. (1997): **Noradrenergic and sertonogergic** function in posttraumatic stress disorder, in: *Archives of General Psychiatry,* Vol. 54/8, S. 749–758

Southwick, S., Yehuda, R. & Wang, S. (1998): **Neuroendocrine alterations** in post-traumatic stress disorder, in: *Psychiatric Annals,* Vol. 28 (8), S. 436–450

Spangler, G. & Zimmermann, P. (Hrsg.) (1995): Die **Bindungstheorie.** Grundlagen, Forschung und Anwendungen. Stuttgart: Klett-Cotta

Specht-Tomann, Monika & Tropper, Doris (2001): **Zeit zu trauern**. Kinder und Erwachsene verstehen und begleiten. Düsseldorf: Patmos

Spencer, J. (1995): Jenny (Biografie einer Frau, die **rituell misshandelt** wurde). Frankfurt: Fischer

Spiegel, Yorick (2000): Der **Prozess des Trauerns**. Gütersloh: Gütersloher Verlag

Spira, J. L. & Yalom, I.D. (Eds.) (1996): **Treating Dissociative Identity Disorder**. San Francisco: Jossey-Bass

Springs, F. & Friedrich, W. (1992): **Health risk behaviors** and medical sequelae of childhood sexual abuse, in: *Mayo Clinic Proceedings,* Vol. 67, S. 527 ff.

Squire, L.R. & Zola-Morgan, S. (1991): The **medial temporal lobe** memory system, in: *Science,* Vol. 253, S. 1380–1386

Stamm, B. Hudnall (Hrsg.) (2002): **Sekundäre Traumastörungen**. Wie Kliniker, Forscher & Erzieher sich vor traumatischen Auswirkungen ihrer Arbeit schützen können. Paderborn: Junfermann

Staples-Lewis, Clive (1998): Über die **Trauer**. Düsseldorf: Benziger

Stein, M.B., Yehuda, R., Koverola, C. & Hanna, C. (1997a): Enhanced dexamethasone suppression of **plasma cortisol** in adult women traumatized by **childhood sexual abuse**, in: *Biological Psychiatry,* Vol. 42, S. 680–686

Stein, M.B., Koverola, C., Hanna, C., Torchia, M.G. & McClarty, B. (1997b): **Hippocampal** volume in women victimized by childhood sexual abuse, in *Psychol Med*, Vol. 27, S. 951–959

Stein, M.B., Walker, J.R., Hazen, A.L. & Forde, D.R. (1997 c): Full and partial posttraumatic stress disorder: Findings from a **community survey**, in: *American Journal of Psychiatry*, Vol. 154, S. 1114–1119

Steinbauer, Martina, Jagsch, Reinhold & Kryspin-Exner, Ilse (2002): Stress im **Polizeiberuf**. Verarbeitung belastender Ereignisse im Dienst. Frankfurt: Verlag für Polizeiwissenschaft

Steinberg, Marlene (1993): Structured clinical interview for DSM-IV dissociative disorders (**SCID-D**). Washington: American Psychiatric Press

Steinberg, M., Ciccketti, D., Buchanan, J., Rakfeldt, J. & Rounsaville, B. (1994): Distinguishing between multiple personality disorder **(dissociative identity disorder) and schizophrenia** using the Structured Clinical Interview for DSM-IV Dissociative Disorders, in: *Journal of Nervous and Mental Disease,* Vol. 18, S. 495–502

Steinberg, Marlene & Schnall, Maxine (2000): The Stranger in the Mirror. **Dissociation – the Hidden Epidemic**. New York: HarperCollins

Stellamans-Wellens, Hedwig (2002): Narben auf der Seele. **Traumatisierte Kinder** und ihre Eltern. Stuttgart: Urachhaus

Stepan, Thomas (Hrsg.) (1998): Zwischen Blaulicht, Leib und Seele. Psychologie in der **Notfallmedizin**. Edewecht: Stumpf & Kossendey

Stern, Daniel N. (1985): The interpersonal world of the infant: A view from psychoanalysis and developmental psychology. New York: Basic Books

Stiedl, Oliver, Meyer, Michael & Spiess, Joachim (2001): Zentrale Mechanismen der **kardiovaskulären Antwort auf Stress**, in: Streeck-Fischer et al., a.a.O., S. 115–131

Stieglitz, R.-D., Nyber, E., Albert, M., Frommberger, U. & Berger, M. (2002): Entwicklung eines **Screeninginstrumentes** zur Identifizierung von Risikopatienten für die Entwicklung einer Posttraumatischen Belastungsstörung (PTB) nach einem **Verkehrsunfall**, in: *Zeitschrift für Klinische Psychologie und Psychotherapie*, Bd. 31 (1), S. 22–30

Stieglitz, R.-D., Frommberger, U., Foa, E.B. & Berger, M. (2001): Evaluation of the German Version of the PTSD Symptom Scale (**PSS**), in: *Psychopathology*, Vol. 34, S. 128–133

Stiftung „Zum Wohl des Pflegekindes" (Hrsg.) (2001): 1. Jahrbuch des Pflegekinderwesens. Schwerpunktthema: **Traumatisierte Kinder**. München: Schulz-Kirchner-Verlag

Stoller, Robert J. (1997): Splitting. A Case of **Female Masculinity**. New Haven: Yale University Printing

Stratenwerth, Irene & Bock, Thomas (1998): **Stimmen hören**. Botschaften aus der inneren Welt. Hamburg: Kabel

Strauss, B., Buchheim, A., Kächele, H. (Hrg.) (2002): **Klinische Bindungsforschung** – Theorien – Methoden – Ergebnisse. Stuttgart: Schattauer

Streeck-Fischer, Annette (Hrsg.) (1998): **Adoleszenz und Trauma**. Göttingen: Hogrefe 1998

Streeck-Fischer, Annette, Sachsse, Ulrich & Özkan, Ibrahim (Hrsg.) (2001): **Körper, Seele, Trauma**. Biologie, Klinik und Praxis. Göttingen: Vandenhoeck & Ruprecht

Streeck-Fischer, A., Kepper, I. & Lehmann, U. (2002), in: Sachsse, Özkan & Streeck-Fischer, a.a.O.

Strong, M. (1998): A Bright Red Scream: **Self-mutilation** and the language of pain. New York: Penguin

Sutherland, W.G. (1990): Teachings in the Science of **Osteopathie**. Sutherland **Cranial** Teaching, Texas

Taylor, M., Trotter, D. & Csuka, M. (1995): The **prevalence of sexual abuse** in women with **fibromyalgia**, in: *Arthritis and Rheumatism*, Vol. 38 (2), S. 229–234

Terr, Leonore (1995): Schreckliches Vergessen, **heilsames Erinnern**. Traumatische Erfahrungen drängen ans Licht. München: Kindler

Terr, Leonore (2001): Was passiert mit **Erinnerungen** nach traumatischen Belastungen? In: Streeck-Fischer et al., S. 23–42

Teuber, Kristin (2000): „Ich blute, also bin ich". **Selbstverletzung** der Haut von Mädchen und jungen Frauen. Herbolzheim: Centaurus

Thaler-Singer, Margaret & Lalich, Janja (1997): **Sekten**. Wie Menschen ihre Freiheit verlieren und wiedergewinnen können. Heidelberg: Carl Auer

Tiede, Isabell (1997): **Mädchenprostitution**. Ein Versuch, aus dem Elternhaus auszubrechen. Reinbek: Rowohlt

Tjemsland, L., Soreide, J. & Malt, U. (1996): Traumatic distress symptoms in early **breast cancer** I: **Acute** response to diagnosis, in: *Psycho-Oncology*, Vol. 5, S. 1–8

dies.: Traumatic distress symptoms in early **breast cancer** II: **Outcome** six weeks post surgery, in: *Psycho-Oncology*, Vol. 5, S. 295–303

dies. (1998): Traumatic distress symptoms in early **breast cancer** III: Breast cancer research and **treatment**, in: *Psycho-Oncology*, Vol. 47,S. 141–151

Toomey, T., Hernandez, J., Gittelman, K.& Hulka, J. (1993): Relationship of sexual and physical abuse to pain and psychological assessment variables in **chronic pelvic pain** patients, in: *Pain,* Vol. 53, S. 105–109

Torem, Moshe (1994): **MPD** patients in the **general hospital**, in: *ISSD News,* Juni

Torgersen, S. (2000): **Genetics** of patients with borderline personality disorder, in: *Psychiatric Clinics of North America*, Vol. 23, S. 1–9

Trauma. Bearbeiten. *Psychologie und Gesellschaftskritik* Nr. 101/2002. Gießen: Psychosozial Verlag

Tsai, G.E., Condie, D., Wu, M.T. & Chang, I.W. (1999): Funcional **magnetic resonance imaging of personality switches** in a woman with dissociative identity disorder, in: *Harvard Review of Psychiatry,* Vol. 7, S. 119–122

Tschöpe-Scheffler, Sigrid (1999): Kinder brauchen Wurzeln und Flügel. Erziehung zwischen **Bindung** und Autonomie. Mainz: Matthias-Grünewald

Tschudin, Verena (1999): Counselling for **Loss and Bereavement**. London: Baillière Tindall

Uffmann, Antje (1998): **Trauern** und leben. Begleitung durch die Landschaften der Trauer. Stuttgart: Kreuz

Upledger, J.E. & Vreedevogd, J.D. (1994): Lehrbuch der **Kraniosakraltherapie**. Heidelberg: Springer

Vachss, Andrew & Leggewie, Claus, (1994): Über **das Böse.** Frankfurt: Eichborn

Vaeroy, H. & Merskey, H. (Eds.) (1993): Progress in **Fibromyalgia** and **Myofascial Pain**. Amsterdam: Elsevier

Vanderlinden, J., van Dyck, R., Vandereycken, W. et al. (1993): The Dissociation Questionnaire (**DIS-Q**): development and characteristics of a new self-report questionnaire, in: *Clinical Psychology & Psychotherapy*, Vol.1, S. 21–27

Vanderlinden, Johan & Vandereycken, Walter (1995): **Hypnose** bei der Behandlung von Anorexie und Bulimie. München: Quintessenz

Venzlaff, Ulrich (2001): Hundert Jahre Traumatherapie, in: Streeck-Fischer et al., a.a.O., S. 143–150

Vielfalt e.V. (Hrsg.): MPS-Info-Briefe Nr. 1 (1993) bis Nr. 27 (2000). Erhältlich als komplette Sammelbände I–VII sowie als Themenbände „Selbstverletzendes Verhalten und Dissoziation" und „Traumatische Erinnerungen", Band 1: Forschung und Therapie, Band 2: Backlash, FMS und Argumentationshilfen, bei Vielfalt e.V., Postfach 100602, 28006 Bremen (frankierten Rückumschlag beilegen). Dort ist auch eine umfangreiche Liste deutschsprachiger Bücher, Fachartikel und Diplomarbeiten/Dissertationen erhältlich sowie eine Liste ambulanter Psychotherapeutinnen/Beraterinnen.

Waites, E.A. (1993): Trauma and Survival: Post-traumatic Stress and **Dissociative Disorders in Women**. New York: W.W. Norton

Waites, E.A. (1997): **Memory** Quest: Trauma and the search for personal history. New York: W.W. Norton

Walker, L.S., McLaughlin, F.J., Greene, J.W. (1998): Functional illness and **family functioning**: A comparison of healthy and **somaticizing** adolescents, in: *Family Process,* Vol., 27, S. 317–320

Waller, N.G., Putnam, F.W. & Carlson, E.B. (1996): Types of dissociation and dissociation types: a **taxonomic analysis of dissociative experiences**, in: *Psychological Methods,* Vol. 1, S. 300–320

Walling, M., Reiter, R., O'Hara, M., Milburn, A., Lilly, G. & Vincent, S. (1994): Abuse history and **chronic pain** in women: I. **Prevalence** of sexual abuse and physical abuse, in: *Obstetrics and Gynecology,* Vol. 84, S. 193–199

Walling, M., O'Hara, M., Reiter, R., Milburn, A., Lilly, G. & Vincent, S. (1994): Abuse history and chronic pain in women: II. A multivariate analysis of abuse and **psychological morbidity**, in: *Obstetrics and Gynecology,* Vol. 84 (2), S. 200–206

Walker, E., Katon, W., Hansom, J., Harrops-Griffiths, J., Holm L., Jones, M., Hickock, L. & Jemelka, R. (1992): **Medical and psychiatric symptoms** in women with childhood sexual abuse, in: *Psychosomatic Medicine,* Vol. 54, S. 638–664

Wang, Sheila (1997): Traumatic stress and **attachment**, in: *Acta Psychologica Scandinavica,* Vol. 161, S. 164–169

Wang, Sheila, Wilson, John P. & Mason, John W. (1996): Stages of **Decompensation in Combat-Related** Posttraumatic Stress Disorder: A New Conceptual Model, in: *Integrative Physiological and Behavioral Science,* Vol. 31 (3), S. 237–253

Warren, S.L., Huston, L., Egeland, B. & Scroufe, L.A. (1997): Child and adolescent anxiety disorders and early **attachment**, in: *Journal of the American Academy of Child and Adolescent Psychiatry,* Vol. 36, S. 637–644

Warshau, R. (1998): I never Called it Rape: The Ms. Report on Recognizing, Fighting, and Surviving **Date and Acquaintance Rape**. New York: Harper and Row

Wartner, U.G., Grossmann, K., Fremmer-Bombik, E. & Suess, G. (1994): **Attachment patterns at age six in south Germany**: Predictability from infancy and implications for preschool behavior, in: *Child Development,* Vol, 65, S. 1014–1027

Watkins, John G. & Watkins, Helen H. (1997): **Ego States.** Theory and Therapy, New York: W. W. Norton

Waylonis, G. & Perkins, R. (1994): Post-traumatic **fibromyalgia**: A long-term follow-up, in: *American Journal of Physical Medicine and Rehabilitation,* Vol. 73 (6), S. 403–412

Weiner, H. (1992): Perturbing the Organism: The **Biology of the Stressful Experience**, Chigaco: University of Chicago Press

Weinstein, D., Staffelbach, D. & Biaggio, M. (2000): **Attention-deficit hyperactivity** disorder and posttraumatic stress disorder: **Differential diagnosis in childhood sexual abuse**, in: *Clinical Psychology Review,* Vol. 20, S. 359–378

Weiss, D.S. & Marmar, C.R. (1996): The impact of event scale revised (**IES-R**), in: J.P. Wilson & T. M. Keane (Eds.): Assessing psychological trauma and PTSD: A handbook for practitioners. New York: Guilford

Westerhof, Y., Woertman, L., van der Hart, O. & Nijenhuis, E. (2000): **Forgetting** Child Abuse: Feldman-Summers and Pope's (1994) Study Replicated Among Dutch Psychologists, in: *Clinical Psychology and Psychotherapy,* Vol. 7, S. 220–229

Wetzels, P. (1997): Zur **Epidemiologie** physischer und sexueller Gewalterfahrungen in der Kindheit: Ergebnisse einer repräsentativen retrospektiven Prävalenzstudie für die BRD, in: *KFN Forschungsberichte,* Bd. 59

Whitfield, Charles L., Silberg, Joyanna & Fink, Paul Jay (2002): **Misinformation.** Concerning Child Sexual Abuse and Adult Survivors. New York: Haworth

Widom, C.S. & Kuhns, J.B. (1996): Childhood victimization and subsequent risk for **promiscuity, prostitution and teenage pregnancy**: A prospective study, in: *American Journal of Public Health,* Vol. 86, S. 1607–1612

Wieskerstrauch, Liz (2002): Höllenleben. Ein Film über **rituelle Gewalt**, ARD

Wildgoose, A., Waller, G., Clarke, S. & Reid, A. (2000): Psychiatric symptomatology in borderline and other **personality disorders**: Dissociation and fragmentation as mediators, in: *Journal of Nervous & Mental Disease,* Vol. 188, S. 757–763

Wildwasser Bielefeld (Hrsg.) (1997): Der aufgestörte Blick. **Multiple Persönlichkeiten**, Frauenbewegung und Gewalt. Bielefeld: Kleine

Williams, L.M. (1994): Recall of childhood trauma: A **prospective study of women's memories of child sexual abuse**, in: *Journal of Consulting and Clinical Psychology*, Vol. 62, S. 1167–1176

Wilson, J.P. & Keane, T.M. (Eds.) (1996): **Assessing** psychological trauma and **PTSD**: A handbook for practitioners. New York: Guilford

Wilson, J.P. & Lindy, J.D. (Hrsg.) (1994): **Countertransference** and Posttraumatic Stress Disorder. New York: Guilford

Wilson, S., van der Kolk, B., Burbridge, J., Fisler, R. & Kradin, R. (1999): Phenotype of blood lymphocytes in PTSD suggests **chronic immune activation**, in: *Psychosomatics*, Vol. 40, S. 222–225

Winchel, R.M. & Stanley, M. (1991): **Self-injurious behavior**: A review of the behavior and biology of self-mutilation, in: *American Journal of Psychiatry*, Vol. 148 (3), S. 306–317

Wirtgen, Waltraut (Hrsg.) (1997): Trauma – **Wahrnehmen des Unsagbaren**. Heidelberg: Asanger

Wolf, Doris (2002): Einen geliebten Menschen verlieren. Mannheim: PAL

Wolinsky, Stephen (1993): Die alltägliche Trance. **Heilungsansätze** in der Quantenpsychologie. Freiburg: Lüchow

Woolley, C.S., Gould, E. & McEwen, B.S. (1990): Exposure to excess glucocorticoids alters dendritic morphology of adult **hippocampal** pyramidal neurons, in: *Brain Research*, Vol. 531, S. 225–231

Woods, D. (1996): Sexual abuse during childhood and adolescence and its effects on the **physical and emotional** quality of life of the survivor: A review of the literature, in: *Military Medicine*, Vol. 161, S. 582–587

Woodsum, Gayle M. (1998): The Ultimate Challenge. A revolutionary, sane and sensible response to **ritualistic and cult-related abuse**. Laramie: Thomson-Shore Inc.

Wurtele, S., Kaplan, G. & Keairnes, M. (1990): Childhood sexual abuse among **chronic pain** patients, in: *The Clinical Journal of Pain*, Vol. 6, S. 110–113

Wuttke, Gisela (1998): **Kinderprostitution, Kinderpornografie**, Tourismus. Eine Bestandsaufnahme. Göttingen: Lamuv

Yehuda, Rachel (Ed.) (1998): **Psychological trauma**. Washington: American Psychiatric Press

Yehuda, Rachel (2001): Die **Neuroendokrinologie** bei Posttraumatischer Belastungsstörung im Licht neuer neuroanatomischer Befunde, in: Streeck-Fischer et al., a.a.O., S. 43–71

Yehuda, R., Giller, W., Levengood, R., Southwick, S. & Siever, L. (1995): **Hypothalamic-pituitary-adrenal dysfunction** in posttraumatic stress disorder, in: M. Friedman et al. (Eds.), a.a.O., S. 351–365

Yucel, B., Ozyalcin, S., Sertel, H.O. et al. (2002): Childhood traumatic events and dissociative experiences in patients with **chronic headache and low back pain**, in: *Clinical Journal of Pain*, Vol. 18(6), S. 394–401

Zohar, J., Sasson, Y., Amital, D., Iancu, J. & Zinger, Y. (1998): Current **diagnostic and epidemiological insights** in PTSD, in: *CNS Spectrums*, Vol. 7 (2), S. 12–14

Zumbeck, Sybille (2001): Die Prävalenz traumatischer Erfahrungen, Posttraumatischer Belastungsstörung und Dissoziation bei **Prostituierten.** Eine explorative Studie. Hamburg: Dr. Kovac

Internetressourcen

Internetressourcen für Betroffene, interessierte Laien und Profis aller Berufsgruppen

Unter www.fifap.de finden Sie Links zu folgenden Themen:

- Grundlagen
- Gewalttaten – Kriminalitätsopfer
- Gewalt gegen Frauen
- Gewalt gegen Kinder
- Sexualisierte Gewalt gegen Mädchen und Frauen
- Sexualisierte Gewalt gegen Jungen und Männer
- Ritualisierte und organisierte Gewalt
- Gewalt gegen behinderte Menschen
- Gewalt gegen alte Menschen
- Folter
- Krieg und Holocaust
- Mobbing
- (Natur-)Katastrophen, Krisenfälle, Großschadenslagen
- Plötzlicher Kindstod
- Stalking
- Übergriffe durch Professionelle
- Unfall
- Vermisste Kinder
- Vertreibung, Flucht, Asyl
- Traumafolgen
- Selbsthilfe
- Kliniken mit traumabezogenen Behandlungsangeboten

InternetressourcenfürExpertInnen und PraktikerInnen

Unter www.fifap.de finden Sie Links zu folgenden Themen:

- Blaulichtberufe
- Medienberufe
- Medizinische, psychosoziale und pädagogische Berufe:
  - Traumadiagnostik
  - Traumatherapie
  - Mittelbare Traumatisierung, Compassion Fatigue, Burnout
  - Ressourcen und Medien
  - Deutschsprachige Institute und Fachgesellschaften
  - Sonstige Institute und Fachgesellschaften

Zu dissoziativen Störungen:

www.issd.org

www.dissoc.de

Anhang 1: Putnams Fragebogen für dissoziative Störungen bei Kindern und Jugendlichen

Fremdbeurteilungs-Fragebogen für dissoziative Störungen bei Kindern und Jugendlichen ab etwa 6 Jahren

Nachfolgend sind eine Reihe von Verhaltensweisen aufgeführt, die Kinder schildern können. Für jedes Merkmal, das jetzt oder in den letzten 12 Monaten auf das Kind zutrifft, bitte die Ziffer **2** einkreisen, wenn dies auf das Kind **ganz sicher** zutrifft. Kreisen Sie **1** ein, wenn das Merkmal irgendwie oder **manchmal** bei dem Kind vorkommt. Wenn das Merkmal **nicht** zutrifft, kreisen Sie bitte die **O** ein.

O 1 2	1. Das Kind erinnert sich nicht an schmerzvolle oder traumatische Erfahrungen oder verleugnet diese, obwohl man weiß, dass diese passiert sind.
O 1 2	2. Das Kind gerät manchmal in Dämmer- oder Trancezustände oder erscheint des Öfteren wie „nicht von dieser Welt". Möglicherweise berichten ErzieherInnen oder LehrerInnen, dass es sehr oft Tagträume hat.
O 1 2	3. Das Kind zeigt rasche Veränderungen in seiner Persönlichkeit. Es kann wechseln zwischen scheu und offen, feminin und maskulin oder furchtsam und aggressiv.
O 1 2	4. Das Kind ist ungewöhnlich vergesslich oder verwirrt in Bezug auf Dinge, die es eigentlich wissen müsste. Es vergisst den Namen von Freunden, Lehrern oder anderen wichtigen Personen, verliert Eigentum oder verirrt sich leicht.
O 1 2	5. Das Kind hat ein sehr schlechtes Zeitgefühl. Es lebt ohne Zeitablauf; denkt, es ist Morgen, wenn es in Wirklichkeit schon Nachmittag ist. Es weiß nicht, welcher Tag heute ist, und kann keine genauen Zeitangaben machen, wann was passiert ist.

0 1 2	6. Das Kind zeigt deutliche Schwankungen von Tag zu Tag oder von Stunde zu Stunde in Bezug auf Fertigkeiten, Wissen, Lieblingsspeisen, sportliches Können. Beispiele sind: veränderte Handschrift, plötzliches Nachlassen der Merkfähigkeit für früher Gelerntes wie das Einmaleins, Rechtschreibung, Gebrauch von (Spiel-)Geräten.
0 1 2	7. Das Kind zeigt deutliche Rückentwicklungstendenzen im altersgemäßen Verhalten. Z.B. kann eine Zwölfjährige plötzlich in Babysprache sprechen, am Daumen nuckeln oder malen wie eine Vierjährige.
0 1 2	8. Das Kind hat große Schwierigkeiten damit, aus Erfahrung zu lernen. So verändern z.B. Erklärungen, Erziehungsmaßnahmen oder sogar Strafen sein Verhalten nicht.
0 1 2	9. Das Kind beharrt auf „Lügen" oder bleibt beim Leugnen von Fehlverhalten, obwohl es sich tatsächlich nachweislich so verhalten hat.
0 1 2	10. Das Kind spricht von sich selbst in der dritten Person (z.B. als „sie" oder „er") oder besteht manchmal darauf, mit anderen Namen gerufen zu werden. Ebenso kann es behaupten, dass Dinge, die es selbst getan hat, einer anderen Person passiert sind.
0 1 2	11. Das Kind hat rasch wechselnde körperliche Beschwerden wie Kopf- oder Magenschmerzen. Es kann sich in der einen Minute über Kopfschmerzen beklagen und in der anderen Minute alles vergessen haben.
0 1 2	12. Das Kind ist ungewöhnlich sexuell frühreif und legt ein nicht altersgemäßes sexuelles Verhalten mit anderen Kindern und Erwachsenen an den Tag.
0 1 2	13. Das Kind leidet an unerklärlichen Verletzungen oder verletzt sich manchmal unverständlicherweise selbst.
0 1 2	14. Das Kind berichtet, dass es Stimmen hört, die zu ihm sprechen. Die Stimmen können freundlich oder ärgerlich sein, kommen von „eingebildeten Spielkameraden" oder klingen wie die Stimmen von Eltern, Freunden oder Lehrern.

O 1 2	15. Das Kind stellt sich einen oder mehrere leibhaftige Spielkameraden vor. Es kann darauf bestehen, dass so eine eingebildete „FreundIn“ für Dinge verantwortlich sei, die das Kind selbst getan hat.
O 1 2	16. Das Kind hat heftige Wutausbrüche, oft ohne erkennbaren Grund, und zeigt in diesen Phasen eine ungewöhnliche körperliche Stärke.
O 1 2	17. Das Kind wandelt nachts im Schlaf.
O 1 2	18. Das Kind hat ungewöhnliche Erlebnisse in der Nacht. Z.B. kann es berichten, Geister gesehen zu haben oder dass Dinge passieren, die man ihm nicht anlasten dürfe, wie kaputtes Spielzeug, unerklärliche Verletzungen.
O 1 2	19. Das Kind spricht oft mit sich selbst, kann dabei mit anderer Stimme reden oder sich selbst beschimpfen.
O 1 2	20. Das Kind hat zwei oder mehr eigenständige Persönlichkeiten, die jeweils die Kontrolle über sein Verhalten ausüben können.

Hinweis: Achten Sie bei der Auswertung auch auf die eingekreiste 1 – hier gilt es, näher nachzufragen bzw. weiter zu beobachten. Der Fragebogen fragt nach Hinweisen auf die Dissoziationsformen Amnesie, Depersonalisierung, Derealisierung, Fugue und dissoziative Identitätsstörung (multiple Persönlichkeitsstörung).

Literatur: Putnam et al., 1993

Anhang 2: Der Somatization Dissociation Questionnaire (SDQ-20) von Nijenhuis, van der Hart & Vanderlinden

Übersetzt von Bettina Overkamp, überarbeitet von Michaela Huber

S.D.Q. - 20

Dieser Fragebogen fragt nach verschiedenen körperlichen Symptomen oder Körperempfindungen, die Sie entweder nur für kurze Zeit oder aber auch über einen längeren Zeitraum gehabt haben könnten.

Bitte geben Sie an, inwieweit Sie derartige körperliche Empfindungen **im letzten Jahr** erlebt haben. Kreisen Sie dafür bei jeder Frage die Zahl (in der ersten Spalte) ein, die Ihrer Erfahrung am meisten/am besten entspricht. Die Zahlen stehen für folgende Zuordnungen:

1 = dies habe ich **überhaupt nicht** erlebt
2 = dies habe ich **manchmal** erlebt
3 = dies habe ich **öfter** erlebt
4 = dies habe ich **ziemlich häufig** erlebt
5 = dies habe ich **sehr häufig** erlebt

Wenn Sie ein körperliches Symptom erlebt haben, geben Sie bitte nach der Einschätzung der Häufigkeit in einem zweiten Schritt an, ob ein Arzt/eine Ärztin dieses Gefühl/Erleben auf eine körperliche Erkrankung zurückgeführt hat. Kreuzen Sie dafür entweder „JA" oder „NEIN" in der Spalte „Liegt eine körperliche Ursache vor?" an. Wenn Sie „JA" angekreuzt haben, schreiben Sie bitte hinter „nämlich" auch die körperliche Erkrankung auf (soweit sie Ihnen bekannt ist).

Beispiel:

Manchmal …:	*Ausmaß, in dem Sie das Symptom erleben*	*Ist eine körperliche Erkrankung als Ursache bekannt?*
klappere ich mit den Zähnen	1 2 3 4 5	Nein Ja, nämlich:
habe ich Wadenkrämpfe	1 2 3 4 5	Nein Ja, nämlich:

Wenn Sie in der ersten Spalte die „1" eingekreist haben (= dies habe ich überhaupt nicht erlebt), dann brauchen Sie in der Spalte „Ist eine körperliche Erkrankung als Ursache bekannt?" auch nichts anzukreuzen.

Wenn Sie aber die 2, 3, 4 oder 5 eingekreist haben, dann müssen Sie bitte auch JA oder NEIN in der Spalte einer möglichen körperlichen Erkrankung ankreuzen.

Bitte beantworten Sie alle 20 Fragen und lassen Sie keine aus.

Vielen Dank für Ihre Mitarbeit.

Hier nun die Fragen:

Manchmal …:	*Ausmaß, in dem Sie das Symptom erleben*	*Ist eine körperliche Erkrankung als Ursache dafür bekannt?*
1. habe ich Probleme beim Wasser lassen	1 2 3 4 5	Nein Ja, nämlich
2. schmecken mir Sachen nicht, die ich eigentlich gerne mag. (Bei Frauen: außerhalb von Schwangerschaft oder Periode)	1 2 3 4 5	Nein Ja, nämlich
3. höre ich nahe Geräusche, als ob sie von weit weg kämen	1 2 3 4 5	Nein Ja, nämlich

1 = dies habe ich **überhaupt nicht** erlebt
2 = dies habe ich **manchmal** erlebt
3 = dies habe ich **öfter** erlebt
4 = dies habe ich **ziemlich häufig** erlebt
5 = dies habe ich **sehr häufig** erlebt

Manchmal …:	*Ausmaß, in dem Sie das Symptom erleben*	*Ist eine körperliche Erkrankung als Ursache dafür bekannt?*
4. ist das Wasserlassen schmerzhaft	1 2 3 4 5	Nein Ja, nämlich
5. fühlt sich mein ganzer Körper oder ein Körperteil wie taub an	1 2 3 4 5	Nein Ja, nämlich
6. kommen mir Dinge oder Personen größer vor als normalerweise	1 2 3 4 5	Nein Ja, nämlich
7. bekomme ich Anfälle, die aussehen wie ein epileptischer Anfall	1 2 3 4 5	Nein Ja, nämlich
8. ist mein ganzer Körper oder ein Körperteil schmerzunempfindlich	1 2 3 4 5	Nein Ja, nämlich
9. mag ich Gerüche nicht, die ich normalerweise durchaus mag	1 2 3 4 5	Nein Ja, nämlich
10. habe ich (auch ohne Geschlechtsverkehr) Schmerzen in den Geschlechtsorganen	1 2 3 4 5	Nein Ja, nämlich
11. höre ich eine Zeit lang nichts (als wäre ich vorübergehend taub)	1 2 3 4 5	Nein Ja, nämlich

1 = dies habe ich **überhaupt nicht** erlebt
2 = dies habe ich **manchmal** erlebt
3 = dies habe ich **öfter** erlebt
4 = dies habe ich **ziemlich häufig** erlebt
5 = dies habe ich **sehr häufig** erlebt

Manchmal ...:	*Ausmaß, in dem Sie das Symptom erleben*	*Ist eine körperliche Erkrankung als Ursache dafür bekannt?*
12. sehe ich eine Zeit lang nichts (als wäre ich vorübergehend blind)	1 2 3 4 5	Nein Ja, nämlich
13. sehen die Dinge in meiner Umgebung anders aus als sonst (z.B. so, als würde ich sie durch einen Tunnel sehen oder nur einen Teil davon sehen können)	1 2 3 4 5	Nein Ja, nämlich
14. kann ich viel besser oder viel schlechter riechen als normalerweise	1 2 3 4 5	Nein Ja, nämlich
15. fühlt es sich so an, als wäre mein Körper oder ein Körperteil gar nicht da	1 2 3 4 5	Nein Ja, nämlich
16. kann ich nicht (oder nur mit großer Anstrengung) schlucken	1 2 3 4 5	Nein Ja, nämlich
17. kann ich nächtelang nicht schlafen, bin aber tagsüber fit und aktiv	1 2 3 4 5	Nein Ja, nämlich
18. kann ich nicht (oder nur mit großer Anstrengung) sprechen, oder kann nur flüstern	1 2 3 4 5	Nein Ja, nämlich

1 = dies habe ich **überhaupt nicht** erlebt
2 = dies habe ich **manchmal** erlebt
3 = dies habe ich **öfter** erlebt
4 = dies habe ich **ziemlich häufig** erlebt
5 = dies habe ich **sehr häufig** erlebt

Manchmal ...:	*Ausmaß, in dem Sie das Symptom erleben*	*Ist eine körperliche Erkrankung als Ursache dafür bekannt?*
19. bin ich eine Zeit lang wie gelähmt	1 2 3 4 5	Nein Ja, nämlich
20. wird mein ganzer Körper eine Zeit lang ganz steif	1 2 3 4 5	Nein Ja, nämlich

1 = dies habe ich **überhaupt nicht** erlebt
2 = dies habe ich **manchmal** erlebt
3 = dies habe ich **öfter** erlebt
4 = dies habe ich **ziemlich häufig** erlebt
5 = dies habe ich **sehr häufig** erlebt

Zur besseren Auswertung bitten wir Sie noch um einige demographische Angaben (bitte ankreuzen):

Geschlecht: ____ Frau ____ Mann

Alter: ____ Jahre

Familienstand: ____ ledig ____ verheiratet

____ getrennt/geschieden ____ verwitwet

Beruflicher Status: ____ SchülerIn/StudentIn ____ in Ausbildung

____ Hausfrau/Hausmann ____ arbeitslos

____ berufstätig (Teilzeit) ____ berufstätig (Vollzeit)

Bitte überprüfen Sie zum Abschluss noch einmal, ob Sie auch alle 20 Fragen beantwortet haben.

Wir bedanken uns herzlich für Ihre Mitarbeit!

Literatur: Nijenhuis et al., 1996
Kontakt : e.nijenhuis@home.nl

Anhang 3: Der Personality Structure Questionnaire (PSQ) von Anthony Ryle

Übersetzung: Michaela Huber

Fragebogen zur Persönlichkeitsstruktur (PSQ)

Das Ziel dieses Fragebogens ist es, Ihnen Gelegenheit zu geben, selbst bestimmte Aspekte Ihrer Persönlichkeit zu umschreiben. Menschen unterscheiden sich auf vielfältigste Weise von anderen, und sie können sich auch innerlich manchmal sehr unterschiedlich empfinden. Mithilfe dieses Fragebogens können Sie feststellen, inwieweit Sie den Eindruck von sich selbst haben, konstant oder „eins" zu sein; oder inwieweit Sie sich als vielfältig oder „viele" oder als aus unterschiedlichen Teilpersönlichkeiten bestehend wahrnehmen; oder inwieweit Sie von sich den Eindruck haben, zwischen zwei oder mehr ganz unterschiedlichen und scharf voneinander getrennten seelischen Zuständen zu bestehen.

Die meisten von uns erleben sich irgendwo zwischen diesen gegensätzlichen Vorstellungen. Ein *„seelischer Zustand" (state of mind)* besteht aus einer charakteristischen Stimmung, einer ganz eigenen Selbst- und Fremdwahrnehmung und aus einer besonderen Art, mit den eigenen Gefühlen in Kontakt zu sein und sie kontrollieren zu können (oder auch: nicht kontrollieren zu können). Solche Zustände sind klare, erkennbare Arten zu sein; entweder man ist in einem solchen Zustand oder nicht. Häufig überkommen sie einen ganz plötzlich; sie können nur ganz kurz andauern oder tagelang anhalten. Manchmal, aber nicht immer, wechseln diese Zustände aufgrund von Veränderungen in der Umgebung oder durch irgendein Ereignis.

Bitte machen Sie deutlich, welche Beschreibung am ehesten zutrifft, indem Sie den entsprechenden Kreis ganz ausmalen.

Malen Sie bitte den Kreis ganz aus, etwa so: ●, nicht so: ⊗ oder so: ∅

Malen Sie bitte nur einen Kreis per Frage aus. Bitte beantworten Sie alle Fragen. Vielen Dank für Ihre Hilfe. Alle Informationen unterliegen der Schweigepflicht und werden vertraulich behandelt.

Bitte nur einen Kreis pro Frage ausmalen.

		1 Stimmt genau	2 Stimmt	3 Viel-leicht	4 Stimmt	5 Stimmt genau	
1.	Mein Selbstgefühl ist immer gleich.	○	○	○	○	○	Wie ich mich gebe oder fühle, verändert sich ständig.
2.	Die unterschiedlichen Menschen in meinem Leben sehen mich immer gleich.	○	○	○	○	○	Die unterschiedlichen Menschen in meinem Leben sehen mich so verschieden, als wäre ich nicht dieselbe Person.
3.	Ich habe ein stabiles und unveränderliches Selbstgefühl.	○	○	○	○	○	Ich bin zu unterschiedlichen Zeiten so verschieden, dass ich mich frage, wer ich wirklich bin.
4.	Ich habe von mir nicht den Eindruck, als hätte ich gegensätzliche Anteile.	○	○	○	○	○	Ich habe das Gefühl, aus zwei (oder mehr) Anteilen zu bestehen, die sich scharf voneinander unterscheiden.
5.	Meine Stimmung und mein Selbstgefühl ändern sich nur selten abrupt.	○	○	○	○	○	Meine Stimmung kann sich abrupt so verändern, dass ich mich unwirklich oder außer Kontrolle fühle.

Bitte nur einen Kreis pro Frage ausmalen.

	1 Stimmt genau	2 Stimmt	3 Viel-leicht	4 Stimmt	5 Stimmt genau	
6. Meine Stimmungswechsel sind immer verständlich.	○	○	○	○	○	Oft verwirren mich meine Stimmungswechsel, weil sie mir ohne Grund oder übertrieben vorkommen.
7. Ich verliere niemals die Kontrolle über mich.	○	○	○	○	○	Ich gerate in Zustände, in denen ich die Kontrolle über mich verliere und mich selbst oder andere verletze.
8. Ich bedauere nie etwas von dem, was ich gesagt oder getan habe.	○	○	○	○	○	Ich gerate in Zustände, in denen ich Dinge sage oder tue, die mir hinterher oft sehr Leid tun.

Aus: Pollock, P.H., Broadbent, M., Clarke, S., Dorrian, A.J. & Ryle, A. (2001): The Personality Structure Questionnaire (PSQ): A measure of the multiple states model of identity disturbance in cognitive analytic therapy, in: *Clinical Psychology and Psychotherapy*, Vol. 8, S. 59–72

Bei Rückmeldungen und Fragen bitte wenden an: Association of Cognitive Analytic Therapists: AofCAT@aol.com

Anhang 4: Die „States Description Procedure" von Anthony Ryle

Schwierige und instabile seelische Zustände

Manche Menschen finden es schwierig, ihr Verhalten und ihre Erfahrungen zu kontrollieren, weil sich zu unterschiedlichen Zeiten manches sehr schwierig anfühlt. Bitte kreuzen Sie an, ob von den folgenden Aussagen einiges auf Sie zutrifft, und wenn ja, in welcher Ausprägung:

1. Wie ich mich selbst und wie ich mich in Bezug auf andere fühle, kann stark schwanken: Ich kann von einem Zustand zu einem völlig entgegengesetzten wechseln.	++ + o
2. Manche Zustände können von intensiven, extremen und unkontrollierbaren Gefühlen begleitet sein.	++ + o
3. Andere Zustände fühlen sich an wie emotional leer, wie unwirklich oder völlig durcheinander.	++ + o
4. Manche Zustände sind begleitet von intensiven Schuldgefühlen oder Ärger auf mich selbst oder dem Drang, mich selbst zu verletzen.	++ + o
5. Andere Zustände sind von dem Gefühl begleitet, dass ich anderen nicht trauen kann, dass sie mich enttäuschen oder verletzen werden.	++ + o

6. In wieder anderen Zuständen bin ich unwahrscheinlich ärgerlich oder wütend und möchte anderen am liebsten etwas tun.	++ + o
7. Manchmal kann ich mit meinen verwirrenden Gefühlen nur dadurch fertig werden, dass ich sie ausblende und mich gefühlsmäßig von anderen Menschen entferne.	++ + o

Tabelle der (möglichen) Selbst-Zustände

Bitte schätzen Sie jeden Ihrer möglichen Selbst-Zustände daraufhin ein, ob er auf Sie 5 = sehr stark zutrifft, 4 = zutrifft, 3 = weder zutrifft noch nicht zutrifft, 2 = nicht zutrifft oder 1 = überhaupt nicht zutrifft.

Name der PatientIn	**Name der TherapeutIn**				**Datum/Anzahl der Sitzungen**				
				Zustände					
Beschreibungen	**A**	**B**	**C**	**D**	**E**	**F**	**G**	**H**	**I**
Von Gefühlen überwältigt									
Ich fühle mich schwach									
Ich fühle mich glücklich									
Ich fühle mich ärgerlich									
Ich fühle mich traurig									
Ich fühle mich schuldig									
Ich fühle mich außer Kontrolle									
Ich fühle mich unwirklich									
Andere scheinen kritisch mir gegenüber zu sein									
Andere scheinen mich zu beneiden									
Andere scheinen mich angreifen zu wollen									
Andere scheinen mich zu bewundern									

Name der PatientIn	**Name der TherapeutIn**				**Datum/Anzahl der Sitzungen**				
Zustände									
Beschreibungen	**A**	**B**	**C**	**D**	**E**	**F**	**G**	**H**	**I**
Andere scheinen mich zu mögen									
Ich vertraue anderen									
Ich bin von anderen abhängig									
Ich habe andere unter Kontrolle									
Ich will andere verletzen									
Von Gefühlen abgeschnitten									

Als ich die Tabelle ausgefüllt habe, war ich in Zustand:

Name der verschiedenen Zustände:

A: **D:** **G:**
B: **E:** **H:**
C: **F:** **I:**

Literatur: Golykina & Ryle, 1999
Kontakt: Association of Cognitive Analytic Therapists: AofCAT@aol.com

Anhang 5: Das Interview zur Komplexen Posttraumatischen Belastungsstörung

IK-PTBS von Martin Sack und anderen

Vorbemerkung für KollegInnen:
Bei dem beiliegenden Interview zur komplexen PTBS handelt es sich um eine noch nicht vollständig validierte deutschsprachige Überarbeitung des SIDES (Structured Interview for Disorders of Extreme Stress not otherwise specified; Van der Kolk et al. 1999). Das Interview deckt alle 6 Kriterienbereiche der komplexen Posttraumatischen Belastungsstörung ab. In der deutschen Bearbeitung erfolgte gegenüber dem Original eine Vereinfachung hinsichtlich der Beschränkung auf aktuell (im letzten Monat) vorliegende Symptome. Darüber hinaus wurde die Skala Somatisierung gekürzt und den Diagnosekriterien der undifferenzierten Somatoformen Störung (ICD-10 F45.1) angepasst.

Die Auswertung des Fragebogens erfolgt analog zum Interview für komplexe PTBS durch Auszählen der als sicher vorhanden und kriteriumsgemäß ausgeprägten Items (d.h. Kodierung 3 angekreuzt) in Bezug zu den jeweiligen Skalen (siehe Auswertungsbogen). Zusätzlich zur Einschätzung des Vorliegens einer komplexen Posttraumatischen Belastungsstörung (alle 6 Störungsbereiche vorhanden) hat sich die Auswertung der Kriterien für eine subsyndromale komplexe PTBS (5 von 6 Störungsbereichen vorhanden) in der Praxis bewährt. Als Index für den Schweregrad und als Verlaufsparameter dient der Summescore über alle Items.

Eine SPSS-Syntax-Datei mit den Auswertungs-Algorithmen kann bei Bedarf zur Verfügung gestellt werden.

Kontakt:
Dr. med. Martin Sack, Carl-Neuberg-Str. 1, 30625 Hannover,
Tel.: 0511–532–3195 oder 0511–532–6569 (Sekretariat)
Fax: 0511–532–3190
email: sack.martin@mh-hannover.de

Interview zur komplexen Posttraumatischen Belastungsstörung (IK-PTBS)

Erstellt auf der Grundlage des SIDES-Interviews. Autoren: Van der Kolk, Pelcovitz, Herman, Roth, Kaplan, Waldinger, Guastela, Spitzer (1999); dt. Übersetzung und Bearbeitung: Sack, Hofmann (2001).

Bitte lesen Sie die Fragen im Interview laut vor. Eingeschätzt werden soll das Vorliegen der entsprechenden Symptomatik im letzten Monat. Eine kurze Beschreibung der Bewertungskriterien findet sich in Klammern.

Kodierung: 1 = nicht vorhanden
2 = vorhanden, jedoch nicht kriteriumsgemäß ausgeprägt
3 = sicher vorhanden und kriteriumsgemäß ausgeprägt
? = zu wenig Information, nicht einschätzbar

Instruktion:
Ich lese Ihnen einige Aussagen vor, die Schwierigkeiten beschreiben, die manche Menschen nach schweren Belastungen erleben. Bitte geben Sie an, ob die Aussage in Bezug auf den letzten Monat zutrifft.

I. Störungen der Regulation von Affekten und Impulsen

a) Stimmungsschwankungen mit Unfähigkeit, sich selbst zu beruhigen

1.) Sind Sie schon durch kleine Probleme aus der Fassung zu bringen? Werden Sie beispielsweise bei einer geringen Frustration wütend oder weinen Sie leicht?
(Übermäßig starke emotionale Erregung schon bei geringem Anlass)

letzter Monat ? 1 2 3

2.) Haben Sie Schwierigkeiten, wieder Abstand zu gewinnen und sich zu beruhigen, wenn Sie innerlich aufgewühlt sind?
(Unfähigkeit, Abstand von belastenden Emotionen zu gewinnen)

letzter Monat ? 1 2 3

3.) Fällt es Ihnen schwer, Möglichkeiten zu finden, um zur Ruhe zu kommen?
(Beruhigung erfordert ganze Energie oder Einsatz extremer Mittel, z.B. Alkohol, Drogen, selbstverletzendes Verhalten)

letzter Monat ? 1 2 3

b) Verminderte Steuerungsfähigkeit von aggressiven Impulsen

4.) Sind Sie meistens irgendwie gefährlich?
(Ärger dominiert so sehr, dass die Erledigung von Alltagsaufgaben behindert werden)

letzter Monat ? 1 2 3

5.) Haben Sie Gedanken und Vorstellungen, jemanden zu verletzen?
(Zumindest täglich Gedanken, andere Menschen zu verletzen)

letzter Monat ? 1 2 3

6.) Fällt es Ihnen schwer, Ihren Ärger zu kontrollieren?
(Anschreien von anderen Menschen, Werfen von Gegenständen oder körperlicher Angriff)

letzter Monat ? 1 2 3

7.) Machen Sie sich Sorgen darüber, wie andere Leute reagieren wenn sie merken, wie viel Wut Sie in sich haben?
(Äußert oder zeigt einer Person niemals offen Ärger)

letzter Monat ? 1 2 3

c) Autodestruktive Handlungen und Selbstverletzen

8.) Passieren Ihnen häufig Unfälle oder kommen Sie oft nur knapp daran vorbei, einen Unfall zu haben?
(Mindestens 2 ernsthafte Unfälle in den letzten 6 Monaten)

letzter Monat ? 1 2 3

9.) Sind Sie nachlässig, was Ihre Sicherheit betrifft?
(Es werden nicht-kalkulierbare Risiken in Bezug auf potenziell gefährliche Personen oder unsichere Orte eingegangen)

letzter Monat ? 1 2 3

10.) Haben Sie versucht, sich absichtlich selbst zu verletzen, etwa durch Schnittverletzungen oder Verbrennungen?
(Selbstverletzen in der Form von Kneifen, Kratzen, Schlagen, Schneiden u.a.)

letzter Monat ? 1 2 3

d) Suizidalität

11.) Haben Sie daran gedacht, sich das Leben zu nehmen?
(Suizidversuch, parasuizidale Handlungen oder häufige Suizidgedanken)

letzter Monat ? 1 2 3

e) Störungen in der Sexualität

12.) Ist es Ihnen unangenehm, körperlich berührt zu werden?
(Körperliche Berührungen werden regelmäßig vermieden oder können überhaupt nicht toleriert werden)

letzter Monat ? 1 2 3

13.) Vermeiden Sie es, an Sexualität zu denken oder sich sexuell zu betätigen?
(Gedanken an Sex oder Sexualkontakte werden vermieden oder können überhaupt nicht toleriert werden)

letzter Monat ? 1 2 3

14.) Denken Sie mehr an Sex, als Ihnen lieb ist, bzw. fühlen Sie eine Art inneren Zwang, sich sexuell zu betätigen?
(Die gedankliche Beschäftigung mit Sex hat zwanghafte Züge und verhindert die Teilnahme an anderen Aktivitäten)

letzter Monat ? 1 2 3

15.) Gehen Sie sexuelle Kontakte ein, bei denen Sie wissen, dass Sie sich dabei möglicherweise in Gefahr bringen?
(Offensichtliche Gefahr und Bedrohung wird allenfalls retrospektiv erkannt bzw. der Betreffende bringt sich selbst wissentlich im Zusammenhang mit sexuellen Kontakten in Gefahr)

letzter Monat ? 1 2 3

f) Exzessives Risikoverhalten

16.) Setzen Sie sich gefährlichen Situationen aus? Kommen Sie beispielsweise mit Leuten zusammen, die Ihnen etwas antun könnten, oder halten Sie sich an unsicheren Orten auf oder fahren Sie zu schnell?
(Erkennt offensichtlich gefährliche Situationen und Bedrohung allenfalls retrospektiv oder bringt sich wissentlich selbst in Gefahr)

letzter Monat ? 1 2 3

II. Störungen der Wahrnehmung oder des Bewusstseins

a) Amnesien

17.) Können Sie sich an Teile Ihres Lebens nicht erinnern? Sind sie beispielsweise unsicher, ob bestimmte wichtige Dinge Ihnen tatsächlich passiert sind oder nicht?
(Bedeutende Gedächtnislücken im Alltag oder längere Perioden fehlender Erinnerung in Bezug auf die Lebensgeschichte)

letzter Monat ? 1 2 3

b) Dissoziative Episoden und Depersonalisation

18.) Haben Sie Schwierigkeiten, Ihren Alltag zu planen und zu organisieren?
(Kommt ständig zur falschen Zeit an den falschen Ort, bzw. hat deshalb Schwierigkeiten in der alltäglichen Lebensführung)

letzter Monat ? 1 2 3

19.) Klinken Sie sich innerlich aus der realen Welt aus, wenn Sie Angst haben oder unter Stress stehen?
(Derealisation mit Rückzug in eine eigene Welt oder Gefühl, als ob die eigene Existenz aufhört)

letzter Monat ? 1 2 3

20.) Empfinden Sie sich manchmal als unwirklich, so als wären Sie in einem Traum oder als wären Sie gar nicht wirklich anwesend?
(Depersonalisation mit starkem Gefühl von Irrealitat, verbunden mit Schwierigkeiten, in die Wirklichkeit zurückzukehren)

letzter Monat ? 1 2 3

21.) Haben Sie manchmal das Gefühl, dass es in Ihnen mehrere Personen gibt, die zu verschiedenen Zeiten steuern, wie Sie sich verhalten?
(Unterschiedliche Persönlichkeitsanteile kämpfen um Kontrolle des Verhaltens oder kontrollieren diese zu unterschiedlichen Zeiten)

letzter Monat ? 1 2 3

III. Störungen der Selbstwahrnehmung

a) Unzureichende Selbstfürsorge

22.) Haben Sie das Gefühl, dass Sie im Grunde keinen Einfluss darauf haben, was in Ihrem Leben passiert?
(Der Betreffende hält sich permanent nicht an Verabredungen und Absprachen, wie z.B. jemandem telefonisch zurückzurufen oder vernachlässigt die Selbstfürsorge z.B. Einkaufen, Körperhygiene, Essen)

letzter Monat ? 1 2 3

b)Gefühl, dauerhaft zerstört zu sein

23.) Haben Sie das Gefühl, dass etwas mit Ihnen nicht stimmt, was nie wieder heilen kann?
(Gefühl, auf Dauer völlig oder teilweise zerstört worden zu sein)

letzter Monat ? 1 2 3

c) Schuldgefühle

24.) Fühlen Sie sich dauernd schuldig wegen aller möglichen Sachen?
(Schreibt sich permanent selbst die Schuld für Dinge zu, die schief laufen, auch wenn der Betreffende nichts damit zu tun hatte)

letzter Monat ? 1 2 3

d) Scham

25.) Schämen Sie sich so, dass Sie anderen nicht erlauben, Sie wirklich kennen zu lernen? Vermeiden Sie beispielsweise Gespräche mit anderen Menschen oder spielen Sie ihnen etwas vor?
(Vermeidet, sich den meisten Menschen gegenüber zu öffnen, aus Angst, dass andere die eigenen schlechten Seiten näher kennen lernen könnten)

letzter Monat ? 1 2 3

e) Gefühl, isoliert und abgeschnitten von der Umwelt zu sein

26.) Fühlen Sie sich fern von anderen Menschen und ganz anders als sie?
(Gefühl, anders als alle anderen Menschen zu sein oder entfremdet von anderen Menschen zu sein)

letzter Monat ? 1 2 3

f) Bagatellisieren von gefährlichen Situationen

27.) Machen sich andere Menschen manchmal mehr Sorgen um Ihr Wohlergehen hinsichtlich potenziell gefährlicher oder gewalttätiger Situationen als Sie selbst?
(Setzt sich potentiell gefährlichen Situationen aus, z.B. betrunken Autofahren, Prostitution oder begibt sich in eindeutige Gefahr für Leib und Leben)

letzter Monat ? 1 2 3

IV. Störungen in der Beziehung zu anderen Menschen

a) Unfähigkeit, zu vertrauen

28.) Fällt es Ihnen schwer, anderen Menschen zu vertrauen?
(Kann erst vertrauen, nachdem andere Menschen ihre Vertrauenswürdigkeit immer wieder bewiesen haben, oder vertraut prinzipiell niemandem)

letzter Monat ? 1 2 3

29.) Vermeiden Sie Kontakt zu anderen Menschen
(Sucht keinen Kontakt zu anderen Menschen aus eigener Aktivität oder erwidert keine Kontaktangebote, z.B. per Telefon oder Brief)

letzter Monat ? 1 2 3

30.) Haben Sie Schwierigkeiten, Meinungsverschiedenheiten und Konflikte auszutragen?
(Hat Schwierigkeiten, andere Standpunkte anzuhören oder einen eigenen Standpunkt zu beziehen, oder bricht Kontakte aufgrund von Konflikten ohne Klärungsversuch ab)

letzter Monat ? 1 2 3

b) Reviktimisierungen

31.) Geraten Sie immer wieder in Situationen, bei denen Ihre Grenzen verletzt werden?
(Findet sich selbst wiederholt in missbrauchenden Beziehungen oder gefährlichen Situationen wieder)

letzter Monat ? 1 2 3

c) Viktimisierung anderer Menschen

32.) Haben Sie andere Menschen verletzt?
(Bekommt von anderen Menschen wiederholt gesagt, wie verletzend der Betreffende sein kann, oder hat wiederholt absichtlich andere seelisch oder körperlich verletzt)

letzter Monat ? 1 2 3

V. Somatisierung

a) Somatoforme Beschwerden

33.) Hatten Sie in den letzten vier Wochen körperliche Beschwerden wie z.B. Kopfschmerzen, Schwindel, Bauchschmerzen, Erschöpfung etc., ohne dass eine Erkrankung vorlag bzw. ohne dass ein hinzugezogener Arzt eine körperliche Erkrankung feststellen konnte?
(Vorliegen mindestens eines erheblichen Körpersymptoms, das nicht ausreichend durch eine körperliche Erkrankung erklärbar ist)

letzter Monat ? 1 2 3

34.) War das Ausmaß dieser körperlichen Beschwerden so stark, dass Sie einen Arzt aufsuchen mussten, oder so stark, dass Sie in Ihrem Alltagsleben erheblich beeinträchtigt waren?
(Erhebliche Gesundheitseinschränkungen oder Arztbesuch aufgrund der somatoformen Beschwerden)

letzter Monat ? 1 2 3

b) Hypochondrische Ängste

35.) Machen Sie sich über Ihre körperlichen Beschwerden Sorgen oder denken Sie daran, an einer ernsthaften Erkrankung zu leiden, auch wenn Ihr Arzt sagt, dassalles in Ordnung ist?

(Erhebliche hypochondrische Ängste. Der Betreffende ist auch durch wiederholte ärztliche Versicherung nicht davon zu überzeugen, dass keine organische Erkrankung vorliegt)

letzter Monat ? 1 2 3

VI. Veränderungen von Lebenseinstellungen

a) Fehlende Zukunftsperspektive

36.) Fühlen Sie sich in Bezug auf die Zukunft hoffnungslos und pessimistisch?
(Fehlen einer Zukunftsplanung oder völlige Unfähigkeit, an die Zukunft zu denken)

letzter Monat ? 1 2 3

37.) Haben Sie die Hoffnung aufgegeben, in einer Liebesbeziehung Glück zu finden?
(Der Betreffende kann keine liebevollen Empfindungen anderen Menschen gegenüber aufbringen oder fühlt sich anderen Menschen gegenüber so fremd, dass er sich nicht vorstellen kann, jemals für irgendjemanden Liebe zu empfinden.)

letzter Monat ? 1 2 3

38.) Haben Sie die Hoffnung aufgegeben, Befriedigung in der Arbeit zu finden?
(Arbeit wird nur noch als Last und ohne jede Befriedigung erlebt)

letzter Monat ? 1 2 3

b) Verlust von perönlichen Grundüberzeugungen und Werten

39.) Hat das Leben für Sie seinen Sinn verloren?
(Sieht keinen Sinn im Leben, findet keinen Grund, für den es sich lohnt zu leben)

letzter Monat ? 1 2 3

40.) Hat sich Ihre Lebenseinstellung verändert oder haben sich Ihre religiösen Überzeugungen verändert?
(Völlige Umwertung grundlegender Lebensüberzeugungen im Sinne einer Desillusionierung und Entwertung bis hin zur völligen Ablehnung der Werte und Ansichten, mit denen die Person aufwuchs)

letzter Monat ? 1 2 3

Auswertungsblatt IK-PTBS: aktuelles Vorliegen einer komplexen PTBS (DESNOS)
Auswertungskriterien adaptiert nach Pelcovitz et al. 1997

I. Störungen der Regulation von Affekten und Impulsen		
a) Stimmungsschwankungen mit Unfähigkeit, sich selbst zu beruhigen (2 von 3 Items vorhanden)	ja	nein
b) Verminderte Steuerungsfähigkeit von aggressiven Impulsen (2 von 4 Items vorhanden)	ja	nein
c) Autodestruktive Handlungen und Selbstverletzen	ja	nein
d) Suizidalität	ja	nein
e) Störungen in der Sexualität	ja	nein
f) Exzessives Risikoverhalten	ja	nein
Mindestens a) und mind. ein Kriterium von b) – f) erfüllt	**ja**	**nein**
II. Störungen der Wahrnehmung oder des Bewusstseins		
a) Amnesien	ja	nein
b) Dissoziative Episoden und Depersonalisation	ja	nein
Ein Kriterium von a) – b) erfüllt	**ja**	**nein**
III. Störungen der Selbstwahrnehmung		
a) Unzureichende Selbstfürsorge	ja	nein
b) Gefühl, dauerhaft zerstört zu sein	ja	nein
c) Schuldgefühle	ja	nein
d) Scham	ja	nein
e) Gefühl, isoliert und abgeschnitten von der Umwelt zu sein	ja	nein
f) Bagatellisieren von gefährlichen Situationen	ja	nein
Zwei Kriterien von a) – f) erfüllt	**ja**	**nein**
IV. Störungen in der Beziehung zu anderen Menschen		
a) Unfähig, zu vertrauen	ja	nein
b) Reviktimisierungen	ja	nein
c) Viktimisierung anderer Menschen	ja	nein
Ein Kriterium von a) – c) erfüllt	**ja**	**nein**

V. Somatisierung

a) Somatoforme Symptome	ja	nein
b) Hypochondrische Ängste	ja	nein

<u>**Ein Kriterium von a) – b) erfüllt ja nein**</u>

VI. Veränderungen von Lebenseinstellungen

a) Fehlende Zukunftsperspektive	ja	nein
b) Verlust von persönlichen Grundüberzeugungen und Werten	ja	nein

<u>**Ein Kriterium von a) – b) erfüllt ja nein**</u>

<u>**Vorliegen einer komplexen Posttraumatischen Belastungsstörung:**</u>
Alle Störungsbereiche von I – VI vorhanden ja nein

Anhang 6: Fragebogen zur Rituellen Gewalt an Kindern
Von Pamela Hudson
Übersetzt von Thorsten Becker

A. Symptom-Cluster bei jungen Opfern

1. Agiert das Kind zwanghaft erotisches Verhalten aus, z.B. durch Nachspielen sexueller Handlungen ?

   Ja

   Nein

   Anmerkungen:

2. Entwickelt das Kind eine plötzliche Furcht vor Regen, dem Badezimmer, Baden oder Haarewaschen?

   Ja

   Nein

   Anmerkungen:

3. Hat das Kind Albträume, nächtliche Furcht (Schreien, Sitzen im Bett und Nichterkennen der Eltern) oder nächtliche Schweißausbrüche?

   Ja

   Nein

   Anmerkungen:

4. Entwickelt das Kind eine extreme von Angst davor, von den Eltern getrennt zu werden? Weigert sich das Kind plötzlich, in die Schule oder den Kindergarten zu gehen?

Ja

Nein

Anmerkungen:

5. Entwickelt das Kind plötzlich ein überagressives Verhalten oder hat es Stimmungsschwankungen („Koller") oder widersetzt es sich oder stört beim Lernen in der Schule?

Ja

Nein

Anmerkungen:

6. Hat das Kind plötzlich eine Essstörung entwickelt/seine Essgewohnheiten verändert, z.B. indem es sich weigert Fleisch, Spaghetti, Ketchup, Tomaten zu sich zu nehmen?

Ja

Nein

Anmerkungen:

7. Zeigt das Kind Furcht, wenn es Zeit ist, ins Bett zu gehen, weigert sich, alleine zu schlafen, entwickelt eine Furcht vor Dunkelheit oder weigert sich, ins Bett zu gehen?

Ja

Nein

Nicht angegeben, aber:

8. Muss sich das Kind häufiger ohne ersichtlichen Grund übergeben? Klagt das Kind häufiger über Bauchschmerzen?

Ja

Nein

Nicht angegeben, aber:

9. Gab es eine gründliche, beweissichernde Untersuchung durch einen im Bereich von sexuellem Kindesmissbrauch/Kindesmisshandlung erfahrenen Arzt/Pädiater mit Untersuchungsergebnissen, die denen sexueller Übergriffe entsprechen?

   Ja

   Nein

   Nicht angegeben, aber:

10. Hat sich das Verhalten des Kindes auf der Toilette plötzlich verändert oder umgekehrt? Kotet oder nässt das Kind ein?

   Ja

   Nein

   Nicht angegeben, aber:

11. Erscheint das Kind zeitweise verwirrt/benommen, unter Drogen gesetzt oder erschöpft, wenn es aus dem Elternhaus, dem Kindergarten oder der Schule kommt?

   Ja

   Nein

   Nicht angegeben, aber:

B. Aussage über sexuelle Übergriffe

1. Berichtet das Kind von Gruppensex unter Kindern oder davon, von anderen Kinder belästigt worden zu sein?

   Ja

   Nein

   Nicht angegeben, aber:

2. Berichtet das Kind von fremden Erwachsenen, Mitarbeitern des Kindergartens/der Schule oder von Babysittern belästigt worden zu sein?

   Ja

   Nein

   Nicht angegeben, aber:

C. Aussagen über physische oder psychische Misshandlung

1. Berichtet das Kind davon, in einem Käfig oder „Gefängnis" eingeschlossen worden zu sein?

   Ja

   Nein

   Nicht angegeben, aber:

2. Berichtet das Kind davon, dass die MisshandlerInnen damit gedroht haben, seine Eltern, Geschwister oder Haustiere zu töten, wenn es „erzählt"?

   Ja

   Nein

   Nicht angegeben, aber:

3. Berichtet das Kind davon, in eine Kiste oder einen Sarg eingesperrt worden zu sein?

   Ja

   Nein

   Nicht angegeben, aber:

4. Berichtet das Kind davon, unter Wasser gehalten/gedrückt worden zu sein?

   Ja

   Nein

   Nicht angegeben, aber:

5. Berichtet das Kind davon, mit Pistolen oder Messern bedroht worden zu sein?

   Ja

   Nein

   Nicht angegeben, aber:

6. Berichtet das Kind davon, oral oder über eine Injektion mit Nadeln („gepiekt") Drogen verabreicht bekommen zu haben?

   Ja

   Nein

   Nicht angegeben, aber:

7. Berichtet das Kind davon, während des Missbrauchs/der Misshandlungen fotografiert oder gefilmt worden zu sein?

   Ja

   Nein

   Nicht angegeben, aber:

8. Berichtet das Kind davon
   - mit Stricken, Drähten oder Kabeln gefesselt,
   - an Haken gehängt,
   - in Schränke gesperrt,
   - auf ein (auf der Spitze stehendes) Pentagramm gelegt
   - oder an ein umgekehrtes Kreuz gefesselt

   worden zu sein?

   Ja

   Nein

   Nicht angegeben, aber:

9. Beschreibt das Kind, dass die MisshandlerInnen Roben oder/und Masken sowie Kerzen getragen haben?

   Ja

   Nein

   Nicht angegeben, aber:

10. Beschreibt das Kind, verkleidet an einer (Schein-)Hochzeitsfeier teilgenommen zu haben?

    Ja

    Nein

    Nicht angegeben, aber:

11. Berichtet das Kind davon, dass auf es uriniert und gekotet wurde? Berichtet das Kind, dass es Kot und/oder Urin zu sich nehmen musste?

    Ja

    Nein

    Nicht angegeben, aber:

12. Beschreibt das Kind das Quälen und Töten von Tieren (dies kann auch das Trinken von Tierblut beinhalten)?

    Ja

    Nein

    Nicht angegeben, aber:

13. Beschreibt das Kind, dass es operiert worden ist oder das „irgendetwas" mit seinem Körper gemacht wurde, irgendetwas, dass das Kind weder verändern noch kontrollieren kann?

    Ja

    Nein

    Nicht angegeben, aber:

14. Beschreibt das Kind die Folterung und sexuellen Übergriffe auf sich selbst oder andere?

    Ja

    Nein

    Nicht angegeben, aber:

15. Beschreibt das Kind, dass kleine Kinder und Babys getötet, zerteilt und von Ritualteilnehmern gegessen wurden und dass es manchmal daran teilnehmen musste? (Der Untersuchende sollte das Kind dahingehend befragen, ob das Kind gesehen hat, dass Jugendliche oder Erwachsene getötet und gegessen wurden; dies ist von Kindern in einigen Fällen berichtet worden.)

    Ja

    Nein

    Nicht angegeben, aber:

16. Berichtet das Kind davon, aus der Einrichtung mit einem Auto, Flugzeug, Hubschrauber, Boot oder einem ungewöhnlichen Fahrzeug/Transportmittel fortgebracht worden zu sein?

    Ja

    Nein

    Nicht angegeben, aber:

17. Beschreibt das Kind, dass es zu Kirchen, anderen Tageseinrichtungen oder Friedhöfen gebracht wurde, um es zu terrorisieren, zu foltern oder sexuelle Übergriffe zu begehen?

    Ja

    Nein

    Nicht angegeben, aber:

18. Beschreibt das Kind, dass es an unterirdische Plätze wie Höhlen, Krypten, „dem Loch“ oder Tunneln gebracht wurde, um es noch weiter zu terrorisieren, zu foltern oder sexuelle Übergriffe zu begehen?

Ja

Nein

Nicht angegeben, aber:

19. Spricht das Kind von einem „Popomann“ oder einer „Badefrau“ bzw. „Waschfrau“?

Ja

Nein

Nicht angegeben, aber:

<u>Zusatzinformationen</u>

Ausstellungsdatum:

Gegenwärtiges Alter des Kindes:

Geschlecht:

Kind hält sich auf bei:
1. Eltern
2. Verwandten
3. Pflegeeltern
4. Einrichtungen (Name, Ort?)

Vermutete/Angegebene Dauer des Missbrauch der Misshandlung: von __/__ bis __/__

Alter zum Zeitpunkt des Missbrauchs/der Misshandlung:

Alter zum Zeitpunkt der ersten Offenbarung:

Kind wird/wurde wegen Missbrauch/Misshandlung behandelt: Wenn nein – warum nicht?

Beschuldigte Täter:
– einer/mehrere

- männlich/weiblich/beides
- Verwandte/Freunde/Fremde
- Rasse/Hautfarbe:

Ort der geschilderten Misshandlung:

1. Zu Hause
2. Schule
3. Vorschule
4. Kindergarten
5. erweiterte Familie
6. Sommerlager
7. kirchliche Einrichtung
8. andere

- Untersuchung durch Strafverfolgung?

- Täter ermittelt?

- Täter verurteilt?

- Person, die den Fragebogen beantwortet hat:

  Beziehung zum Kind:
  Name:
  Straße:
  Postleitzahl, Ort:
  Bundesland:
  Telefon:

Veröffentlicht in:
Pamela Hudson;
Ritual Child Abuse – Discovery, Diagnosis and Treatment; Saratoga, 1991; S. 31–38

Stichwortverzeichnis

U, V

W–Z

Notizen

Notizen